わかりやすい
麻酔科学

■基礎と実戦■

編集／中尾慎一
編集協力／塩川泰啓・岩元辰篤

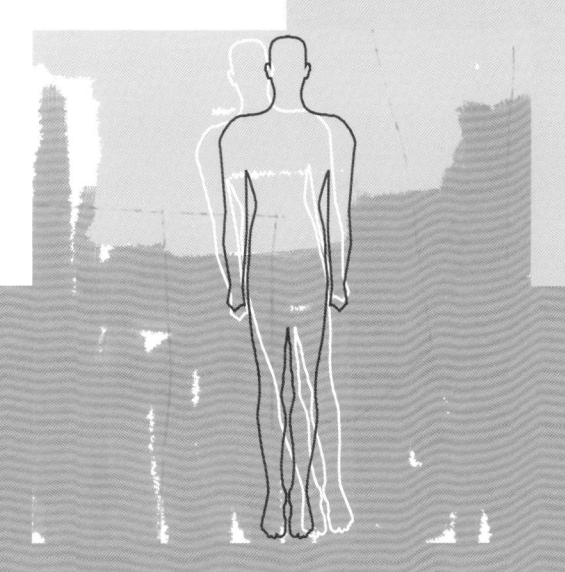

中山書店

【読者の方々へ】

本書に記載されている診断法・治療法については，出版時の最新の情報に基づいて正確を期するよう最善の努力が払われていますが，医学・医療の進歩からみて，その内容が全て正確かつ完全であることを保証するものではありません．したがって読者ご自身の診療にそれらを応用される場合には，医薬品添付文書や機器の説明書など，常に最新の情報に当たり，十分な注意を払われることを要望いたします．

中山書店

刊行に寄せて

　本書は学生および研修医向けの麻酔教科書である．本書の冒頭で述べられているとおり，麻酔科の臨床現場は戦いの連続である．書名に入っている「実戦」という言葉は，言い得て妙だと感じている．

　生理と病態から始まり薬理，合併症について懇切丁寧に解説しているのは，国試を意識してのことであろうか．国試を控えた学生には実に役立つ内容になっている．また，写真が多く，麻酔記録がふんだんに入っているのも他書にはない特徴である．患者の全身状態の急変を前にして，その病態を理解するためには，呼吸，循環，神経の動きを総合的・論理的に理解しなければならない．その点からも，国試対策のみならず「日々の現場で使える本」という側面も併せもっている．また，ところどころに出てくるコラム「ミニ知識」は，読者の知識の裏付け情報として大いに役立つことであろう．

　麻酔科医は手術麻酔管理のほか，集中治療医学とペインクリニックにも携わらなければならない．要するに全身管理と鎮痛二つの側面があるのである．どちらでも「縁の下の力持ち」的な存在ではあるが，患者さんの予後を左右する重要な役割を担っていることは間違いない．最新の情報を得て幅広い知識をもち，そして常に技術の向上を心がけることが必要である．

　本書は近畿大学医学部麻酔科学講座の教職員によってまとめられた．同講座主任教授の中尾慎一先生が陣頭指揮をとり，全原稿に目を通され，表記はもちろん記述内容レベルの統一をすべく奮闘なされたと聞く．甲斐あって統一感のある読みやすい本に仕上がっている．本書が医師を目指している学生，日々臨床現場で戦っている研修医の方々に役立ち，医療のますますの充実・発展につながることを期待したい．

2014 年 10 月

近畿大学学長
塩﨑　均

序

　本教科書は，学生や研修医を対象にしたものであり，臨床に即役立つように，実際の麻酔記録や具体的な薬剤の使用量や使用のコツなどにも言及した．

　書名にある「実戦」の文字は，別に誤記であったり，われわれの日本語の能力が低下している訳ではないのでご理解いただきたい．表現は良くないのかもしれないが，一瞬の判断の遅れやミスが取り返しのつかない事態を引き起こす可能性がある，という意味において，われわれ麻酔科医の日々の臨床はまさに戦いの場であるということを表現したかったのである（実は麻酔科医は皆平和主義者である）．

　さらに，臨床に即することを目的としているとはいえ，医学は科学であり個々の医療行為や薬の使用には理由があるわけである．ということで，ただの暗記用教科書ではなく，できる限り理由やメカニズムを併記したつもりである．

　例えば，日本が誇るべき（その理由は本文を参照）アドレナリンは，喘息発作・アナフィラキシー・心肺蘇生に必要不可欠なすばらしい薬であるが，各々についてその使用目的が多少違っている．個々の疾患について，なぜ，アドレナリン使用が必要なのか，その理由とメカニズムについて簡単に言及した．また，麻酔科学を取り巻く最新の話題にも，多少言及してみた．

　医師国家試験にでる麻酔科単独としての問題は少ないが，麻酔科医は全身管理医であり危機管理医であるため，麻酔科学は，生理学・薬理学・生化学・病理学・分子生物学など基礎医学の知識に立脚するとともに，中枢神経系（脳虚血・脊髄虚血などの病態だけでなく，睡眠・記憶・脳高次機能を含む）・循環器系・呼吸器系・肝臓や腎臓・内分泌系・感染・敗血症などのショック，そして痛み，という幅広い分野を広く深く学ぶものであり，麻酔科以外のどの科に行くにしても必ず役立つ学問である．

　本教科書で，麻酔科学（科学）を楽しく学びながら医療の実践に役立てていただけたら，われわれとしては望外の喜びである．

2014年10月

近畿大学医学部麻酔科学講座主任教授
中尾　慎一

わかりやすい麻酔科学——基礎と実戦
CONTENTS

序論：麻酔科学と麻酔科医の役割

1. 麻酔の歴史　1
2. 麻酔の種類と理想の全身麻酔薬　2
3. 麻酔科医の役割　3

1章 生理と病態

1.1 循環生理と病態　6
1. 心臓・冠動脈の構造　6
2. 循環の機能　7
   心拍出量／Frank-Starling 曲線／フロートラック® システムと SVV ／混合静脈血酸素飽和度
   - ミニ知識 循環管理で必要な用語と式　9
3. 血圧の調整　9
4. 心筋への酸素供給と需要のバランス—冠循環　10
   冠血管抵抗の調節因子／心筋酸素需要の臨床的指標／心筋酸素供給の臨床的指標／冠動脈盗血現象
5. 刺激伝導系　10
6. 臓器血流と酸素消費量　11
7. 循環系モニタリング　12

1.2 呼吸生理と病態　13
1. 呼吸とは—外呼吸と内呼吸　13
2. 呼吸器と肺の解剖　13
3. 換気　13
   肺気量と肺機能検査／クロージングボリューム／呼吸の調節
   - ミニ知識 ミトコンドリアとはなにか？　14
4. 酸素化　16
   低酸素症と低酸素血症／低酸素症の臨床症状／低酸素症の治療
   - ミニ知識 酸素は猛毒？　19
5. 呼吸のモニタリング　20

1.3 中枢神経系の生理と病態　21
1. 脳の構造と機能　21
2. 脳・脊髄血流と代謝　21
3. 頭蓋内圧　23
4. 血液脳関門　23
5. 麻酔管理と麻酔薬　24

1.4 肝臓の生理と病態　25
1. 肝臓と循環　25
2. 肝臓の役割—代謝・タンパク質合成・栄養貯蔵　25
3. 手術や麻酔の肝臓への影響　25
   肝血流／肝機能／肝機能障害と麻酔

1.5 腎臓の生理と病態 27
1. 腎臓の解剖と生理　27
2. 腎循環　27
3. 腎機能評価と病態生理　28
4. 腎機能と全身麻酔　28
5. 経尿道的前立腺切除術　29

2章 麻酔関連薬剤の薬理学

2.1 吸入麻酔薬 32
1. 吸入麻酔とは　32
2. 吸入麻酔薬の薬動力学―導入と覚醒　32
   吸入麻酔薬の吸収と排出／導入に影響する因子
3. 吸入麻酔薬の特性　32
   最小肺胞濃度／血液／ガス分配係数：partition coefficient ／二次ガス効果：second gas effect
   ミニ知識 全身麻酔薬のメカニズム　34
4. 代表的な吸入麻酔薬　34
   亜酸化窒素（笑気）／セボフルラン（セボフレン®）／デスフルラン（スープレン®）
5. 麻酔導入とは　35
6. 吸入麻酔薬の生体機能への影響　36
   中枢神経系／心血管系／呼吸系／肝臓・腎臓／悪性高熱症

2.2 静脈麻酔薬・オピオイド 37
1. 静脈麻酔　37
2. 静脈麻酔薬の作用機序　37
3. 各種静脈麻酔薬　37
   バルビツレート／プロポフォール／ベンゾジアゼピン／ケタミン／デクスメデトミジン／オピオイド
   ミニ知識 NMDA（N-メチル-D-アスパラギン酸）受容体　38
   ミニ知識 麻薬とオピオイド　40
4. ニューロレプト鎮痛　42
5. 全静脈麻酔　42
6. ファーマコキネティックス／ファーマコダイナミクス理論　42
   標的濃度調節持続静注／ context-sensitive half-time

2.3 筋弛緩薬 44
1. 筋弛緩薬の歴史　44
2. 神経筋接合部での神経伝達　44
3. 筋弛緩薬の作用と分類　44
4. 筋弛緩薬の作用と特徴　45
   脱分極性筋弛緩薬（スキサメトニウム）／非脱分極性筋弛緩薬
5. 筋弛緩のモニタリング　47
   単一刺激／四連刺激／ダブルバースト刺激／ポスト・テタニック・カウント刺激
6. 筋弛緩の拮抗　49
   抗コリンエステラーゼ薬／スガマデクス（ブリディオン®）
7. 特殊状態での筋弛緩薬の作用　49

2.4 心血管作動薬 ··· 51
1. 昇圧薬・強心薬　51
   カテコラミン／各種薬剤
   ミニ知識 アドレナリンとエピネフリン—アドレナリンが正しい　52
2. 降圧薬・血管拡張薬　54
   ミニ知識 ニトログリセリンとバイアグラ®　55
3. 抗不整脈薬　55
4. 電解質製剤　56
   カルシウム製剤／カリウム製剤
   ミニ知識 γ（ガンマ）計算早わかり法　56

2.5 局所麻酔薬 ··· 58
1. 分類　58
2. 作用機序　58
3. 局所麻酔作用に影響を及ぼす因子　58
4. 痛みの伝達に関与する神経線維　58
5. 局所麻酔の方法　58
6. 毒性　59
   アレルギー反応／神経毒性／局所麻酔中毒
   ミニ知識 局所麻酔薬の作用機序　60

3章 麻酔管理と麻酔器

3.1 術前管理 ··· 62
1. 前投薬はいらない　62
2. 麻酔科術前診察の要項　62
3. 麻酔科術前診察　63
   一般的な確認／身体所見／合併症のある症例の術前処置
   ミニ知識 なぜ高血糖は悪いのか？　67

3.2 麻酔器と麻酔回路 ··· 68
1. ガス供給部と呼吸回路　68
   ガス供給部／ガス供給部位から流量計まで／気化器／呼吸回路

3.3 気道確保 ··· 72
1. 気道確保の重要性　72
2. 上気道閉塞の原因　72
3. 気道確保の手技　72
   フェイスマスク（facial mask）／マスクによる換気の手技／気管挿管／声門上器具／ビデオ喉頭鏡
4. 気道確保困難　77

3.4 モニタリング ··· 80
1. 循環モニタリング　80
   心電図／侵襲的・非侵襲的血圧測定／中心静脈圧測定／肺動脈圧測定（スワン・ガンツカテーテル）／経食道心エコー
   ミニ知識 ペースメーカーと除細動　80

2. 呼吸モニタリング　84
      パルスオキシメータ／気道内圧測定／カプノメータ（二酸化炭素検出装置）
      ミニ知識 心肺蘇生（CPR）と $P_{ET}CO_2$　86
   3. 中枢神経モニタリング　87
      BIS（bispectral inedx）／脊髄モニタリング
   4. 筋弛緩モニタリング　88
   5. 体温モニタリング　88
      直腸温／膀胱温／食道遠位部温／肺動脈温／鼓膜温

3.5 体液と酸塩基平衡 … 90
   1. 体液のpH　90
   2. 生体緩衝系　90
   3. アニオンギャップ　91

3.6 輸液・輸血 … 92
   1. 輸液　92
      体液と輸液／輸液は難しい／術中輸液管理は術前から／術中輸液管理の移り変わり／目標指向型輸液管理の実際／晶質液と膠質液／長時間手術の輸液／透析患者の輸液／その他の輸液の効果
   2. 輸血　97
      輸血は難しい／血液製剤の種類／出血量に応じた輸液・輸血／一般的な輸血開始基準／輸血によりどの程度の改善が期待できるかの予測／輸血に伴う副作用・合併症／patient blood management／自己血輸血／術前の輸血準備／大量出血時の対応

3.7 術中・術後鎮痛の意義 … 103
   1. 痛み刺激とは　103
   2. 急性痛と慢性痛　103
   3. 痛みの伝達路　103
   4. 術中・術後の鎮痛の手段　104
      硬膜外鎮痛法／硬膜外鎮痛が使えない場合の代替鎮痛手段
   5. 術後痛の影響　106

4章 区域麻酔の実際

4.1 脊髄くも膜下麻酔 … 110
   1. 解剖　110
      ヒト脊椎の解剖／硬膜外腔・脊髄くも膜下への到達
   2. 脊髄くも膜下麻酔の方法　110
      使用薬剤／薬液の広がり
   3. 脊髄くも膜下麻酔と硬膜外麻酔の違い　112
   4. 皮膚分節と麻酔高　113
   5. 適応　114
   6. 禁忌　114
   7. 合併症　114
   8. 実際の手技　114
      準備／末梢静脈路確保／体位作成／消毒／穿刺／薬液注入／体位変換／麻酔範囲の確認

4.2 硬膜外麻酔 … 116
   1. 硬膜外麻酔とは　116

x

　　　　解剖／使用薬剤／手術部位と硬膜外麻酔穿刺部位と目標範囲の目安
　2．適応　116
　3．禁忌　117
　　　　絶対的禁忌／相対的禁忌
　4．合併症　117
　5．実際の手技　118
　　　　準備／末梢静脈路確保／体位作成／消毒／穿刺／硬膜外腔の確認／カテーテルの挿入／
　　　　体位変換／効果・合併症の確認
　6．最近のトピック　120

4.3 超音波ガイド下末梢神経ブロック　121
　1．腕神経叢ブロック　121
　　　　斜角筋間アプローチ
　2．大腿神経ブロック　122
　3．坐骨神経ブロック　122
　4．腹横筋筋膜面ブロック　122
　　　　側方 TAP ブロック／肋骨弓下 TAP ブロック／肋骨弓下斜角 TAP ブロック／
　　　　腸骨鼠径・腸骨下腹神経ブロック

5章　各手術の麻酔管理 ─ 実際の麻酔管理と麻酔記録

5.1 上腹部手術の麻酔　126
　1．定期手術の麻酔　126
　　　　麻酔記録
　2．緊急手術の麻酔　126
　　　　麻酔記録

5.2 肺外科手術の麻酔　129
　1．胸部外科（一側肺換気）麻酔　129
　2．胸部外科（一側肺換気）の麻酔記録　129

5.3 小児の麻酔　131
　1．小児の生理　131
　　　　神経／呼吸／循環／体温
　2．小児の麻酔記録　134

5.4 産科の麻酔　136
　1．妊婦の生理　136
　　　　神経／呼吸／循環・血液／腎臓／消化器／帝王切開術の麻酔
　2．帝王切開の麻酔記録　138
　　　　ミニ知識 Apgar スコア　138

5.5 脳外科手術の麻酔　139
　1．脳腫瘍　139
　2．開頭・動脈瘤クリッピング　140
　3．内頸動脈剥離術　140
　4．脳外科手術の麻酔記録　141

5.6 心臓血管外科手術の麻酔　143
　1．成人の心臓血管外科手術の一般的な準備　143

末梢ルート2本／動脈ライン（20〜22G）／中心静脈ルート確保／肺動脈カテーテル／経食道心エコー（TEE）

2. 小児の心臓血管外科手術の一般的な準備　143
末梢ルート／動脈ライン（24G）／中心静脈ルート

3. 心臓血管外科手術の麻酔の流れ　144
心臓血管手術の麻酔記録－麻酔導入から麻酔維持／人工心肺／人工心肺使用開心術の麻酔管理／機械的補助循環／全身麻酔をかける上でのポイント

ミニ知識 プレコンディショニング　149

5.7 日帰り手術の麻酔　151
1. 日帰り手術の概要　151
2. 日帰り麻酔の安全のための基準　151
3. 患者の選定については　151
4. 抗不安効果としての前投薬　152
5. 日帰り麻酔施行可能な手術例　152

6章 麻酔中の合併症とその対処

6.1 悪性高熱症　154
1. 病因　154
2. 症状　154
3. 臨床診断　154
4. 鑑別疾患　154
5. 治療　155
最初の対応／ダントロレン／モニタリング／対症療法
6. MH発症後の対応　155

6.2 アナフィラキシーショック　156
1. 症状　156
2. 原因　156
3. 治療　156
4. 治療にあたっての注意点　156

6.3 心筋虚血—狭心症・心筋梗塞　157
1. 心筋虚血を起こさせないために　157
2. 症状　157
3. 検査　157
4. 対応　157
心筋への酸素供給改善／心筋酸素需要を減らす

6.4 肺血栓塞栓症　159
1. 病因　159
2. 急性肺血栓塞栓症　159
病態生理／症状／診断／治療

6.5 喘息発作　161
1. 徴候　161
2. 確認　161
3. 治療　161

7章 集中治療医学，心肺蘇生

7.1 集中治療 ... 164
1. 集中治療の意義と目的　164
2. 全身性炎症反応症候群　165
3. ショックの分類　165
   - ミニ知識　セプシスとゼプシスの違い　165
4. 抗菌薬の使用　166
5. 播種性血管内凝固症候群　166
6. 急性呼吸窮迫症候群　167

7.2 人工呼吸 ... 169
1. 呼吸管理療法　169
2. 鎮静・鎮痛の重要性　169
3. 人工呼吸の換気様式　170
4. 酸素化と換気　170

7.3 心肺蘇生 ... 173
1. 麻酔科医と心肺蘇生　173
2. 心肺蘇生法―成人の二次救命処置　173
   心肺停止／心肺蘇生法の実際／電気的除細動（electrical defibrillation）／薬物療法／高度な気道確保器具

8章 ペインクリニック―術後痛管理と遷延性術後痛を中心に

8.1 術後痛とそのメカニズム ... 178
1. 術後痛とは　178
2. 術後痛発生のメカニズム　178
   自発痛／一次性痛覚過敏／二次性痛覚過敏
3. 先行鎮痛　179
   - ミニ知識　唐辛子の受容体？　179

8.2 主な術後鎮痛法 ... 181
1. 硬膜外鎮痛法　181
2. オピオイド鎮痛薬と自己調節鎮痛法（PCA）　182
3. 非ステロイド性抗炎症薬，アセトアミノフェン，拮抗性鎮痛薬，ケタミン　183
   非ステロイド性抗炎症薬／アセトアミノフェン／拮抗性鎮痛薬／ケタミン
4. 末梢神経ブロック　184
5. 鍼治療　184

8.3 主な遷延性術後痛の特徴 ... 185
1. 複合性局所痛症候群　185
2. 開胸術後痛　185
3. 乳房切除後痛　185
4. 幻肢痛　186

8.4 ペインクリニックでの遷延性術後痛の治療 ―――――― 187
1. 薬物治療　187
   鎮痛補助薬／オピオイド鎮痛薬
2. 神経ブロック療法　188
3. 刺激鎮痛法　188

9章 各種麻酔関連薬剤の実際の使用法

9.1 循環作動薬――術中・集中治療室での使用を中心に ―――――― 192
1. 昇圧薬・強心薬　192
   アドレナリン（ボスミン®など）／ノルアドレナリン（ノルアドレナリン）／ドパミン（イノバン®，カタボン®，プレドパ®，カコージン®など）／ドブタミン（ドブトレックス®，ドブポン®など）／フェニレフリン（ネオシネジン®）／エフェドリン（エフェドリン）／イソプレナリン，イソプロテレノール（プロタノール®）／ホスホジエステラーゼⅢ阻害薬（PDEⅢ阻害薬）／コルホルシンダロパート（アデール®）／バソプレシン（ピトレシン®）
2. 降圧薬・血管拡張薬　194
   ニカルジピン（ペルジピン®など）／ジルチアゼム（ヘルベッサー®など）／ニトログリセリン（ミリスロール®など）／イソソルビド（ニトロール®など）／プロスタグランジンE_1製剤／カルペリチド（ハンプ®）／ニコランジル（シグマート®など）
3. その他　196
   β遮断薬（ブロッカー）／リドカイン（キシロカイン®など）／アミオダロン（アンカロン®など）／アトロピン（アトロピンなど）

9.2 鎮痛薬 ―――――― 198
1. 非ステロイド系鎮痛薬　198
   フルルビプロフェンアキセチル（ロピオン®）／ジクロフェナク（ボルタレン®サポ®など）／アセトアミノフェン（アンヒバ®，アセリオ®など）
2. オピオイド／オピオイド系鎮痛薬　199
   モルヒネ（アンペック®など）／フェンタニル（フェンタニルなど）／レミフェンタニル（アルチバ®）／ペンタゾシン（ソセゴン®，ペンタジン®など）／ブプレノルフィン（レペタン®など）／ナロキソン（オピオイド受容体拮抗薬）

9.3 麻酔薬 ―――――― 202
1. 吸入麻酔薬　202
   亜酸化窒素（笑気，N_2O）／セボフルラン（セボフルレン®など）／イソフルラン（フォーレン®，エスカイン®）／デスフルラン（スープレン®）
2. 静脈麻酔薬　203
   プロポフォール（プロポフォール，ディプリバン®）／超短時間作用性バルビツレート／ミダゾラム（ドルミカム®など）／ジアゼパム（セルシン®，ホリゾン®など）／フルマゼニル（アネキセート®など）／デクスメデトミジン（プレセデックス®）／ドロペリドール（ドロレプタン®）

   ミニ知識 プロポフォール注入症候群　204
3. 筋弛緩薬と関連薬剤　206
   スキサメトニウム（スキサメトニウム）／ベクロニウム（マスキュラックス®など）／ロクロニウム（エスラックス®）／スガマデクス（ブリディオン®）

索引 ―――――― 208

編集委員・編集協力

編　集：中尾慎一
編集協力：塩川泰啓
　　　　　岩元辰篤

執筆者一覧 (五十音順)

稲森雅幸	高杉嘉弘
岩崎昌平	田中祐子
岩元辰篤	中尾慎一
上原圭司	濱崎真一
打田智久	平松謙二
鎌本洋通	冬田昌樹
北浦淳寛	松島麻由佳
木村誠志	森本昌宏
塩川泰啓	湯浅晴之
白井　達	吉岡清行
高井規子	

(近畿大学医学部麻酔科学講座)

序論

麻酔科学と麻酔科医の役割

1. 麻酔の歴史

　人類の歴史は，痛みとの戦いであると言っても過言ではないであろう．悪いものができたら取る，これは外科手術の基本であるが，当然耐え難い痛みを伴う．この痛みを取るために，古くからアヘンやアルコール，マンダラゲ（チョウセンアサガオ）などが使われてきたが，その調節は難しく，過量に使用すると呼吸抑制や循環抑制などで死んでしまうし，中途半端な量では役に立たないばかりかかえって害になるため，1800年代までの外科手術の多くは，無麻酔という蛮行の下に行われてきたわけである（ただ，急性痛は体に何らかの変調が起きているという警告信号であり，体にとって大事で必要不可欠なシグナルでもある）．

　多くの外科医は麻酔というものを諦めていたが，1795年イギリスの化学者Davyが亜酸化窒素（笑気）の鎮痛効果を発見し，1845年にはアメリカの歯科医Wellsがマサチューセッツ総合病院で笑気麻酔の公開実験を行った（実際の手術は当時高名な外科医Warrenが行った）．しかし，笑気が全身麻酔薬としては弱すぎるということを知らなかったため，患者が大暴れし大失敗とされたが，実は笑気は170年の歴史に耐えた唯一の麻酔薬であり今でも使用可能である．

　翌1846年には歯科医Mortonが，再びマサチューセッツ総合病院で同じWarrenの執刀の下，エーテル麻酔による下顎血管腫切除の公開を行い成功している．これが近代麻酔科学の誕生とされているが，実はそれに先立つこと40年，1804年に日本の華岡青洲が通仙散（主成分はマンダラゲ＝チョウセンアサガオであり，日本麻酔科学会のロゴマークとなっている）を用いて，156例の乳がん手術に成功している（有吉佐和子の"華岡青洲の妻"を読むことをお勧めする）．これが記録に残るものとして，世界で初めて全身麻酔下で成功した手術であることが全世界的に認められていて，華岡青洲はシカ

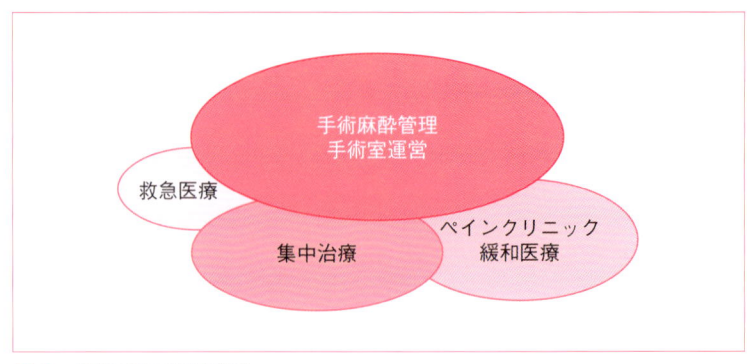

図1 麻酔科の守備範囲

ゴにある国際外科学会の栄誉館に，日本人として初めてその遺品が飾られた人物である．

外科手術の画期的な成績向上は，手術手技の向上もさることながら，滅菌・消毒や抗生物質の発見といった感染対策の発達と麻酔の発展によることが広く認識されている．麻酔の発展とは，単により良い麻酔薬の開発だけではなく，気管挿管を含めた麻酔法の発達，さらにはモニターの向上も含めたトータルの発展を意味する．これらにより，患者は手術の苦痛から解放されただけでなく，現在では手術麻酔管理は非常に安全に行えるようになった．

さらに近年，手術侵襲や各種麻酔関連薬剤が原因となる周術期の生体恒常性の破綻を防ぐ質の高い麻酔を行い，回復を速め生命予後を良くするという段階に入っている．

2. 麻酔の種類と理想の全身麻酔薬

麻酔の種類は大きく以下の3つに分類される．
① 全身麻酔
　脳自体に作用し，意識を消失させる．
② 区域麻酔
　脊髄くも膜下麻酔，硬膜外麻酔や末梢神経ブロックなどのように，脳への信号（特に痛み）を途絶させ，一定の区域の鎮痛を得る．意識は残るが痛みはない．

③ 局所麻酔
　手術部位の局所に（局所麻酔薬：Na^+チャネルをブロックし神経伝達を抑える）を投与して，感覚を麻痺させる（例えば抜歯）．

全身麻酔には3つの必要な要素があり（鎮静もしくは意識消失，鎮痛，不動化の3であり，有害反射の抑制を加えて4要素とすることもある），現在の麻酔ではこのすべてを単一の麻酔薬で行うことはせずに，各々の項目をそれに適した薬剤（意識消失はセボフルラン・デスフルランなどの揮発性麻酔薬や静脈麻酔薬プロポフォール，鎮痛は麻薬や硬膜外麻酔併用，不動化は筋弛緩薬）を用いたバランス麻酔が主流である．これにより，単独の麻酔薬を用いる場合の副作用を軽減するとともに，質の高い麻酔管理を行うことができる．

理想的な全身麻酔薬は，① 生体にとって害にならない（エーテルは燃えるしクロロホルムは肝毒性・心毒性があるため使用されなくなった），② 調節性が良い（導入・覚醒が速い，すなわち，速く効いて速く醒める），③ 手術中安定した麻酔深度が得られる（笑気は麻酔薬としては弱く単独では使用できない），④ 環境に優しい，⑤ 悪心・嘔吐が少ない，などの要求を満たすものでなければならず，現在実際に臨床で使用されている麻酔薬のほとんどは，吸入麻

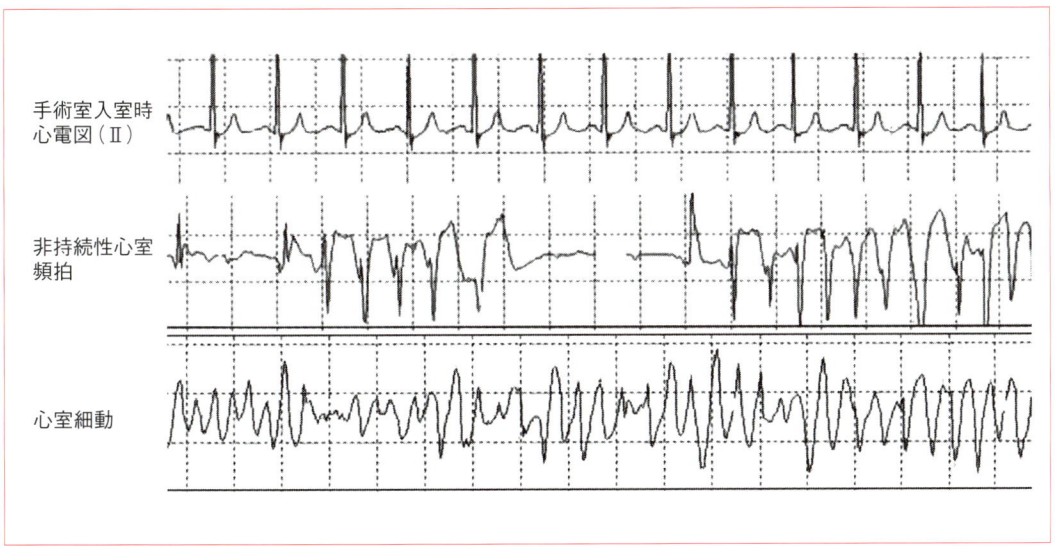

図2 術前未診断ブルガダ症候群患者の手術中の心室細動

酔薬はセボフルラン・デスフルラン，静脈麻酔薬としてはプロポフォールである．

3. 麻酔科医の役割

麻酔科医は周術期（手術前，手術中そして手術後）管理医であり，その使命は全身管理と疼痛管理である．手術麻酔管理を中心に集中治療医学・疼痛制御学（ペインクリニック）が守備範囲であり，最近では分かれつつある救急医療や，最近逆に麻酔科医も関与しはじめた緩和医療なども守備範囲に入る（**図1**）．

手術麻酔管理では，手術前に患者の詳細な病態把握と十分な麻酔の説明をし，手術中の管理では，安全確保はもちろんのこと体温（低下で免疫能が下がる）・疼痛・循環管理など質の高い麻酔を行い（これらは術後の感染，認知能障害の低下，がんの再発率や生命予後にも影響する），術後は疼痛管理や重症症例では集中治療室で麻酔科医が中心となり患者管理を行う．

また，患者はさまざまな合併症を有している場合も多く，手術侵襲や循環・呼吸の変動は恒常性（ホメオスタシス）を壊すわけであり，喘息発作やアナフィラキシー，場合によっては予期せぬ心肺停止も起こることがあり，麻酔科医はこれに適切に対処しなければならない危機管理医でもある．

図2は，未診断のブルガダ症候群患者の予期せぬ術中心停止の心電図（II誘導）である．術前診察でブルガダ症候群であることを見逃してしまったが，幸い発作に際してすぐにブルガダ症候群であることを見抜き，適切な処置で救命しえた症例である．

さらに最近では，麻酔科医が手術部運営の中心的役割を担うことも多い．手術室の清潔度や感染対策を指揮し，効率的で安全な運営を行い収益をあげるとともに，その収益でさらに手術室の運営を充実させ，より良い医療を患者に還元することを目指している．

◆ 文献 ◆

1) 松木明知．麻酔科学のパイオニアたち―麻酔科学史研究序説．東京：克誠堂；1983．
2) 松木明知．花岡青洲研究の新展開．東京：真興交易；2013．

1章

生理と病態

1.1 循環生理と病態

循環の3要素は，心臓・血管・血液であり，それぞれが適切に機能することで各臓器への血流が保たれる．重要臓器(脳・心臓・肺臓・肝臓・腎臓)への血流を維持することが重要であるが，同時に末梢循環も維持するように努めなければならない．

1. 心臓・冠動脈の構造

心臓は肉眼的には2つの心房と2つの心室から構成されている．体循環の静脈血は，上大静脈・下大静脈を介して右房に流入し，さらに三尖弁を通じて右室へ流入した後，肺動脈弁を通り肺動脈へ移行する(右心系)．肺動脈側の毛細血管を経て酸素化された血液は，肺静脈を流れ左心室に入り，僧房弁を通った後左心室に入り，大動脈弁を通った後，大動脈から全身へ移行する(左心系)．右心系は低圧系で心筋壁は薄く，左心系は高圧系であり，心筋壁は厚くなっている(図1)．

冠動脈は上行大動脈のバルサルバ洞から起始し，右冠動脈と左冠動脈からなり，左冠動脈はその後，左前下行枝と左回旋枝に分かれる．冠動脈には図2のように名称と番号がつけられている．

右冠動脈：1～4(CB：円錐枝，SN：洞結節枝，AM：鋭角枝，AV：房室結節枝，PD：後下行枝)．
左冠動脈：5は左主幹部であり，このあと左前下行枝と左回旋枝に分かれる．
左前下行枝：6～10(D1：第一対角枝，D2：第二対角枝)．
左回旋枝：11～15(OM：鈍角枝，PL：後側壁枝，AC：心房回旋枝)．

右冠動脈は右房や右室を灌流し，左冠動脈は左房や左室を灌流する．洞結節は右冠動脈が55％，左冠動脈が45％の血流供給をし，房室結節の約90％は右冠動脈が供給している．このため，右冠動脈の閉塞や冠動脈攣縮では，房室ブロックが起きやすい．

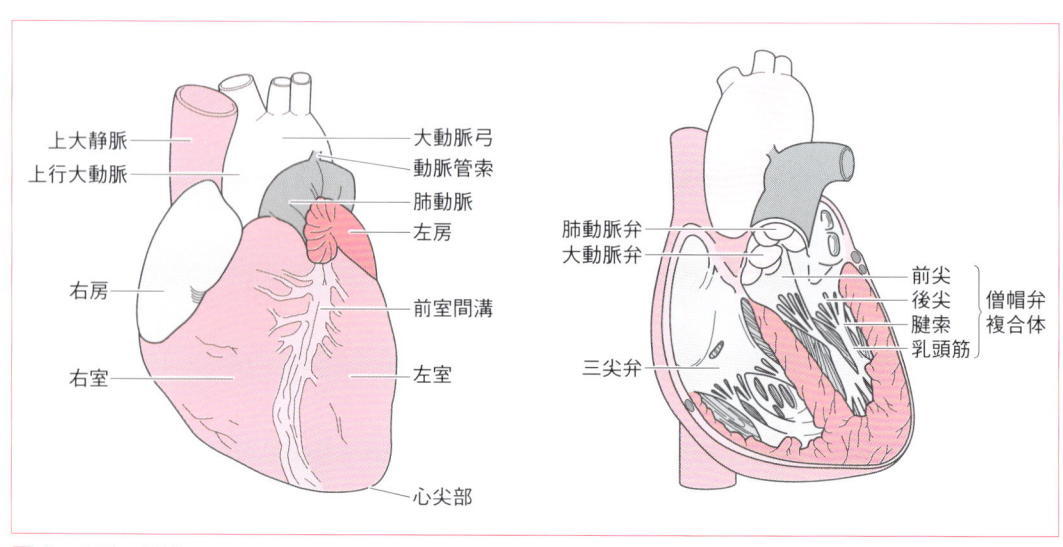

図1　心臓の構造

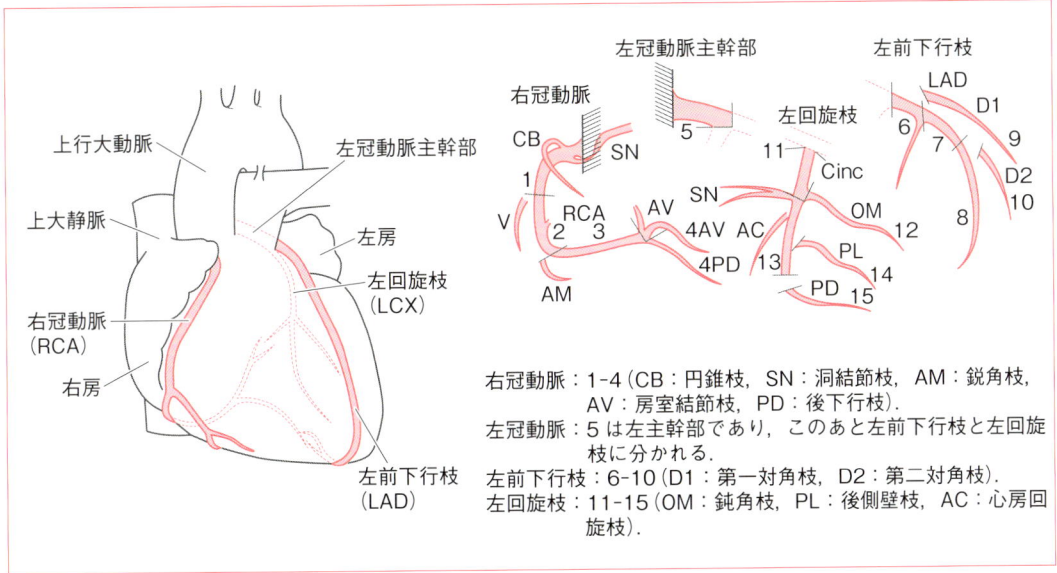

図2 冠動脈の構造
(Austen WG, et al. AHA committee report：a reporting system on patients evaluated for coronary artery disease. Report of the Ad Hoc Committee for Grading of Coronary Artery Disease. Council on Cardiovascular Surgery. American Heart Association. Circulation 51 1975：5-40[1] より)

2. 循環の機能

1―心拍出量

心拍出量を規定するのは，前負荷，後負荷，心収縮力，そして心拍数であり，次の式で表される．

心拍出量＝1回拍出量×心拍数

1回拍出量を規定する因子としては，静脈還流や心筋の伸展性に支配される拡張期充満度（前負荷），心筋収縮力，体血管抵抗（後負荷：動脈圧で代用）がある．

心拍数は，洞結節の固有調律，自律神経バランスおよび反射，カテコラミンなどの循環ホルモン，血液ガス・酸塩基平衡・電解質，体温，冠循環等により影響される．

前負荷は，心室が収縮を始める直前の負荷であり，右心系と左心系の前負荷がある．本来は容量負荷を表すものであるが，臨床では右心系の前負荷は中心静脈圧，左心系の前負荷は肺動脈カテーテルで測定可能な肺動脈楔入圧（pulmonary capillary wedge pressure：PCWP）を用いる．左心系の前負荷としては本来は左室拡張終期圧や左房圧が必要であるが，手術中は動脈から逆行性に左心系にカテーテルを入れて，左房圧や左心室圧をモニタリングすることは，出血や塞栓の危険性があり特別な場合を除いてはない．

後負荷は，心室が収縮中に担う負荷であり，その大きな要素は左心系では体血管抵抗であるが，実際の臨床では動脈圧で代用する．

2―Frank-Starling 曲線

心収縮力に関しては横軸に前負荷，縦軸に心臓ポンプ機能の関係を示した **Frank-Starling 曲線** がある．本来は前負荷の増加に伴い心拍出量が増加するというものである．右心系では前負荷を中心静脈圧，左心系では肺毛細血管楔入圧（PCWP）で表す．縦軸は体格により（例えばネズミと象）正常心拍出量が異なるため，心係数（心拍出量を体表面積で割った値）を用いる．

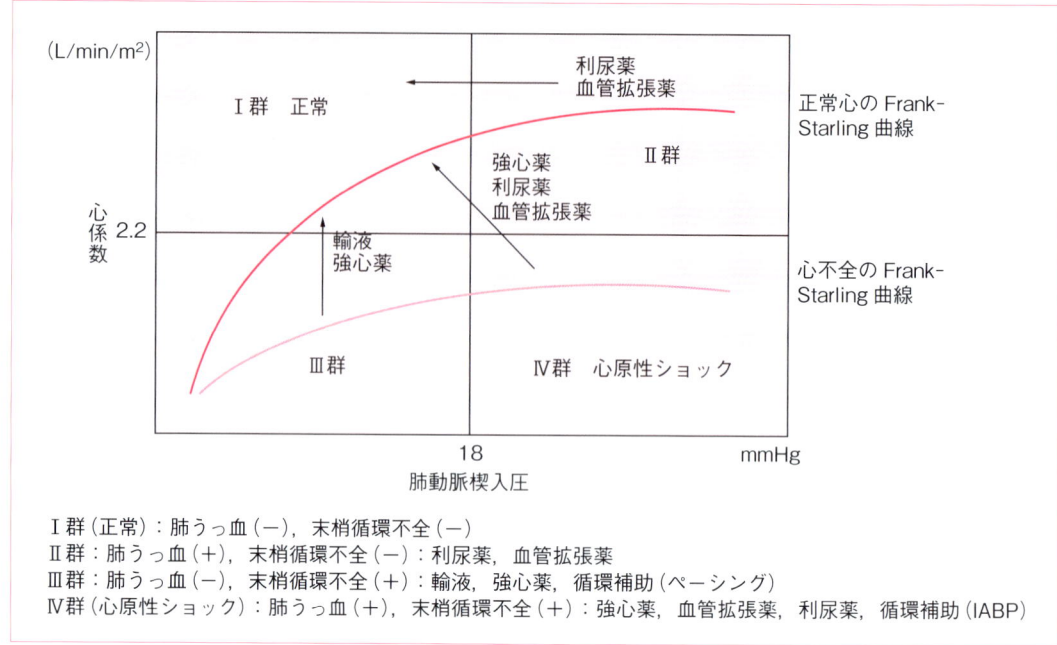

図3 Forrester の分類

I群（正常）：肺うっ血（−），末梢循環不全（−）
II群：肺うっ血（＋），末梢循環不全（−）：利尿薬，血管拡張薬
III群：肺うっ血（−），末梢循環不全（＋）：輸液，強心薬，循環補助（ペーシング）
IV群（心原性ショック）：肺うっ血（＋），末梢循環不全（＋）：強心薬，血管拡張薬，利尿薬，循環補助（IABP）

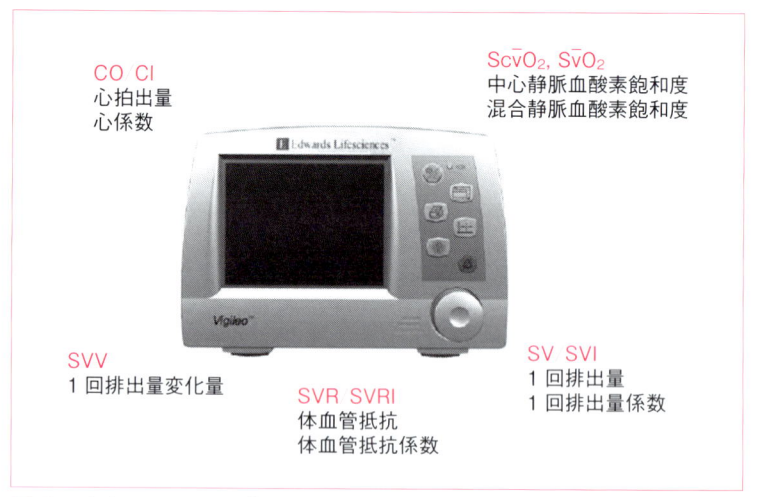

図4 ビジレオモニター®
フロートラック®システムなどを接続し各種パラメータの連続測定を行う．

　すなわち，風船に水を入れた場合を想像してもらえばわかるが，風船が膨らめば膨らむほど（前負荷が大），出口を開放した場合，中の水すべてが出ていくため，拍出量（心係数）は大きいはずであるが，風船の収縮力が落ちた場合（心不全）はすべて押し出すことができず（心係数の低下），風船の中には水が残ってしまう（前負荷が増えてしまう）．

　これを応用したものが，心原性ショックなどで使用される Forrester の分類である（図3）．この分類では，心係数 2.2 L/min/m² 以上と PCWP 18 mmHg 以下を正常値としている．I群が正常であり，ここに戻すことが目標となる．II群は心拍出量は保たれているが，前負荷が過

> **ミニ知識　循環管理で必要な用語と式**
>
> - 動脈収縮期血圧：最高血圧（左心系後負荷に関与）
> - 動脈拡張期血圧：最低血圧（冠動脈血流に関与）
> - 平均動脈圧＝拡張期血圧＋1/3脈圧（収縮期血圧－拡張期血圧）（臓器灌流圧に影響）
> - 中心静脈圧（central venous pressure：CVP）：右心系の前負荷を表し，出血など循環血液量減少では下がり，輸液過多や右室梗塞で上がる．中心静脈という静脈は存在せず，上大静脈と下大静脈を表す．右心房圧とほぼ同じ圧波形を示す．正常値：5〜10 cmH$_2$Oであるが，胸腔内圧の影響を受け，陽圧呼吸や終末呼気陽圧（PEEP）のかかっている場合は上昇する．
> - 肺動脈圧（正常値：平均10〜20 mmHg）
> - 肺動脈楔入圧（PCWP，正常値：5〜12（平均9 mmHg））
> - 左房圧（正常値：2〜12 mmHg）
> - 左室圧（正常値：130/5〜9 mmHg）
> - 左室駆出率（55〜75％）
> - 心拍出量（cardiac output：CO）＝1回拍出量×心拍数（正常値：4〜6 L/min）
> - 心係数（cardiac index：CI，心拍出量/体表面積）（正常値：2.5〜4.0 L/min・m^2）
> - 1回拍出量＝左室拡張末期容積－左室収縮末期容積（正常値：60〜130 mL）
> - 体血管抵抗＝［（平均血圧－中心静脈圧）/心拍出量］×80　（正常値：900〜1,500 dyn・秒・cm^{-5}）
> - 肺血管抵抗＝［（平均肺動脈圧－肺動脈楔入圧）/心拍出量］×80（正常値：50〜150 dyn・秒・cm^{-5}）

剰な状態である．Ⅲ群は前負荷が正常もしくは足りない状態であり，心拍出量は低下している．Ⅳ群は前負荷も過剰であり心拍出量も低下した，最も重症な状態である．それぞれの治療法を図に示した．

3 ― フロートラック®システムとSVV

最近では周術期や集中治療の現場で，輸液管理を行ううえでフロートラック®システムが輸液評価に有用なことがある（図4）．この装置では，観血的動脈圧波形を得ることができれば，連続的に心拍出量を測定することができる．また1回拍出量の呼吸性変動を変化率（％）で表したSVV（1回拍出量変動量：stroke volume variation）という指標は，輸液反応性を示し，値が大きいと循環血液量不足が示唆され，13％未満にすることが推奨されている．

これは，循環血液量が不足しているときは，陽圧呼吸により心臓への静脈還流の低下が顕著に表れ，動脈圧が呼吸性に変動することを利用している．

4 ― 混合静脈血酸素飽和度

混合静脈血酸素飽和度（S$\bar{v}$O$_2$）は，全身臓器における酸素の需要と供給のバランスを反映する．上大静脈・下大静脈・冠静脈洞のすべてが混じり合った肺動脈血が真の混合静脈血であり，肺動脈カテーテルを用いることによって測定できる．

混合静脈血酸素飽和度（S$\bar{v}$O$_2$）＝動脈血酸素飽和度－酸素消費量/（心拍出量×1.34×血中ヘモグロビン濃度）であり，血中ヘモグロビン濃度（Hb）が低いと混合静脈血酸素飽和度は下がり，酸素供給やHbが一定条件では，心拍出量の良い指標ともなる（⇒3.4 モニタリングを参照）．

3. 血圧の調整

血圧は**血圧＝心拍出量×血管抵抗**で表され，神経性と体液性因子により調節を受ける．

①**神経性因子**：延髄にある血管運動中枢からの中枢性支配と末梢性の自律神経による影響や

圧受容体による神経反射機構などがある．

②**体液性因子**：カテコラミン，レニン・アンジオテンシン系，エンドセリンなどの昇圧物質によって血圧は上がる．ヒスタミンやアセチルコリンなどの血管拡張物質によって血圧は下がる．

手術侵襲により交感神経系は興奮し血圧は上がる．一般に静脈・吸入麻酔薬ともに心筋抑制と末梢血管拡張により血圧は低下することが多い．ケタミンや笑気は，それ自体は心筋収縮を抑制するが，交感神経を興奮させるため血圧低下は少ない．

4. 心筋への酸素供給と需要のバランス—冠循環

冠血流（50～100 mL/100 g/min）は安静時で心拍出量の約5％，冠灌流圧と冠血管抵抗で決定される．

冠灌流圧（左冠動脈）は大動脈圧 − 左室壁内圧（左室内腔圧でよい）で表され，拡張期にしか流れない（左冠動脈灌流圧 ＝ 大動脈拡張期圧 − 左室拡張期圧）．右室は収縮期でも心室内腔圧が25 mmHgと低いため冠血流は保たれる．

1— 冠血管抵抗の調節因子

- **代謝性因子**：NO，アデノシンやATP感受性 K^+ チャネル開口で冠動脈は開く．
- **内分泌性因子**：血流で運ばれ作用するものとして，アドレナリン，ノルアドレナリンなどのカテコラミンやバソプレシン，アンジオテンシンIIなどの血管作動性ペプチド，局所で産生され作用するもの（NO，プロスタサイクリン，EDHF，エンドセリン）などにより調節を受ける．
- **神経因子**：交感神経と副交感神経の支配を受けている．冠動脈は，α_1受容体刺激で収縮，β受容体刺激で拡張．アセチルコリンでは，正常血管では軽度拡張するが（血管内皮細胞よりNOが分泌されるため），病変冠動脈（内皮障害でNOが放出されず，アセチルコリンが血管平滑筋に直接作用する）では逆に収縮する．

2— 心筋酸素需要の臨床的指標

前負荷，後負荷（血圧），心筋収縮力および心拍数の増加で酸素消費量は増える．

rate pressure product（RPP：収縮期血圧 × 心拍数）が，臨床における心筋酸素需要の良い指標となる．12,000 mmHg/min 以下が望ましい．

3— 心筋酸素供給の臨床的指標

動脈血酸素含量，冠血流量，冠動脈の状態（硬化，攣縮）などに影響を受ける．

需要に対し供給が追いつかなかったときに，心筋虚血が起こる！

4— 冠動脈盗血現象

冠動脈盗血現象（coronary steal phenomenon）とは，血管拡張薬を投与した場合，虚血部位よりも正常域冠血管がより強く拡張してしまい多くの血流が正常域に流れることにより，虚血心筋がさらに少ない血流しか受けられなくなる現象である．ジピリダモールは盗血現象を起こす代表的な冠血管拡張薬である．

ニトログリセリンは，比較的太い血管を開くので盗血現象は起きない．すなわち，虚血性心疾患に対して，単に冠血管を開けば何でもよいわけではない！

5. 刺激伝導系

心臓は絶え間なく収縮と拡張を繰り返している．これは，心臓には収縮や拡張を発生させる電気を自分で発生し（自動能），それを伝導し

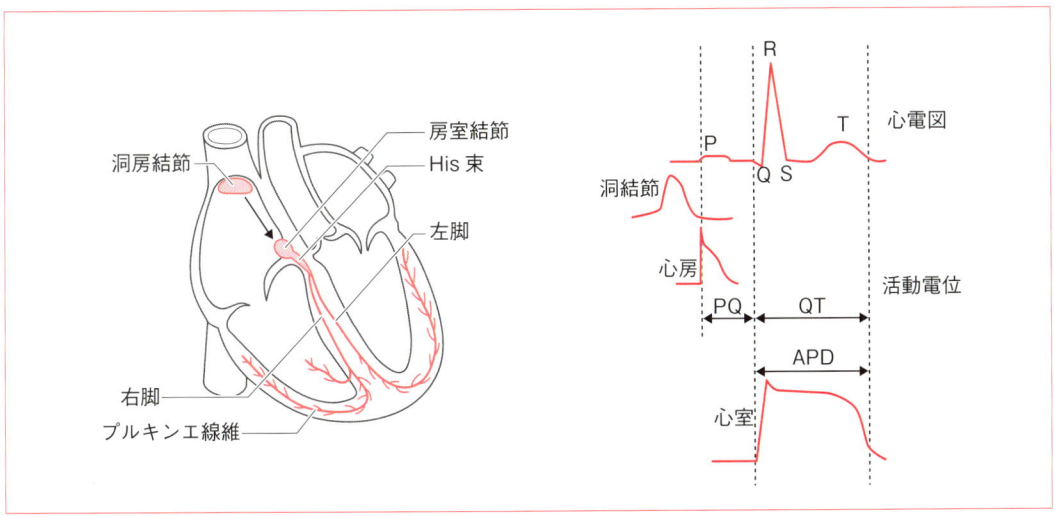

図5 刺激伝導系と活動電位・心電図
APD：action potential duration（活動電位持続時間）
（横尾憲正，斉藤和彦．不整脈と心臓の電気生理．小川節郎ほか編．麻酔科学スタンダードIII 基礎．東京：克誠堂；2004．p.55-63[2]）より）

表1 重要臓器の重量・血流量・酸素消費量（健康成人）

	重量 (kg)	100 g 当たりの血流量 (mL/100 g/min)	100 g 当たりの酸素消費量 (mL/100 g/min)	心拍出量(%)	全身値に対する 酸素消費量(%)
脳	1.4 kg	54	3.3	15	20
心臓	0.3 kg	84	9.7	5	10
肝臓	1.4 kg	95	4	25	25
腎臓	0.3 kg	420	6	25	7

ていく特殊な細胞群があるためである．これを刺激伝導系といい，洞房結節で発生した刺激は心房内伝導路，房室結節とHis束からなる房室伝導系，右脚・左脚とそれに続くプルキンエ線維からなる心室伝導系から成り立っている．

洞房結節で発生する電気刺激頻度は60〜80/minであり，下位の刺激伝導系の頻度よりも多く，心臓全体を支配するペースメーカーとなっている．これを洞調律という．この正常な伝導が乱れるために不整脈が発生するわけである．

心電図は，心筋活動電位の総和を心臓の外から記録したものであり，P波は心房の興奮，QRS波は心室の興奮，T波は心室の興奮がさめていくことにより生じる（図5）（⇒2.4 心血管作動薬：抗不整脈薬を参照）．

6. 臓器血流と酸素消費量

周術期の循環管理の目標は主要臓器，つまり脳，心臓，腎臓，肝臓などの臓器血流を維持することである．これらの主要臓器には，血圧の変動があっても一定の血流が保たれる自動調節機能が備わっている．

しかし，周術期にはその調節能がうまく機能しない状況（大量出血，薬剤や手術刺激による血圧変動）に陥ることがある．表1に各重要臓器の血流量と酸素消費量を示す（体全体に対する割合）．

7. 循環系モニタリング

- **心電図**：手術中は肢誘導とさらに必要なときは胸部誘導1つをモニタリングする（心筋虚血が術前にわかっているときはその部位，例えば心尖部ならV5，ブルガダ症候群患者ではV1-3）．不整脈と心筋虚血をモニタリングする．
- **血圧**：マンシェットによる測定，もしくは直接動脈カニュレーションによる連続測定．
- **中心静脈圧**：右心系のモニターとなる．
- **パルスオキシメータ**：動脈血液酸素飽和度（SpO_2）を示し，呼吸系のモニターでもあるが指尖拍動がなければモニタリングできないため，循環のモニターでもある．
- **肺動脈カテーテル（スワン・ガンツカテーテル）**：中心静脈圧，肺動脈圧，肺動脈楔入圧，心拍出量が測定でき，混合静脈血を採取できる．
- **経食道心エコー**：心臓や血管の大きさだけでなく，心臓弁の異常（狭窄・逆流），心筋の局所の運動異常，大動脈の異常などがリアルタイムでわかる．弁口面積や弁を介しての圧格差の測定などもできる．

詳しくは，3.4モニタリングを参照いただきたい．

◆ 文献 ◆

1) Austen WG, et al. AHA committee report：a reporting system on patients evaluated for coronary artery disease. Report of the Ad Hoc Committee for Grading of Coronary Artery Disease. Council on Cardiovascular Surgery. American Heart Association. Circulation 51 1975：5-40.
2) 横尾憲正，斉藤和彦．不整脈と心臓の電気生理．小川節郎ほか編．麻酔科学スタンダードⅢ 基礎．東京：克誠堂；2004．p.55-63．
3) 古谷和春ほか．心臓血管の生理学．岡田泰伸監訳．ギャノング生理学．第23版．東京：丸善；2012．p.572-680．

1.2 呼吸生理と病態

1. 呼吸とは―外呼吸と内呼吸

呼吸は換気（口や鼻から肺へ空気を吸ったり吐いたりすること）とガス交換（酸素を取り込み二酸化炭素を排出する）から成り立つ．

ガス交換には，肺で酸素を取り込み二酸化炭素を排出する外呼吸と，細胞内のミトコンドリアで酸素を利用して高エネルギー物質ATPを産生し，二酸化炭素を排出する内呼吸がある（図6）．外呼吸は肺での呼吸であり，内呼吸は細胞レベルでの呼吸である．

2. 呼吸器と肺の解剖

吸気は，鼻腔・咽頭，気管・気管支・細気管支・呼吸細気管支・肺胞管を通り，肺胞に達する．肺は，右肺は3つ（上葉，中葉，下葉），左肺は2つ（上葉・舌区，下葉）に分かれている．気管支は肺胞に達するまで23分岐し，最初の16分枝はガスの導管部分であり末梢の7分岐でガス交換（すなわち血液と接している）が行われる（図7, 8）．肺胞の数は，左右両肺を合わせて7億5000万個といわれており，肺胞の表面積は100㎡にも及ぶ．

取り込まれた酸素はヘモグロビン（Hb）と結合し，組織・細胞に運ばれ，細胞内のミトコンドリアでATP産生に使われる．

3. 換気

● **呼気と吸気**：吸気は能動的な動きであり，吸気筋の収縮により胸腔内圧が低下し，肺が広

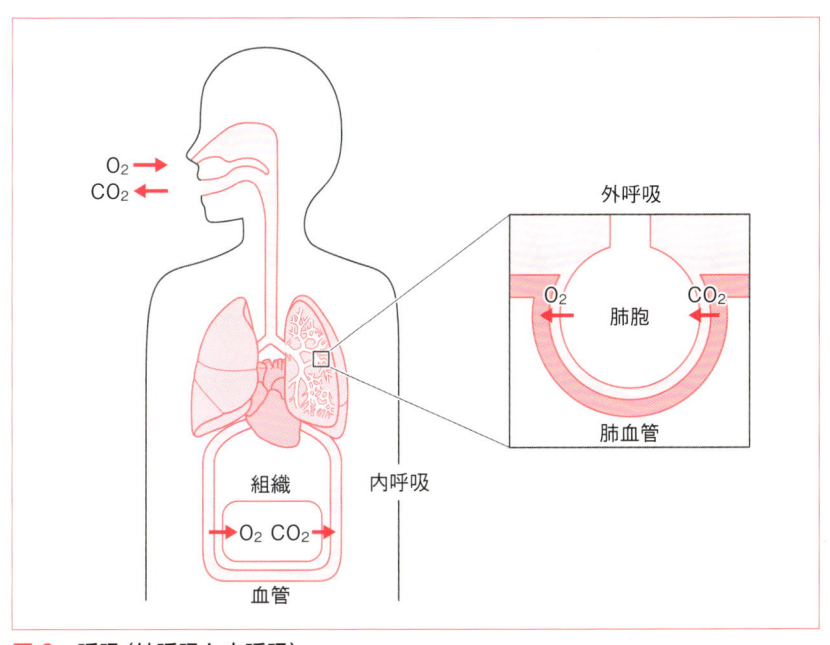

図6　呼吸（外呼吸と内呼吸）

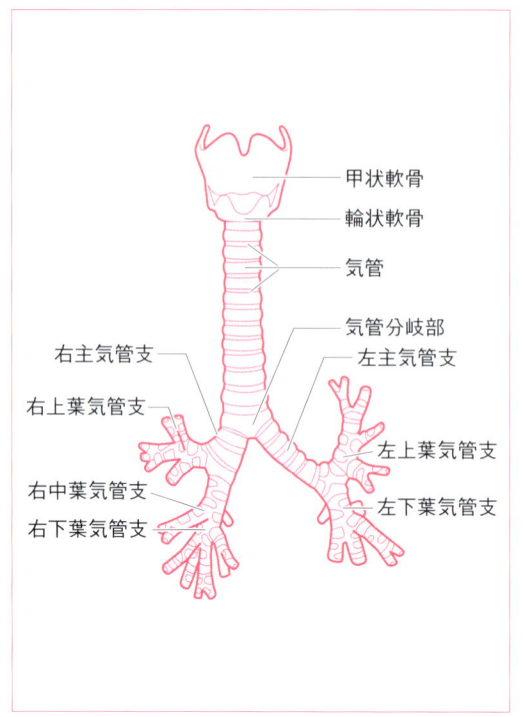

図7　気管支の構造

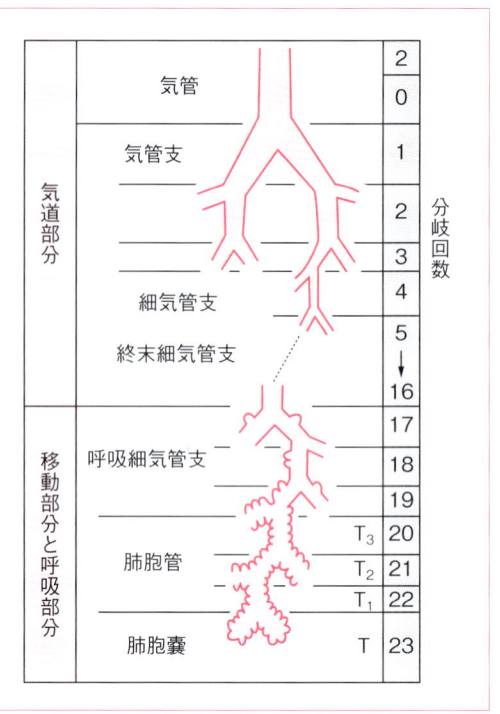

図8　気管支の分岐
(Weibel ER. Morphometry of the human lung. Berlin：Spring-Verlag；1963. p.111[1]より)

げられる．安静呼吸では呼気は受動的な現象であるが，呼気の促進では呼気筋の収縮により能動的にも起こる．

- **呼吸筋**：安静時の胸郭内容変化の75％は横隔膜（横隔神経の神経支配はC3-5）の動きによる．その他，吸気筋としては外肋間筋，呼気筋としては内肋間筋がある．

換気不全もしくは肺胞低換気とは，薬物などによる呼吸の抑制，神経筋疾患や肺・胸郭の異常により高CO_2（$PaCO_2$増加）血症となった場合をいう．

動脈血二酸化炭素分圧（$PaCO_2$）は，

$$PaCO_2 \propto 1/(1回換気量－死腔)\times呼吸数$$

であるため，1回換気量や呼吸数が減った場合には，肺胞低換気となる．

ミニ知識　ミトコンドリアとはなにか？

ミトコンドリアは，酸素呼吸細菌が細胞内へ寄生したものだと考えられ，①エネルギー（ATP）産生の場，②独自の遺伝子をもち（16,569塩基の2重鎖DNA），核遺伝子とクロストークしミトコンドリアタンパクの37個の遺伝子をコードする，③さまざまな病気（ミトコンドリア病など）に関与し，酸化ストレスの主要な発生の場であり，老化，がん化，代謝関連疾患に関与している，④細胞死（アポトーシス）や細胞分化に関与する，などさまざまな作用を有している．

また，ミトコンドリアDNAは母親からしか受け継がれないため，人類進化を調べることができ，人類共通の祖先は，アフリカの一人の女性である（ミトコンドリア・イブ）という説がある．

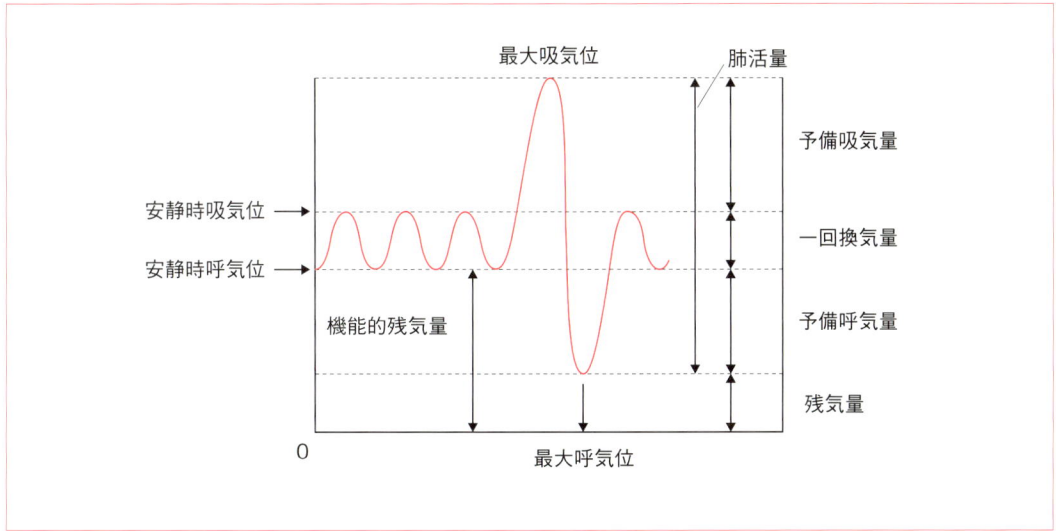

図9 肺気量分図
安静時呼吸および深呼吸時の呼吸曲線を示す．

1 ─ 肺気量と肺機能検査

図9に呼吸（換気）機能を調べるために呼気量と吸気量を測定する肺機能を検査（スパイロメトリー）を示す．

- 1回換気量（tidal volume）：毎回の呼吸で肺に出入りする容量．
- 予備吸気量（inspiratory reserve volume）：1回換気量の上にさらに最大努力により追加吸入しうる量．
- 予備呼気量（expiratory reserve volume）：受動的な安静自然呼気のあとに，さらに努力して呼出しうる最大量．
- 残気量（residual volume）：最大呼気のときにまだ肺に残っている空気量．
- 機能的残気量（functional residual capacity）：予備呼気量＋残気量．
- 肺活量（vital capacity）：最大吸気後に，ゆっくりと呼出しうる最大呼気量．
- 努力性肺活量：最大吸気後に，できるだけ早く吐き出した最大呼気量．
- 1秒量（FEV1.0）：努力性肺活量のうち呼気の最初の1秒間の呼気量．
- 1秒率（FEV1.0％）：（1秒量／努力性肺活量）× 100（％）．
- ％肺活量：実測肺活量／予測肺活量× 100（％）．
- 成人男性の予測肺活量（27.63 − 0.112 ×年齢）×身長（cm）．
- 成人女性の予測肺活量（21.78 − 0.101 ×年齢）×身長（cm）．
- 1秒率70％以下は閉塞性肺障害，％肺活量80％以下は拘束性肺障害であり，両者ともに低下したものは混合性肺障害である．

2 ─ クロージングボリューム（図10）

クロージングボリューム（CV）は病的状態による不均等換気を測定する方法である．

被検者に最大呼気に続き100％酸素を最大吸息位まで吸入させ，呼気時の指示ガス（窒素）の呼気濃度－肺気量曲線を記録する．

クロージングキャパシティ（CC，CV＋残気量）が機能的残気量より大きな場合は，安静状態でも気道の一部が閉塞した状態を示す．

最大呼気まで息を吐くと，肺底部の末梢気道が圧排閉塞し肺胞はへこむ．一方，肺尖部には，空気（窒素が80％）が残る．このとき，100％酸

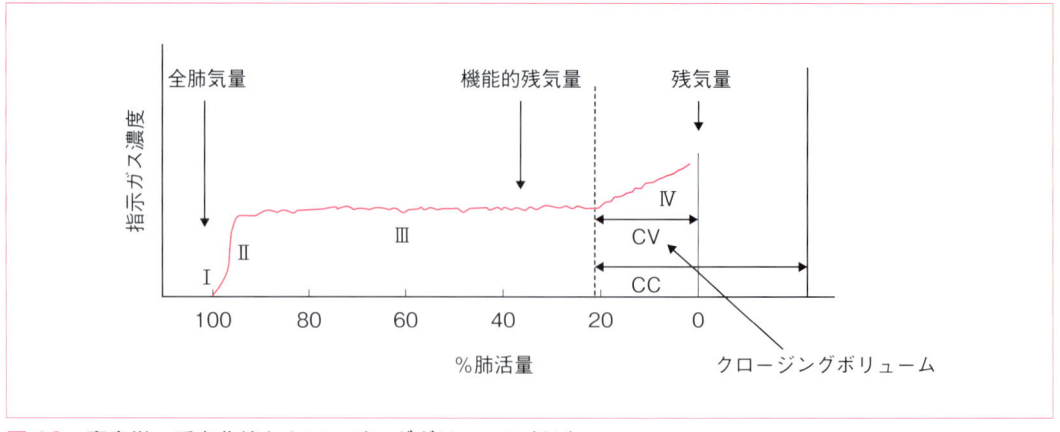

図10 窒素単一呼出曲線とクロージングボリューム(CV)

素を吸うと容量変化の大きい肺底部に多くの純酸素が流入する．このため呼出初期ではまず100%酸素が出て(I相)，次第に肺胞内ガスと混ざるため窒素の濃度が急激に上昇する(II相)．その後，肺底部の比較的酸素濃度の高いガスが呼出された後(III相)，肺尖部の肺胞内ガス(窒素が多い)が呼出され始める(IV相)．

3 ― 呼吸の調節

呼吸は通常は不随意的に調整されているが，随意的な調節も行われる．

a. 大脳による呼吸調節

意識的な呼吸を調節しているのが大脳であり，呼吸の深さや速さを変えることができる(泣く，笑う，発声するといった呼吸に関連した動作や不安時の過換気など)．

b. 中枢化学受容体による呼吸調節

延髄腹側表層に存在し，動脈血CO_2の上昇，pHの低下に反応して呼吸を促進する．

c. 末梢化学受容体による呼吸調節

総頸動脈が内頸動脈と外頸動脈に分岐する部分に存在する頸動脈小体と，大動脈弓に存在する大動脈小体が主に動脈血O_2の低下に反応して呼吸を促進する．

日常的には中枢化学受容野が呼吸を調節しており，呼吸不全のときのような高度な動脈血O_2低下の際に，末梢化学受容体が呼吸を調節するようになる．

d. 伸展受容体を介する呼吸調節

下気道や肺には，肺の伸展を関知する伸展受容体がある．伸展受容体は肺の膨張を関知すると迷走神経を介して吸息を抑制する．このような気道壁の伸展変化によって吸気を抑制し，呼気へと切り替える反射をHering-Breuer反射とよぶ．これは1回換気量が増大した際に，肺の過膨張による損傷を防ぐ働きをしている．

4. 酸素化

血液に取り込まれた酸素は赤血球中のヘモグロビンに結合し体内に運ばれる．動脈血液中に存在するヘモグロビンのうち，酸素と結合しているヘモグロビンの割合がSaO_2(動脈血酸素飽和度)であり，ヘモグロビン1gに1.34mLの酸素が結合する．すなわち，ヘモグロビンに結合している酸素は

$1.34 \times Hb \times SaO_2 \div 100$ (mL/dL)となる．

その他，ヘモグロビンと結合せずに血液中に存在している酸素もありこれを溶存酸素というが，その割合は極度に低い．酸素分圧1mmHgあたり0.0031mL溶けるため，

$0.0031 \times PaO_2$ (mL/dL)となる．

これらを合計すると，動脈血の酸素含量（CaO_2）は

$CaO_2 = 1.34 \times Hb$（g/dL）$\times SaO_2 \div 100 + PaO_2 \times 0.0031$（mL/dL）

このCaO_2に心拍出量をかけたものが1分間の酸素運搬能になる．

$DO_2 = CaO_2$（mL/dL）$\times CO$（L/min）$\times 10$

これらから，酸素の運搬に影響を与える因子はヘモグロビン濃度，動脈血酸素飽和度，心拍出量となる．また，低心拍出量の場合にはヘモグロビン濃度を高くする必要がある．

1 ― 低酸素症と低酸素血症

低酸素症（hypoxia）は組織レベルでの酸素不足を意味する．低酸素血症（hypoxemia）は動脈血酸素分圧（PaO_2）が低下した病態であり，最も一般的で重要な低酸素症の原因である．すなわち，低酸素血症がなくても低酸素症のことがあり注意を要する．

A. 低酸素血症性低酸素症

低酸素血症性低酸素症（hypoxemic hypoxia）とは，PaO_2が低下した病態である．

$PaO_2 = PIO_2 - PaCO_2 / R - A-aDO_2$

PIO_2：吸入気酸素分圧
$PaCO_2$：動脈血二酸化炭素分圧
$A-aDO_2$：肺胞気（A）動脈血（a）酸素分圧較差
R：呼吸商

であり，PaO_2は吸入気酸素分圧が下がる場合（高山など），$PaCO_2$が増加する（換気不全），もしくは，$A-aDO_2$が開大した場合に下がる．

a. $A-aDO_2$（肺胞気－動脈血酸素分圧較差）

空気呼吸では，肺胞に達した吸気の酸素分圧（P_AO_2）はほぼ空気組成に等しく150 mmHgで，二酸化炭素分圧（P_ACO_2）は0 mmHgである．

しかし，肺胞に存在するガスがすべてガス交換されるわけではないため，新旧のガスが混じり合い，肺胞でのガス分圧は酸素分圧が100 mmHg，二酸化炭素分圧は40 mmHgとな

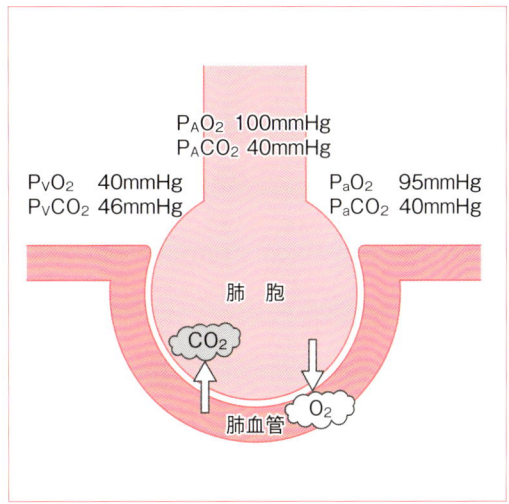

図11　外呼吸とA-aDO$_2$

る．一方，肺胞に流れてくる毛細血管の中の酸素分圧は40 mmHg，二酸化炭素分圧は45 mmHgであり，理論上十分に拡散が行われれば，平衡状態に達するので末梢の動脈血での酸素分圧は100 mmHg，二酸化炭素分圧は40 mmHgになるはずである．

ところが，実際の動脈血の酸素分圧は95 mmHgくらいで差が出る．この差がA-aDO$_2$（肺胞気―動脈血酸素分圧較差）とよばれるものである（Aは肺胞，aは動脈を示す，**図11**）．肺尖部と肺底部で換気と血流のバランス（換気血流比）が異なるように，$\dot{V}_A/\dot{Q}$の不均等分布や，直接肺静脈に流入する気管支静脈などによるシャントによって正常な状態でも5 mmHgくらいはある．

肺胞上皮細胞が肺気腫などにより破壊されたり，肺水腫のように間質に水がたまったり，肺炎などで肺胞に障害が起きたりすると，換気血流不均衡が起こりA-aDO$_2$は開大する．

b. 換気血流比（$\dot{V}_A/\dot{Q}$）の不均等分布

効率の良いガス交換を行うためには肺胞換気量（$\dot{V}_A$）と毛細血管血流量（$\dot{Q}$）が釣り合う必要があるが，肺胞は数多く存在するために，おのおのの肺に均等に吸気が分布することは正常肺

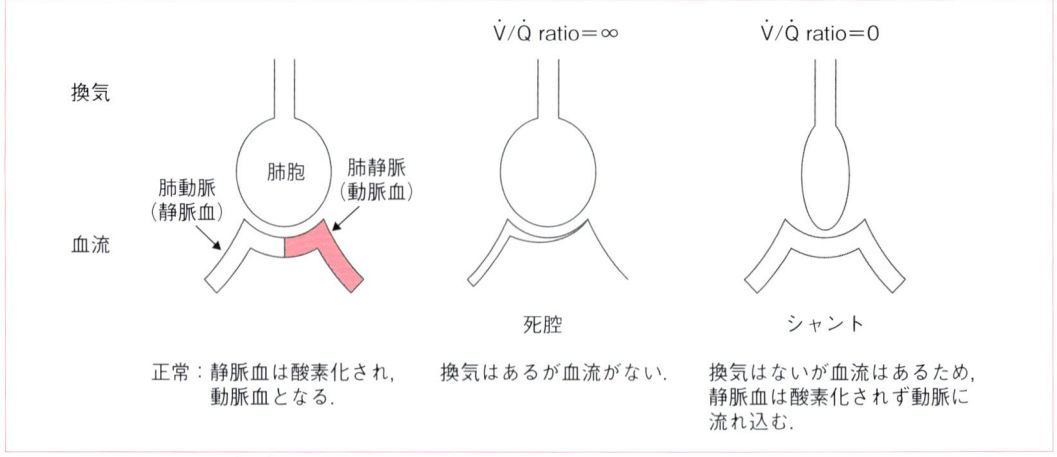

図12 換気・血流比（$\dot{V}/\dot{Q}$ ratio）の不均等分布（死腔とシャント）
（南　敏明編. 麻酔科学. 第11版. 京都：金芳堂；2006. p.100[2]）より）

でもありえない．

　もともと肺は，胸腔内陰圧により外側に引っ張られていて，肺自身が縮もうとする力と拮抗している．肺底部は重力の影響もあり，少ない胸腔内圧でバランスがとれているが，肺尖部の胸腔内圧は強い．吸気が入ってくると，強い胸腔内圧がかかる肺尖部に分布しやすい．

　一方，血流は重力により，肺尖部より肺底部が多い．すなわち正常肺でも肺全体の$\dot{V}_A/\dot{Q}$は1ではなく，0.8といわれている（1分間の換気量は4Lで血流量は5Lなので4/5＝0.8）．実際は，個々の肺胞では0（換気はないが血流はある：シャント）から∞（換気はあるが血流はない：死腔）まで種々混在する（図12）．

　$\dot{V}_A/\dot{Q}$の低下した血液の酸素含有量は減少し，低$\dot{V}_A/\dot{Q}$領域が増えた場合には低酸素血症となる．低$\dot{V}_A/\dot{Q}$領域はシャント効果に関与するため，呼気終末に陽圧（PEEP）をかけ機能的残気量を増やし虚脱肺を減らすことでPaO_2は上昇する．吸気酸素濃度の上昇もある程度の効果はある．

　静脈血が肺胞でガス交換することなく動脈血へ流れ込んでくることを右—左シャントというが，健常人でも，心拍出量の2～3％は，テベシアン静脈や気管支静脈など，肺でガス交換されることなく動脈血に流れ込む（解剖学的シャント）．肺内のシャントは，低$\dot{V}_A/\dot{Q}$の極端な形（$\dot{V}_A/\dot{Q}=0$）ともいえるが，これは完全な換気の途絶であり，肺の虚脱（無気肺）や肺の硬化（肺炎や肺水腫）が原因である．シャント疾患では高濃度酸素投与によるPaO_2の改善はあまり期待できない．

c. 拡散障害

　肺胞に入った酸素は，物理的拡散により肺胞膜，組織間液や毛細血管を通り赤血球のヘモグロビンと結合する（図13）．肺水腫や間質性肺炎，肺線維症などのように，組織間液の増加や肺胞膜・毛細血管壁の肥厚のある場合に拡散障害が生じる．

　血液が安静時に肺毛細血管を通過するのに0.75秒かかるが，毛細血管血液の酸素は正常では約0.3秒で肺胞気と平衡に達する．拡散障害では肺胞気との飽和に時間がかかり，十分に酸素化されないままで血液が通過してしまう．運動時など血流速度が速くなるときは，低酸素血症が悪化する．慢性閉塞性肺疾患（COPD）のように肺胞構築が壊れる場合も，ガス交換面積の減少のために拡散障害を生じる．

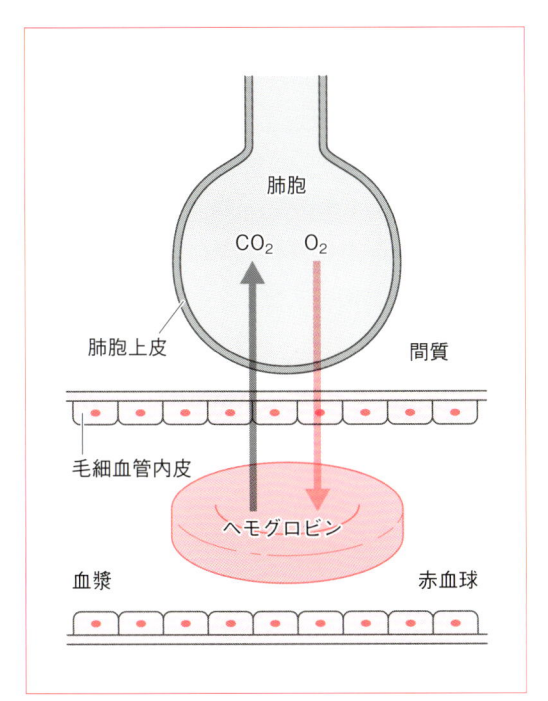

図 13 拡散の仕組み

酸素濃度上昇は物理的拡散を増大させるため，酸素投与によりPaO_2は改善しやすい．

B. 貧血性低酸素症

貧血性低酸素症（anemic hypoxia）とは，PaO_2は正常であるが，ヘモグロビンそのものの低下（貧血）や，酸素運搬に関与するヘモグロビン量の低下により組織酸素化が低下した状態のことであり，極度の貧血や一酸化炭素中毒などである．一酸化炭素（CO）とヘモグロビンの親和性は酸素の250倍であり，CO-Hbは酸素運搬能がないため組織の低酸素状態が引き起こされる．

一酸化炭素中毒の症状は血中CO-Hb濃度に関係しており，高濃度になるにしたがって，頭痛・めまい・痙攣・昏睡などの症状が出てくる．治療は純酸素吸入，特に高圧酸素療法が有効である．

a. うっ血性低酸素症

うっ血性低酸素症（stagnant hypoxia）とは，PaO_2もヘモグロビン濃度も正常であるが，組織の血流量が低下しているために十分な酸素を組織に運べない病態である．心拍出量低下やショック，肺外シャント増大（肝硬変など）といった症状に伴う．

b. 組織中毒性低酸素症

組織中毒性低酸素症（histotoxic hypoxia）とは，酸素供給は正常であるが，組織で酸素が利用できない状態のことである．このなかには青酸（シアン）中毒（青酸はチトクロムオキシダーゼを阻害する）などがある．青酸中毒は大量ではすぐに昏睡や痙攣を起こし，中等量では頭痛・めまい・意識障害・低血圧などを呈する．

2 ― 低酸素症の臨床症状

原因により異なるが，低酸素血症ではチアノーゼ，呼吸困難（薬物使用や中枢神経系疾患ではない場合がある），見当識低下，不穏，意識低下，痙攣などがみられる．

チアノーゼは，毛細血管中血液のデオキシヘモグロビンが5g/dL以上になると出現する．これは，デオキシヘモグロビンの色調が暗色を帯びているせいであり，皮膚，爪床，唇などが青紫色になる．しかし，貧血の場合，また一酸化炭素中毒（一酸化炭素ヘモグロビンは鮮紅色のため）やシアン中毒（血液の酸素含有量は低

ミニ知識　酸素は猛毒？

酸素がなければ好気性生物は生きていけないが，一方，酸素は活性酸素の発生源であり（多くはミトコンドリアで発生），生物は活性酸素除去機能（カタラーゼやスーパーオキサイドジスムターゼ等）があるから生存可能である．高濃度酸素（100％酸素）の長期投与，特に高気圧（高圧酸素療法やダイビング）ではいわゆる酸素中毒（めまい・意識消失・痙攣などの中枢神経症状や肺の繊毛運動低下や肺水腫などの呼吸器症状）に注意が必要である．ちなみに，宇宙人が地球に攻めてこられないのは，活性酸素に弱いからだという説があるが，全く根拠はない．

下していないため)ではチアノーゼを認めにくいので注意が必要である.

3 ― 低酸素症の治療

a. 酸素投与

酸素化障害だけの場合は,鼻カニューレやマスク,非侵襲的陽圧換気(NPPV)で対処できる場合も多い.酸素吸入は酸素飽和度(SpO$_2$)90％以上(PaO$_2$ 60〜70 mmHg)を保てれば通常は十分である.不必要な高濃度酸素投与は,呼吸抑制(慢性閉塞性肺疾患患者)や酸素中毒を引き起こす.

b. 気道確保と換気補助(人工呼吸)

上気道狭窄や気道内分泌物が多量の場合は気道確保(気管挿管や気管切開)が必要である.慢性呼吸不全増悪や肺水腫,ARDS(acute respiratory distress syndrome)などのように肺胞虚脱や肺コンプライアンスの低下が著しい場合や中枢性呼吸抑制や呼吸筋疲労などの場合は気道確保と換気補助が必要となる.

5. 呼吸のモニタリング

麻酔器・人工呼吸器には通常,酸素濃度計,気道内圧計や換気量計がついている.また,手術中に必須な呼吸器系のモニターにはパルスオキシメータとカプノメータがある(⇨3.4 モニタリングを参照).

◆ 文献 ◆

1) Weibel ER. Morphometry of the human luug. Berlin:Spring-Verlag;1963. p.111.
2) 南 敏明編. 麻酔科学. 第11版. 京都:金芳堂;2006. p.100
3) 岡田泰昌ほか. 呼吸生理学. 岡田泰伸監訳. ギャノング生理学. 第23版. 東京:丸善出版;2012. p.681-740.
4) 中尾慎一. 低酸素症. 稲田英一編. 麻酔科研修ノート. 第2版. 東京:診断と治療;2013. p.276-9.
5) 桑原一郎訳. ウェスト呼吸生理学入門:正常肺編. 東京:MEDSI;2009.

1.3

中枢神経系の生理と病態

1. 脳の構造と機能

　脳・脊髄は，硬膜とくも膜で覆われ，脳室内やくも膜下腔は脳脊髄液（cerebrospinal fluid：CSF）で満たされて保護されている．CSFの総量は 100〜150 mL であり，脳室の脈絡叢で産生される．人間の脳は，大脳，植物脳とよばれる呼吸・体温・血圧などを司り自律神経を制御する脳幹（間脳，中脳，橋，延髄），および小脳から成り立っている（図14）．

　人間の場合，記憶・知覚・言語や運動など脳高次機能を司る大脳が非常に発達し，脳全体の80％の重さを占め，脳幹を包み込むようにして頭蓋の中を占領している．大脳はさらに，外套と大脳核および側脳室に分かれ，外套は神経細胞が集中する外側の灰白質（＝大脳皮質）と，神経線維が集まる内側の白質（神経軸索の周りを覆う髄鞘に含まれるリン脂質で白く見えるため）からできている．小脳は脳全体の約10％の重さを占め，運動や姿勢を調節し，円滑な動作ができるように身体動作を司る．

　成人の脳の重さは 1,300〜1,500 g で，新生児のときに 400 g 程度しかなかったものが，生後1年で倍になり，4〜5歳で 1,200 g に達し，10歳までには成人とほぼ変わらない重さになる．機能的には20歳前後でほぼ完成する．神経の新生は，従来発生期にしか行われないと考えられていたが，実はヒトを含む哺乳類でも神経幹細胞が存在し，一生涯神経新生が続いて行われることがわかってきている．

2. 脳・脊髄血流と代謝

　脳の酸素消費量は全体で約 3.5 mL/100 g/min であり，ブドウ糖を唯一のエネルギー源としている．酸素消費量の多い臓器の一つであり，脳の部位によっては（特に活動中の部位），その酸素消費量はさらに多い．このため，低血糖のときは意識低下や痙攣が認められるのみならず，脳への血流が途絶すると約10秒で意識を失い，10分も経つと ATP が枯渇し，数分の血流途絶で不可逆的な脳障害を残すこととなる．

　脳は，左右の内頸動脈と椎骨動脈から栄養されていて，脳底部でウィリス動脈輪を形成する．脊髄は，腹側 2/3 は一本の前脊髄動脈に，背側 1/3 は一対の後脊髄動脈により灌流されている．後脊髄動脈が脊髄全長にわたり伸びているが，前脊髄動脈は上下の連続性に乏しく分節ごとに血液が供給される．

　頸髄の前脊髄動脈へは主に椎骨動脈から，胸髄以下では脊髄根動脈が血液を供給している．特に，第4胸椎以下から腰部膨大部にかけての

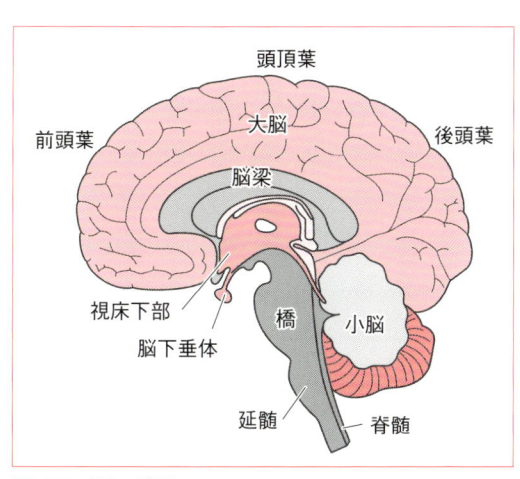

図14　脳の構造

前脊髄動脈は，大前根動脈（Adamkiewicz動脈）とよばれる根動脈のうち最大の動脈からの血流に依存しているため，この動脈の血流阻害は脊髄虚血に大きく関与する．大前根動脈の多くはTh9からTh12の間で起始しているが個人差が大きく，大前根動脈の同定は困難なことがある．下行大動脈グラフト置換術では，対麻痺を予防するためこの動脈の再建が必要である（図15）．

脳の血流は平均で50 mL/100 g/min（灰白質：80 mL/100 g/min，白質：20 mL/100 g/min）である．脳の重量は体重の2％程度にすぎないが，脳血流は心拍出量の約15％と多い．脊髄の血流量は20～30 mL/100 g/minである．脳血流も脊髄血流も，ある一定の血流の間では血流が一定に保たれる自己調節能（autoregulation）が認められる（図16）．これは，ある程度血圧が下がっても血流は低下せず，軽度の血圧上昇でも血流が増えないため脳圧が上がらない，という一種の自己防御作用である．

脳灌流圧（cerebral perfusion pressure：CPP）＝平均動脈血圧－頭蓋内圧

で表され，平均動脈圧50～150 mmHgの間では血流が一定に保たれる．頭蓋内圧が正常の場合は中心静脈圧（CVP）で代用され，10 mmHg程度が正常値であり，15 mmHg以上は，頭蓋

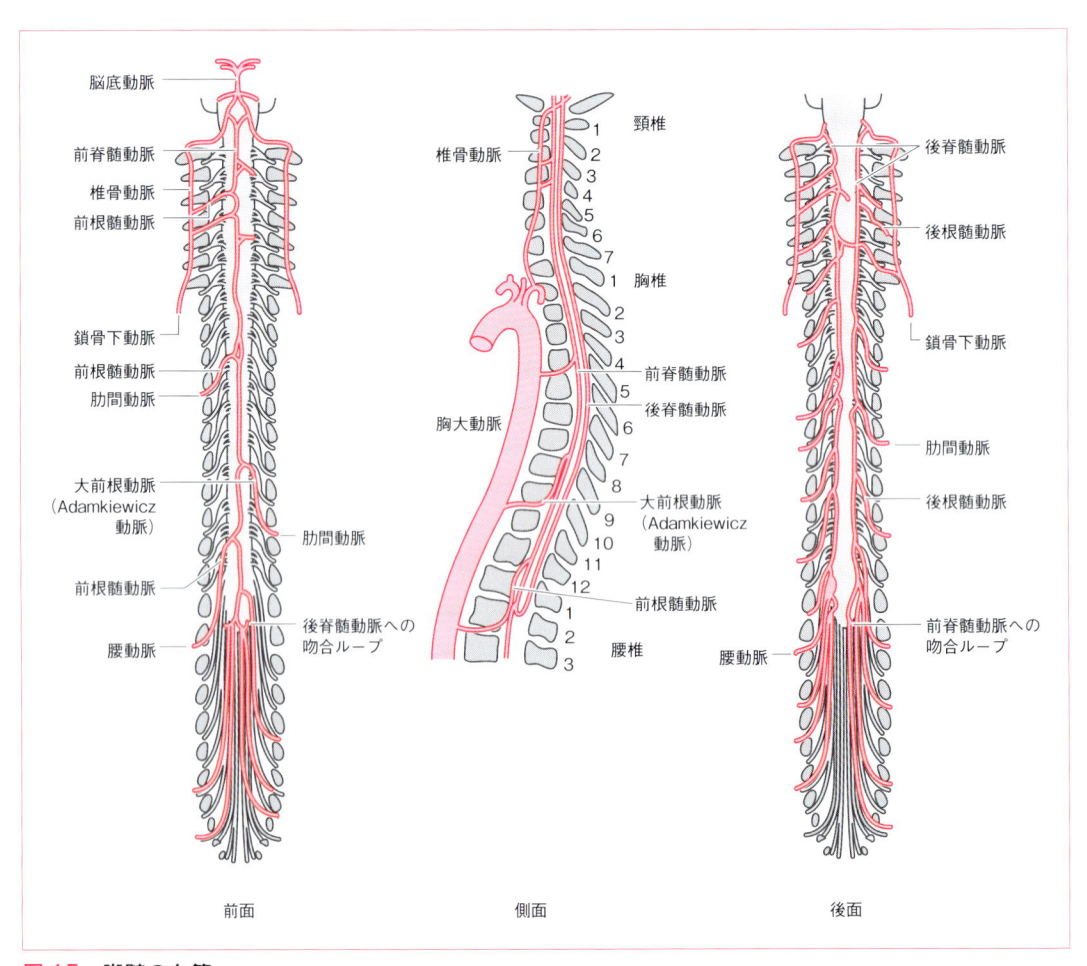

図15 脊髄の血管
（山田達也．脊髄保護が重要な術式への対応③下行大動脈瘤手術：開胸による手術およびステント挿入術．Anesthesia 21 Cetury 2013；15：23[1]）より）

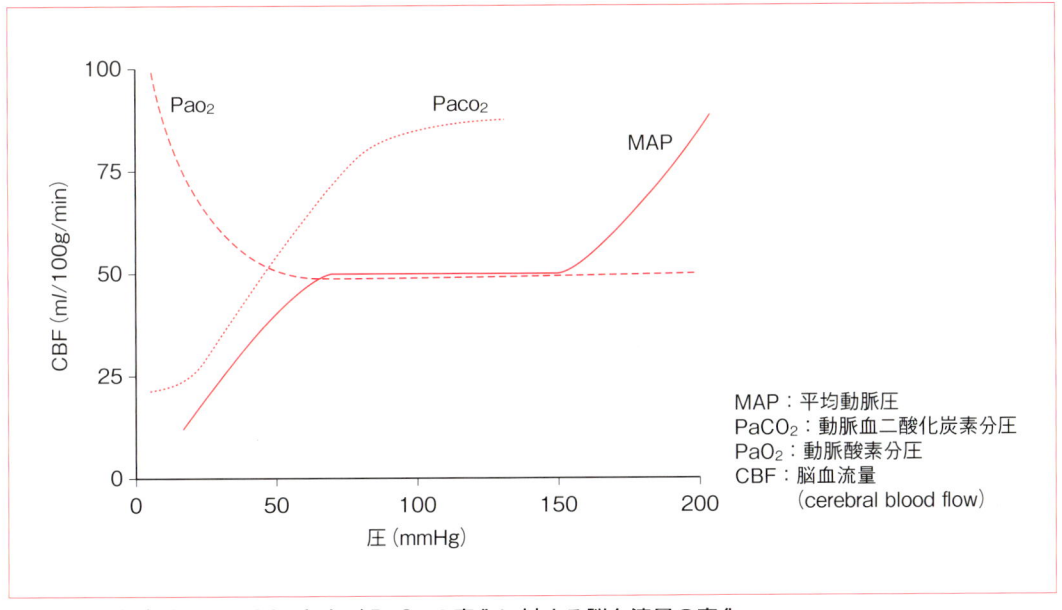

図16 平均動脈圧，PaCO₂ および PaO₂ の変化に対する脳血流量の変化
(中尾慎一ほか．脳血流の自動調節と麻酔薬．臨床麻酔 2004；28：1464-70[2])より)

内圧亢進である．陽圧呼吸や PEEP では，胸腔内圧が上がるため頭蓋内圧も上がる．

また，高血圧患者では，自己調節能全体が右にシフトし下限値と上限値が上がるため注意が必要である．その他，この自己調節能は，脳虚血・脳浮腫・手術操作や脳血管を拡張させる高 CO_2 血症などで障害される．揮発性麻酔薬（セボフルランやデスフルラン）も，脳血管を拡張させるため自己調節能を抑制するが，軽度の過換気はこの抑制を軽減させる．

二酸化炭素は強力な脳血管拡張薬であり，$PaCO_2$（動脈血二酸化炭素分圧）20〜80 mmHg の範囲では，脳血流は $PaCO_2$ 依存性（1〜2 mL/100 g/min/mmHg）に増加する（図16）．

3. 頭蓋内圧

頭蓋は閉鎖空間であり，頭蓋内の容量が増えると圧が増す．ある一定の容量増加までは圧の上昇はないが（代償期），一定容量を超えると急激に頭蓋内圧が上昇する（非代償期）（図17）．脳腫瘍や脳出血，脳浮腫で頭蓋内圧が上昇した場合には（非代償期），わずかの上昇でも脳実質の圧迫，脳ヘルニアの発生，脳灌流圧低下などで不可逆的な脳障害を残してしまう可能性がある．

4. 血液脳関門

血液脳関門（blood brain barrier：BBB）は，脳内部の一定の環境を守るため，血液中の物質が脳内へ受動拡散でむやみやたらに脳内へ移行することを制限する生理的機能である．アルコールやカフェイン，抗うつ薬，麻酔薬等は通過できるが，水溶性の高い物質やタンパク質などの大きな分子はこの関門を通過し難い．

しかし，脳に必要なアミノ酸，グルコースやヌクレオチドなどは特別な輸送体（トランスポーター）により選択的に BBB を通過し脳内へ入る．

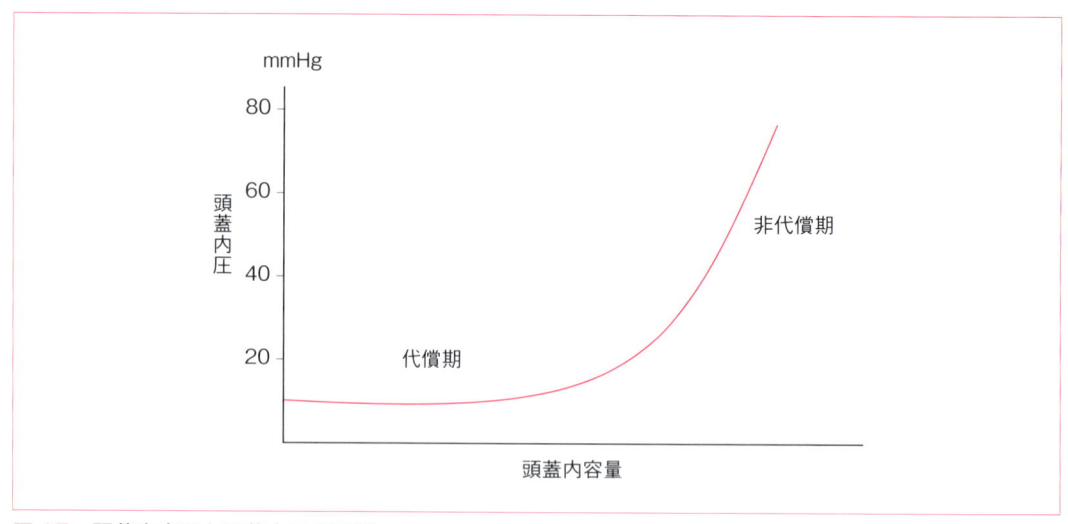

図17　頭蓋内容量と頭蓋内圧の関係

解剖学的には脳毛細血管で内皮細胞同士の密着結合（tight junction）やグリア細胞・細胞外基質により形成されている．

脳虚血や頭部外傷などさまざまな脳の病態のみならず敗血症などの全身疾患でも破綻することが報告され[3]，BBBが破綻すると脳浮腫（vasogenic edema）の原因ともなる．

5. 麻酔管理と麻酔薬

脳腫瘍や脳出血患者のように脳圧が高い患者では，低換気による高CO_2血症は脳血管を拡張させ脳圧を上げるため避けなければならない．特に，脳血管を拡張させるセボフルランやデスフルランのような揮発性麻酔薬を使用する場合には注意が必要であるが，軽度の過換気（$PaCO_2$：30〜35 mmHg）にすることにより臨床的には問題はない．

逆に，脳血流が低下している患者の場合（脳梗塞の既往や内頸動脈内膜剥離術など）は，過度な過換気は禁忌である（$PaCO_2$ 35 mmHg以上にする）が，過度の高CO_2血症も避けるべきである．

また，多くの脳疾患や手術操作，揮発性麻酔薬，さらに高CO_2血症は，脳血流の自己調節能を抑制するため，血圧の低下や上昇に注意が必要である（脳圧が高い場合には特に血圧の上昇，脳血流が減少している場合には特に血圧の低下に注意）．

プロポフォールは，それ自体が脳血管を拡張させず（脳血流を減らす）脳代謝を落とすため，脳疾患患者の麻酔には使いやすい全身麻酔薬であるが，セボフルランやデスフルランのような揮発性麻酔薬でも，その性質をよく理解して麻酔管理を行えば臨床的には全く問題はない．

◆ 文献 ◆

1) 山田達也．脊髄保護が重要な術式への対応③下行大動脈瘤手術：開胸による手術およびステント挿入術．Anesthesia 21 Century 2013；15：23．
2) 中尾慎一ほか．脳血流の自動調節と麻酔薬．臨床麻酔 2004；28：1464-70．
3) Gofton TE, Young GB. Sepsis-associated encephalopathy. Nat Rev Neurol 2012；8：557-66．

1.4 肝臓の生理と病態

1. 肝臓と循環

　肝臓の重量は1,200～1,400gと体重の約2.5％（新生児では5％）であるが，肝臓に含まれる血液量は，全身の10～15％を占め，肝血流量は心拍出量の20～25％に達する．また肝血流量の70～80％は門脈系から，残りを肝動脈より供給されており，肝臓は静脈系と動脈系の二重の血液供給を受けている（図18）．

　門脈には弁がないため肝硬変などで門脈圧上昇により容易に静脈瘤や側副血行路を形成する．肝血流の調節は，内因性と外因性に分けられ，内因性因子は，①肝動脈の自己調節能，②肝動脈の緩衝反応（門脈血流が低下すると肝血流量が増加），③代謝性因子（アシドーシス・アルカローシスなど），外因性因子は，①神経性調節（交感神経・副交感神経），②液性調節（カテコラミン，グルカゴン，アンジオテンシンⅡなど）であり，これらの因子が相互的に作用して肝血流を一定に保つ．

2. 肝臓の役割 ─ 代謝・タンパク質合成・栄養貯蔵

　肝臓の主な生理作用は次の3点である．
- 栄養や薬物の代謝．
- 血漿タンパクや主要凝固因子の合成．
- 解毒や多くの内因性および外因性基質の排出．

　これらの生理作用は麻酔管理と密接に関与しており，麻酔薬の代謝のみならず周術期の生体の恒常性維持に重要な機序をなす．

　肝臓はブドウ糖を取り込み，グリコーゲンとして貯蔵し，ビタミン・ミネラルも貯蔵している．手術侵襲等のストレスは，糖新生亢進・体タンパク質の崩壊を促進し，肝機能を低下させる．また，肝臓はガンマグロブリンの一部を除くタンパク質の合成を行っているため，肝機能の低下はアルブミン・凝固因子の合成低下を引き起こす．

　肝臓は薬物代謝を行う主要臓器であり，医薬品などの化学合成物質はxenobioticsとよばれ，水溶性薬物はそのまま尿中に排出されるが，脂溶性薬物は肝臓で代謝されてから排出される．肝臓での代謝は，第一次反応として，チトクロームP-450が脂溶性薬物と反応し水溶性に変換させる．新生児ではチトクロームP-450が低値であり，肝臓の代謝機能は成人より低い．第二次反応として薬物代謝の最終段階では，グルクロン酸抱合が行われ無毒化される

3. 手術や麻酔の肝臓への影響

1 ─ 肝血流

　周術期においては，麻酔や手術侵襲により肝臓環境も特殊な状態におかれ，種々の要因によ

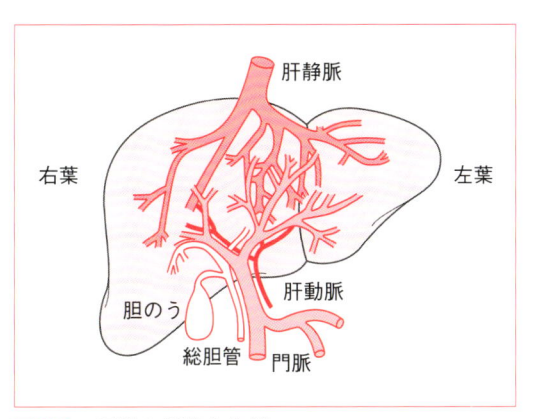

図18　肝臓の構造と血管

表2　肝硬変の Child-Pugh スコア

評価項目	1	2	3
アルブミン	>3.5	2.8～3.5	<2.8
プロトロンビン時間 延長時間(s)	<4	4～6	>6
ビリルビン	<2	2～3	>3
腹水	なし	軽度～中等度	緊満
脳症	なし	I～II度	III～IV度
分類：A＝5,6点，B＝7～9点，C＝10～15点			

り肝血流が変化する．

a. 肝血流量が減少する因子

全身麻酔，硬膜外麻酔，脊髄くも膜下麻酔，手術操作，陽圧換気，α受容体刺激，β受容体遮断，低酸素症，低 CO_2 血症，代謝性アシドーシス，アンジオテンシンII，高用量のアドレナリン．

b. 肝血流量が増加する因子

β受容体刺激，高濃度酸素吸入，高 CO_2 血症，食事，グルカゴン，ドパミン，ドブタミン，低用量アドレナリン，エフェドリン，低用量 PGE_1．

硬膜外麻酔は単独では肝血流を低下させるが，昇圧薬との併用により肝血流を増加させる．また，肝臓手術においては，出血量軽減の目的で肝動脈を一時的にクランプすることがあるが，この際は肝機能保護目的で吸入酸素濃度を上げるなどの対策が必要となる．

2　肝機能

肝臓は薬物代謝の大工場であるため，肝硬変などで肝機能が障害された症例の麻酔管理は特別な注意が必要である．Child-Pugh スコア（**表2**）は肝硬変における代表的な機能評価であり，分類 C の患者への全身麻酔には大きなリスクがある．

モルヒネやフェンタニルなどのオピオイドは肝臓で代謝されるため，肝機能障害ではその作用が延長する．レミフェンタニルは血中の非特異的エステラーゼで分解されるため，軽度の肝機能障害では影響を受けない．リドカインなどのアミド型局所麻酔薬も肝臓で代謝されるために，高度の肝機能障害では作用の遷延の可能性がある．特に術後鎮痛などに用いる硬膜外持続麻酔では局所麻酔薬の血中濃度が想定外に上昇する可能性があり，血圧低下や呼吸抑制，局所麻酔薬中毒に注意しなければならない．

以前使用されていた吸入麻酔薬ハロタンは，肝毒性を有するが，セボフルランやデスフルランは，生体内での代謝率も低く肝臓に及ぼす影響は少ない．肝機能障害でタンパク質合成能が低下すると，バルビツレートなどの静脈麻酔薬では薬理活性のあるタンパク質非結合薬剤が増えることによって，その作用が増強・延長することがあり注意を要する．

3　肝機能障害と麻酔

慢性の肝機能障害であっても，術前検査でGOT/GPT が急激に上昇する場合や 100 IU/mL 以上を示す場合は，活動期の可能性があるために（延期可能な手術であれば）手術の延期を考慮する．Child-Pugh 分類 C では，全身麻酔は周術期死亡率を増加させるため可能ならば区域麻酔や局所麻酔が望ましいが，凝固異常や血小板低下の可能性があり注意を要する．

◆ 文献 ◆

1) 村川雅洋．肝臓．小川節郎ほか編．麻酔科学スタンダード III 基礎．東京：克誠堂；2004. p.147-55.

1.5 腎臓の生理と病態

腎臓の主な生理作用は，次の3点で麻酔管理と密接に関与する．
- 水分・老廃物・溶質（薬物）の排出と再吸収．
- 電解質バランスと pH の調整．
- 内分泌器官であり，プロスタグランジン，カリクレイン，レニンやエリスロポエチン産生と分泌，活性化ビタミン D の生成．

1. 腎臓の解剖と生理

- ネフロン：糸球体とそれに連なる尿細管からなる腎臓の一つの単位であり，ヒトの腎臓1個の中には，約100～120万個のネフロンがある．糸球体は，ボウマン嚢の中に毛細血管が束状に入り込んだものであり，毛細血管は輸入細動脈から血液を受け輸出細動脈へ血液を出している．ボウマン嚢からは1本の尿細管が出ていて，腎皮質から腎髄質のほうへ下行する（近位尿細管）．尿細管は腎髄質に入ると狭くなり，Uターンして再び皮質のほうへ上行する（ヘンレのループ：係蹄）．さらにそのまま上行し遠位尿細管となり皮質へ戻り傍糸球体装置を通ったあと，再び髄質の方向へ下行しながら互いに集合し集合管となり，腎髄質を貫通して腎盂に開口する（図19）．

2. 腎循環

腎臓は心拍出量の15～25％の血流量があり，内因性機序により腎血流は自動調節される．平均動脈圧60 mmHg 以上では腎灌流圧に依存せず血流量と糸球体濾過率（glomerular filtration rate：GFR）が一定に保たれる．腎循環の調節は種々の要因によって調節される．

- 筋原反射：血管圧による伸展が大きくなると，血流を減少させるために反射的に血管収縮を起こす．
- 尿細管糸球体フィードバック：糸球体圧が上昇すると GFR が増加するが，傍糸球体装置よりアデノシンなどを遊離して輸入細動脈の

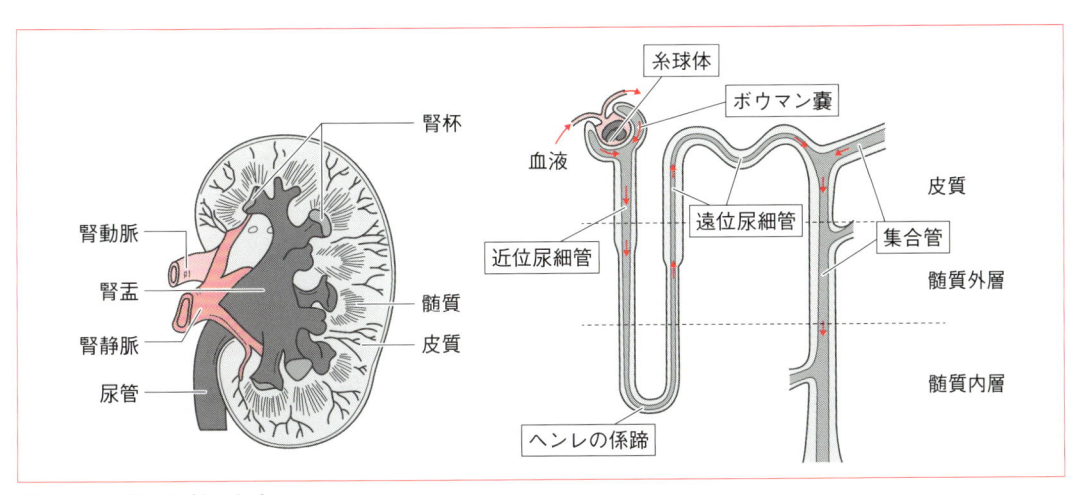

図19　腎臓の縦断面とネフロン

表3　腎臓と血管拡張物質

	心房性ナトリウムペプチド	アドレノメデュリン	NO
活性	血管拡張・利尿	血管拡張	血管拡張
過剰状態	?	?	エンドトキシンショック
欠乏状態	?	?	動脈硬化
輸入細動脈血管抵抗	↓	↓	↓
輸出細動脈血管抵抗	↑	↑	↓
糸球体濾過率	↑	↑	→
腎血流量	↑	↑	↑
水・Na排出	↑↑	↑	↑
K排出	→	→	→

(花岡一雄編．麻酔生理学―麻酔に携わるすべての医師のために．東京：真興交易；1999．p.306[1]より)

表4　腎臓と血管収縮物質

	エンドセリン	バソプレシン	アンジオテンシンⅡ
活性	血管収縮	血管収縮	血管収縮
過剰状態	悪性内皮腫	SIADH	レニン産生腫瘍
欠乏状態	巨大結腸	尿崩症	?
輸入細動脈血管抵抗	↑↑	↑	↑
輸入細動脈血管抵抗	↑	↑	↑↑
糸球体濾過率	↓	→	↑
腎血流量	↓	↓	↓
水・Na排出	↓	↓↓	↓
K排出	→	→	↑

(花岡一雄編．麻酔生理学―麻酔に携わるすべての医師のために．東京：真興交易；1999．p.306[1]より)

血管収縮を起こしGFRを減少させる．
- レニン―アンジオテンシン系
- 血管作動性ペプチド：ブラジキニン，ANP，エンドセリン．
- 腎自律神経

　腎臓は，内因性の血管作動物質により腎血流量をコントロールされているが，これらの物質はさまざまな病態で増減する．腎血管を拡張させる物質を**表3**に，収縮させる物質を**表4**示す．麻酔管理においてはこれらの病態を想定し，腎循環をコントロールする必要がある．

3. 腎機能評価と病態生理

　腎機能の評価はクレアチニンやBUNだけでは正確ではなく，次の評価も参考にする．
- 糸球体濾過率(GFR)：糸球体機能評価　正常値125 mL/min.
- クレアチニンクリアランス(Ccr)：腎全般機能評価　正常値85〜140 mL/min.
- 尿細管機能　濃縮：尿比重1.030　タンパク：150 mg/day.

　腎機能が破綻して腎不全を呈した場合，**表5**のような合併症が生じる．周術期において，これの合併症が生じた場合は早急に対応する必要がある．

4. 腎機能と全身麻酔

　全身麻酔中は，麻酔薬による血圧低下や手術侵襲（交感神経が緊張により腎血管が収縮し腎

表5 腎不全を呈した場合の合併症とその対応

症状	対応
循環血液量過多	輸液量制限，利尿薬投与
代謝性アシドーシス	重炭酸イオン（メイロン®）投与，呼吸性調節
高K^+血症	Kフリー輸液，グルコース・インスリン療法
高血圧	降圧薬投与
肺うっ血，肺水腫	積極的利尿，PEEP（終末呼気陽圧）
貧血	輸血
凝固機能低下	新鮮凍結血漿輸血

血流が低下する），陽圧呼吸や気腹手術（静脈環流が減り，心拍出量が低下し腎血流も低下する）などで，腎血流が減り，尿量の減りやすい状態である．術中の尿量減少を以下に示す．

- **腎後性**：尿道カテーテルの異常など
- **腎前性**：絶飲食時間，麻酔，神経ブロック，術中出血，陽圧換気，疼痛，交感神経緊張などで腎血流量の低下をきたす．
  → 多くは適切な処置や輸液と酸素化で改善する．
- **腎性**：腎毒性物質（造影剤，抗菌剤，NSAIDs〈非ステロイド性消炎鎮痛薬〉，抗がん剤，ミオグロビンなど）が原因となる．

逆に，術中の尿量増加の原因には，
①出血や急速輸液などで体液が大きく変動，
②術中の高血糖や利尿薬投与により体液の浸透圧が変化，
③循環作動薬などにより腎の尿生成の制御が変化，

などがあげられる．特に過度の多尿の場合は，その鑑別が必要となる．

①水利尿（低張尿：比重1.005以下）
　尿崩症：中枢性，腎性．
　多飲　：心因性，精神疾患．
②浸透圧利尿（等〜高張尿：等張は尿比重1.010前後，高張は尿比重1.030以上）

Na負荷，グルコース負荷（糖尿病），尿素（タンパク質），アミノ酸（IVH），マンニトール，グリセオールなど．

また，腎機能障害を有する症例では，腎排泄性薬剤の作用時間の延長をきたす．麻酔関連薬剤では非脱分極性筋弛緩薬が（一部は肝臓で代謝されるが）腎排泄性であり，手術中においては筋弛緩モニターを装着するなどの対策が必要である．しかし，ロクロニウムは腎機能障害にほとんど影響を受けず，その作用はほとんど延長しない．

5. 経尿道的前立腺切除術

経尿道的前立腺切除術（TUR-P）で，電解質を含まない等張性の環流液を使用した場合には，血管内に環流液が大量に吸収され低Na^+血症などの水中毒を引き起こす．このため長時間・大量の環流液の使用では，頻回に血算と電解質の測定を行い，水中毒発症に注意する．水中毒をきたした症例では，術後に脳浮腫や肺水腫・神経学的後遺症をきたす可能性があるため，集中治療室などで呼吸管理を行い，低Na^+血症や低張性脱水の補正を行うが，急速な血中ナトリウムの補正は，逆に神経学的合併症を発症する可能性があるため徐々に補正する．

また，膀胱穿孔（特にTUR-BT：経尿道的膀胱腫瘍切除術の場合）による環流液の腹腔内漏えいや，長時間および大量の環流液による熱損失による低体温などの合併症があるために，環流液を加温して低体温の予防に努め，術中の出血量の判定は困難なため迅速な血算測定および輸血の準備を行うことも必要である．

◆ 文献 ◆

1) 花岡一雄編．麻酔生理学―麻酔に携わるすべての医師のために．東京：真興交易；1999．

2章

麻酔関連薬剤の薬理学

2.1 吸入麻酔薬

1. 吸入麻酔とは

　気体の麻酔薬を肺胞より取り込み，循環を介して中枢神経系に作用させて全身麻酔効果を得る方法を吸入麻酔という．吸入麻酔薬には，常温・常圧で気体であるガス麻酔薬と，常温・常圧では液体であり気化して吸入させる揮発性麻酔薬がある．

　今日使用されるガス麻酔薬は亜酸化窒素（笑気）のみであり，大部分の吸入麻酔薬は揮発性麻酔薬で，専用の気化器が必要である（⇨3.2 麻酔器と麻酔回路を参照）．

2. 吸入麻酔薬の薬動力学 ─導入と覚醒

1─吸入麻酔薬の吸収と排出

　吸入麻酔薬は，肺胞から血液そして組織にその分圧に比例して溶解する．2つの相の間に平衡状態が成立したとき，その相間の麻酔薬の濃度比率を分配係数（partition coefficient）という．

　例えば，肺胞と血液間の平衡状態は，血液/ガス分配係数と表現する．麻酔薬は，麻酔器から供給されると，吸気・肺胞・血液・脳（麻酔作用の標的器官）の順に低くなり，肺胞と脳の分圧が平衡状態に達したときを**導入**という．麻酔からの**覚醒**は，この逆に進んでいく．

2─導入に影響する因子

A. 吸入麻酔ガス濃度
　吸入濃度が高いと，肺胞濃度/吸入濃度比の上昇が速くなる（濃度効果）．

B. 呼吸機能
- **肺胞換気量**：換気量が増すほど肺胞内濃度が上昇し，導入が速くなる．
- **機能的残気量**：機能的残気量が大きいと吸入ガスが残気で薄められるので導入が遅れることになる．
- **換気/血流不均衡**：肺胞と動脈血の分圧較差が生じ，肺胞分圧増加と動脈血分圧低下が生じる．溶解度の低い麻酔薬ほど動脈血分圧低下が著しく，麻酔効果の発現が大きく遅れる可能性がある．

C. 吸入麻酔薬の特性
- 血液/ガス分配係数が低いものほど，導入・覚醒が速い．
- 二次ガス効果（second gas effect）．

D. 心機能
　心拍出量（肺血流量）が大きいと，肺胞から多くの麻酔薬が運びさられて肺胞気濃度の上昇が遅れる（肺胞濃度/吸入濃度比が低下する）ため，導入が遅れる．逆に心拍出量が減少する（心原性ショック時など）と導入は早くなる．

3. 吸入麻酔薬の特性

1─最小肺胞濃度

　最小肺胞濃度（minimum alveolar concentration：MAC）とは，侵害刺激（ヒトでは皮膚切開を加えたとき，ラットでは尻尾をクランプしたときなど）を加えたとき，50％で体動を認めない麻酔薬の最小の肺胞内濃度であり，吸入麻酔薬の力価を表す指標である（**表1**）．小さいものほど麻酔作用は強い．MACにはその他，

表1　各種吸入麻酔薬の特性

	揮発性麻酔薬				ガス麻酔薬
	ハロタン	イソフルラン	セボフルラン	デスフルラン	亜酸化窒素（笑気）
化学構造式	F Br | | F-C-C-H | | F Cl	F Cl F | | | F-C-C-O-C-H | | | F H	CF₃　　F ＼　　| H-C-O-C-H ／　　| CF₃　　H	F F F | | | F-C-C-O-C-H | | | F H F	N₂O
血液/ガス分配係数	2.4	1.4	0.65	0.45	0.46
脳/血液分配係数	1.9	1.6	1.69	1.22	1.07
沸点（℃）	50.2	48.5	58.5	23.5	−88
導入覚醒速度	中等度	中等度	速	速	速
MAC（%）	0.75	1.15	1.71	6.0	105
呼吸抑制	あり	あり	あり	あり	なし
心拍数	↓/→	↓	↓	→/↑	→
血圧	↓↓	↓↓	↓↓	↓↓	→
エピネフリンによる不整脈誘発	あり	まれ	なし	なし	なし
体内代謝率	20	0.17	2.89	0.02	0.004
その他	代謝産物（トリフルオロ酢酸）が原因とされる，重篤な肝障害（ハロタン肝炎）を起こす可能性がある	刺激臭を有する	ソーダライム中で化学的に不安定，ソーダライムと反応し，腎障害を起こすとされるコンパウンドAを生成する	刺激臭が強く，緩徐導入には適さない．低流量麻酔が適する	20℃ 51気圧でボンベに液体として保存．閉鎖腔に移行し内圧を上昇するため，気胸，腸閉塞で禁忌

MAC₉₅（95％が動かないときのMAC），MAC BAR（blocking adrenergic reaction，交感神経系が抑えられるMAC）やMAC awake（覚醒時に呼びかけに応じて開眼するMAC）などがある．MAC awakeは，どの麻酔薬でも約0.5 MACである．MACはさまざまな要因により影響を受ける（表2）．

2 — 血液/ガス分配係数：partition coefficient

血液/ガス分配係数とは，37℃ 1気圧において血液1 mLに溶解する麻酔ガスの量を意味する．あるいはガス相と血液相で分圧平衡に達し

表2　MACに影響を与える因子

MACへの影響	因子
減少させる	低体温 加齢 中枢神経作動薬（オピオイド，ベンゾジアゼピン） 妊娠 低酸素血症（PaO₂ < 40 mmHg） α₂作動薬 静脈麻酔薬 オピオイド
増加させる	小児 高体温 甲状腺機能亢進症 アルコール依存症
無	麻酔時間 性別 高血圧

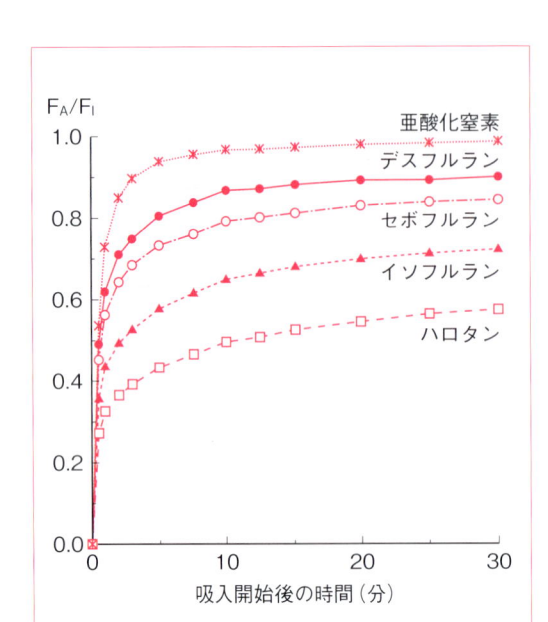

図1　吸入麻酔薬の吸入開始後の肺胞濃度の変化

デスフルラン，セボフルラン，イソフルラン，ハロタンは，血液/ガス分配係数の小さい順に，肺胞濃度の上昇が速い．FA：肺胞濃度，FI：吸入濃度．
(Yasuda N, et al. Kinetics of desflurane, isoflurane, and halotane in humans. Anesthesiology 1991；74：489-98[1]より）

たときの分圧比である．吸入麻酔薬の吸収（導入）と排泄（覚醒）の速さを表す指標である．血液/ガス分配係数が小さいほど，麻酔薬の血液への取り込みが少なく，肺胞と血液間で早く平衡状態になる．一方，脳/血液分配係数は麻酔薬間でほとんど差がないため，肺胞と全身麻酔薬のターゲットである脳における吸入麻酔の分圧が平衡に達しやすくなるため，麻酔薬の導入が速くなる．同様に麻酔薬の排出（洗い出し）も血液/ガス分配係数が小さいほど速く，麻酔からの覚醒も速くなる．（図1）

3 ── 二次ガス効果：second gas effect

高濃度のガス（亜酸化窒素）と低濃度（例えばセボフルラン）のガスを同時に吸入させると，亜酸化窒素が大量に血液に取り込まれ，その結果として二次ガス（セボフルラン）の肺胞内濃度が相対的に上昇し，吸気量の増加により，さらに二次ガス（セボフルラン）の肺胞への流入が促進される．麻酔薬の導入を速めるときに利用される．

ミニ知識　全身麻酔薬のメカニズム

全身麻酔薬は可逆的に意識・記憶を消失させ睡眠を引き起こす（麻酔状態）．すなわち，脳の高次機能を研究するうえでも重要な道具である．麻酔状態を起こす薬剤には，キセノン（Xe）（MACは71％．他の希ガスには麻酔作用はない）や亜酸化窒素（N_2O）のように非常に簡単な構造式のものから，セボフルラン・デスフルランやプロポフォールのように複雑な構造式をもつ幅広いものがあり，なぜこのように多岐に渡る構造のものが麻酔作用という同様の結果を引き起こすのか，麻酔のメカニズムについては多くの研究がなされてきた．

初期の研究では，オリーブ油/ガス分配係数（油に対する溶解度）とMAC（麻酔の強さ）が逆相関することから（Meyer-Overton仮説），細胞膜脂質二重層（すなわち脂肪層）に作用するという説が有力であったが，今では，細胞膜のさまざまなチャネルや受容体，さらには細胞内の情報伝達システムなどのタンパク質に主に作用するという説が有力である．

実際，セボフルランやデスフルラン，静脈麻酔薬プロポフォール，バルビツレートは主に抑制系の$GABA_A$受容体を活性化し，亜酸化窒素や静脈麻酔薬ケタミンは主に興奮性のグルタミン酸 NMDA（N-メチル-D-アスパラギン酸）受容体を抑制することが示された．

実は臨床的な面でもこの両群は作用が異なり（例えば後述のBIS，すなわち脳波），麻酔作用という共通の作用を引き起こしながら，麻酔薬の脳に対する作用は一様ではない可能性がある．

4. 代表的な吸入麻酔薬

現在，日本で臨床使用されている吸入麻酔薬は，ガス麻酔薬は亜酸化窒素，揮発性麻酔薬はセボフルランとデスフルランがほとんどである．しかし，亜酸化窒素の使用頻度は極度に落

ちている．

1 ― 亜酸化窒素（笑気）

亜酸化窒素（笑気）は，1844年のマサチューセッツ総合病院での公開実験以来，唯一170年の歴史に耐えた全身麻酔薬である．しかし，MACが105と高いため単独で全身麻酔をするのは困難であり，現在では全静脈麻酔（TIVA）の普及や，術後の悪心・嘔吐の頻度が高いこと，温室効果の原因となる（環境での半減期は130年程度）ことなどにより，次第に敬遠される方向にある．

閉鎖腔に対する効果：体内に閉鎖腔が存在すると，窒素より亜酸化窒素のほうが拡散が速いため閉鎖腔の拡大を招く．イレウスや気胸，ブラ，副鼻腔炎，中耳炎などでは使用しないほうがよい．

2 ― セボフルラン（セボフレン®）

セボフルランの構造式にはフッ素7原子を含むことから，sevenとfluorineを結んで，セボフレン®と命名された．血液/ガス分配係数が小さいこと，臭いが少ないことから緩徐導入が可能である．実際，起きているときに点滴の取りにくい小児などでは，セボフルランを用いた緩徐導入が広く行われている．

イソフルランやデスフルランと比較して代謝率が高いが，臓器障害の報告はきわめて少ない．体内代謝産物である無機フッ素や二酸化炭素吸収剤ソーダライムなどと反応し生じるcompound Aが腎機能障害を起こす可能性はあるが，総ガス流量が極低流量（1L/min未満）でなければ臨床的には全く問題ない．総ガス流量2L/min以上の使用が推奨されている．

3 ― デスフルラン（スープレン®）

デスフルランは，血液/ガス分配係数が0.42で亜酸化窒素よりも低く，現在使用されている揮発性麻酔薬のなかで最も小さく理論的に導入・覚醒が速いため，高齢者や肥満患者の麻酔に適している．しかし，気道刺激が強く緩徐導入には使えない．直接にはセボフルラン同様末梢血管拡張作用があるが，交感神経を活性化するため，特に急激な濃度上昇では血圧の上昇や心拍数の増加が認められる．オピオイドはこの作用を抑えるといわれている．

アメリカでは1992年に認可されたが，日本では2011年に認可され，その使用は増えてきている．沸点が室温とほぼ等しい23.5℃のため，正確な濃度で供給するためには圧をかけて電気的に加熱する特殊な気化器が必要となる．

5. 麻酔導入とは

実際の臨床では患者を眠らせることを導入と称し，「2-1．吸入麻酔薬の吸収と排出」で説明したものとは多少ニュアンスが異なる．例えば，亜酸化窒素は導入・覚醒が速いが，麻酔薬としては弱いので深く眠ることはない．麻酔導入には，次の3つの方法がある．

① **急速導入（rapid induction）**：静脈路を確保したあと，静脈麻酔薬（プロポフォールやチオバルビツレート）で眠らせる，通常の方法である．

② **迅速導入（rapid sequence induction）**：誤嚥性肺炎の危険性が高い胃内容物があるような場合に（フルストマック），十分な酸素化のあと，静脈麻酔薬と筋弛緩薬をほぼ同時に投与し，マスク換気を行わずに気管挿管を行う方法．

③ **緩徐導入（slow induction）**：吸入麻酔薬（ほぼすべてセボフルラン）でマスクを用いて眠らせる方法で，眠ったあとに静脈路を確保する．針を刺すという痛みはないが，時間がかかるのと入眠まで静脈路がないため，不測の事態（喉頭痙攣や血圧低下，不整脈）

に適切に対処できない危険性がある．子供に用いることが多い．

6. 吸入麻酔薬の生体機能への影響

1 — 中枢神経系

A. 脳血流
一般的に揮発性麻酔薬も亜酸化窒素も脳血流を増やす．脳血流の自動能（血圧の変動にかかわらず，脳血流を一定に保つ機能であり，通常，平均動脈圧50〜150 mmHgでは脳血流は一定である）を濃度依存性に抑制する．

B. 脳酸素消費量
一般に揮発性麻酔薬は脳酸素消費量を抑制し，脳血流は増加するため，luxury（贅沢）な状態であるといわれる．亜酸化窒素は，脳代謝を増やす．

C. 頭蓋内圧
吸入麻酔薬により一般に脳血流が増加するため，頭蓋内圧を増加させる．しかし，$PaCO_2$ 35 mmHg程度の軽度の過換気でこの上昇を防ぐことができる．

D. 脳波
揮発性麻酔薬は，濃度が高くなるにつれて高振幅徐波化する．一方，亜酸化窒素やケタミンは低振幅速波化することもあり，脳波様式が異なる．

2 — 心血管系

A. 血圧・心拍数・心拍出量
揮発性麻酔薬は，濃度依存性に血圧を低下させる．ハロタンとエンフルランでは心筋収縮力低下が原因であるが，イソフルラン，デスフルラン，セボフルランでは全身末梢血管抵抗低下が主原因である．デスフルランは交感神経緊張のため，一過性に血圧上昇が起こることがある．亜酸化窒素も交感神経刺激作用のため，血圧や心拍出量の低下はわずかである．

B. 不整脈
ハロタンはアドレナリンの感受性を高めアドレナリン誘発性不整脈を起こしやすいが，他の揮発性麻酔薬ではこのような作用はほとんどない．すべての揮発性麻酔薬は，遅延整流 K^+ チャネル（Ikr）を抑制しQT時間を延長させる．

3 — 呼吸系

揮発性麻酔薬は，濃度依存性に換気を抑制し，浅く速い呼吸となる．また，二酸化炭素に対する換気応答を抑制するため，自発呼吸下では $PaCO_2$ が上昇する．平常の気管支拡張作用は弱いが，気管支収縮に対しては著明な抑制作用があり，気管支ぜんそく発作治療に使用されることがある．

4 — 肝臓・腎臓

ハロタンの肝毒性以外，臨床で問題となることはない．

5 — 悪性高熱症

すべての揮発性麻酔薬は，悪性高熱症の素因をもつ患者（骨格筋の筋小胞体リアノジン受容体の異常）に使用した場合，悪性高熱症を引き起こす可能性がある．亜酸化窒素にはそのような作用はない（⇨7.1 悪性高熱症を参照）．

◆ 文献 ◆

1) Yasuda N, et al. Kinetics of desflurane, isoflurane, and halothane in humans. Anesthesiology 1991；74：489-98.
2) 風間富栄．吸入麻酔法．小川節郎ほか編．麻酔科学スタンダードⅠ臨床総論．東京・克誠堂出版；2003．p.123-141．
3) Franks NP. General anaesthesia：from molecular targets to neuronal pathways of sleep and arousal. Nat Rev Neurosci 2008；9：370-86.

2.2 静脈麻酔薬・オピオイド

1. 静脈麻酔

静脈麻酔は，静脈麻酔薬を直接血液中に投与することで，中枢神経系に作用して麻酔効果を得ようとする方法である．近年，導入・覚醒・代謝の速いプロポフォールと，代謝のきわめて速い麻薬であるレミフェンタニルの持続投与を併用する全静脈麻酔が，広く臨床に応用されている．静脈麻酔薬には，バルビツレート，プロポフォール，ベンゾジアゼピン，ケタミン，デクスメデトミジン，オピオイドなどが含まれる．

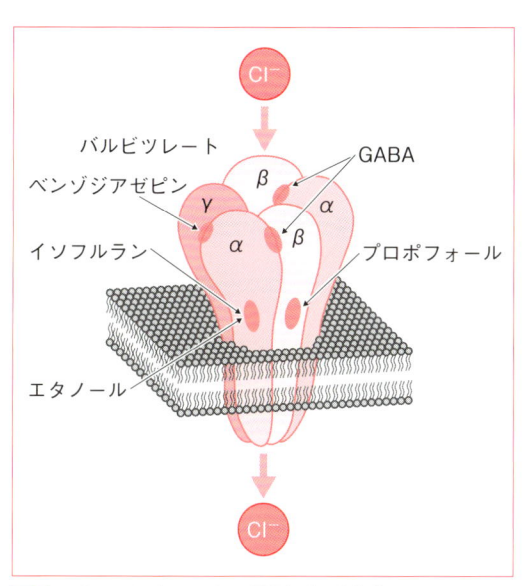

図2　GABA$_A$（γアミノ酪酸$_A$）受容体
静脈麻酔薬の多くは，GABA$_A$受容体の特異的作用部位に結合して，GABAの作用を増強．受容体を直接活性化することで中枢神経系を抑制する．

2. 静脈麻酔薬の作用機序

中枢神経系の主要な抑制性神経伝達物質であるγアミノ酪酸（GABA）の受容体（GABA$_A$受容体）には，GABA，バルビツレート，ベンゾジアゼピンなどに対する特異的作用部位が存在する（図2）．GABA$_A$受容体は活性化されると，チャネルが開きCl$^-$が細胞内へ流入し，膜電位が深くなり細胞の活性化が抑制される．

実は，揮発性麻酔薬（ハロタン，セボフルラン，デスフルラン）もGABA$_A$受容体を活性化することが報告されている．一方，ケタミンや亜酸化窒素は，中枢神経系の興奮性シナプスのグルタミン酸受容体の一つである，NMDA（N-メチル-D-アスパラギン酸）型グルタミン酸受容体を抑制し興奮性神経伝達を抑制する．

3. 各種静脈麻酔薬

1─バルビツレート

バルビツレートは，長時間作用型，中間作用型，短時間作用型，超短時間作用型に分類される．麻酔導入に超短時間作用型バルビツレートであるチオペンタール，チアミラール，メトヘキシタールが以前は広く用いられていた．

超短時間作用型バルビツレートは，静注後30秒で脳への取り込みが最大となり，1～2循環時間で麻酔が導入される．静注されたバルビツレートは，脳から急速に骨格筋や脂肪に再分布する結果，覚醒は速い（バルビツレートの覚醒は，代謝や排泄ではなく再分布により脳内濃度が下がるためである）．しかし，たとえ超短時間作用型であっても代謝は遅く，持続投与を行うと体内に蓄積し覚醒遅延を起こすため麻酔維持には使用されない．

バルビツレートは，麻酔作用以外に次のよう

37

ミニ知識　NMDA（N-メチル-D-アスパラギン酸）受容体

　NMDA受容体は，イオンチャネル型グルタミン酸受容体の一つで，中枢神経系に多く存在し，図3のようにチャネルが開くと，陽イオン（特にCa^{2+}）が細胞内へ入る．Ca^{2+}はセカンドメッセンジャー様の作用があるため，NMDA受容体はさまざまな細胞機能に関与している．通常は図のようにMg^{2+}によりブロックされているが，脱分極によりブロックが外れてチャネルが開く．特に脳の海馬に多く発現していて，正常状態では記憶に深くかかわっている．

　マウスの海馬（短期記憶に重要な脳の部位）にNMDA受容体を過剰発現させたマウスは，高度の記憶力の向上を示し，米国テレビドラマの天才少年にちなんで，ドギーマウスと名付けられた．

　一方，過剰に働くと，脳虚血や脳傷害の悪化，痛みの慢性化，薬物耽溺症などに関与し，統合失調症やアルツハイマー病，筋委縮性側索硬化症などの病態にもかかわっている．

　また，NMDA受容体を抑制するケタミンは，意識消失以下の量では，妄想・幻覚などの陽性症状だけでなく陰性症状も示し，統合失調症の良い薬物モデルである．

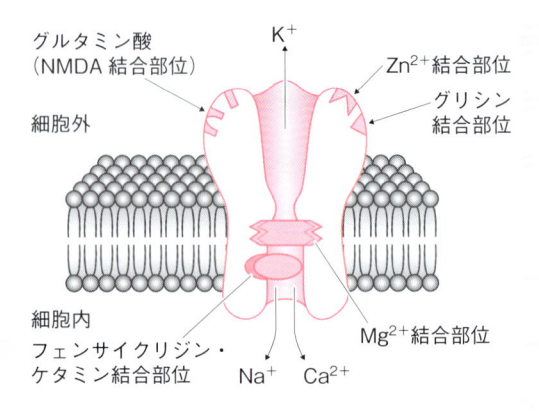

図3　NMDA型グルタミン酸受容体

な臨床的作用を示す．

- 疼痛閾値を低下させる（痛みを増強させる）．
- 延髄血管運動中枢を抑制し，末梢血管の拡張，血圧低下をきたす．
- 延髄呼吸中枢を抑制することで，呼吸抑制を生じる．
- 強力な脳血管抑制作用は，脳血流量や頭蓋内圧を減少させる．
- 交感神経を抑制し，副交感神経が優位となるため喘息を誘発する．
- ポルフィリン代謝を阻害するため，ポルフィリン症には絶対禁忌である．
- バルビツレート溶液は強塩基（チオペンタール pH 10.5）であり，血管外漏出により局所の組織壊死が生じる．

2 ― プロポフォール

　プロポフォールは，今日もっとも多く使用されている静脈麻酔薬であり，麻酔の導入（実際の臨床では意識消失すなわち眠らせることを表現する）・維持のほか手術室以外での鎮静にも用いられる．プロポフォールは，脂溶性が高く，静注後30秒以内に意識が消失する．主に肝臓で速やかに代謝され，半減期は1〜8分と短く，4〜8分で完全に覚醒する．麻酔維持の目的で持続投与も用いられるが，血漿からのプロポフォール除去効率が良いため薬物の蓄積効果は少なく，何時間使用しようと覚醒が遅延することはない．現在，麻酔維持にも使用できる唯一の静脈麻酔薬である．

　プロポフォールは，麻酔作用以外に次のような臨床的作用を示す．

- 呼吸・循環に対する抑制作用が強く，麻酔導入後25〜30％が無呼吸を呈し，収縮期血圧は25〜40％低下する．
- 脳血流・脳酸素消費・頭蓋内圧ともに減少させる．
- 催眠量以下の低用量で制吐作用を示す．
- 高用量・長時間（5 mg/kg/h以上，48時間以上）の注入により，心筋症，代謝性アシドー

シス，横紋筋融解症，高K^+血症，肝腫大，脂質異常症などをきたす致死的なプロポフォール注入症候群が生じることがある．
- プロポフォールの溶媒は脂肪乳剤であり，細菌の培地となり得ることから厳重な無菌操作が必要である．

注：プロポフォールを使用するときには，たとえ鎮静（全身麻酔のように完全に意識消失はさせない）目的であっても呼吸補助の準備が必要である．マイケルジャクソンは，プロポフォールを睡眠薬代わりに使用され，投与中に死亡してしまったが，報道のように死因は循環抑制というより呼吸抑制が原因だと推測する．また，プロポフォールを含む全身麻酔薬の多くには耽溺性があり，麻酔以外の目的で使用するときも，使用法に通暁した医師，すなわち麻酔科医が使用すべきである．

3 ── ベンゾジアゼピン

ベンゾジアゼピンは，鎮静薬や麻酔導入薬（意識消失作用は弱く，特別な場合以外はあまり使用されない），抗痙攣薬として広く用いられる．麻酔に使用されるベンゾジアゼピンには，ジアゼパム，ミダゾラムやロラゼパムなどがある．ベンゾジアゼピンによる覚醒遅延に対して，選択的ベンゾジアゼピン受容体拮抗薬であるフルマゼニルが使用される．

ベンゾジアゼピンは，その他以下のような臨床的作用を示す．
- 記憶に固定された過去の記憶に影響（逆行性健忘）することなく，投与後の情報の獲得の抑制（前向性健忘）が生じる．
- ジアゼパムは水に不溶性であり，溶媒であるプロピレングリコールによって血管痛，静脈炎が生じる．ミダゾラムは水溶性であり，血管痛などは生じない．

4 ── ケタミン

ケタミンは，皮質と視床を抑制する一方，辺縁系を刺激し，脳波上，視床と辺縁系の解離が現れることから，解離性麻酔薬とよばれる．患者は開眼したまま眼振を呈し，カタレプシーの状態となる．記憶障害，骨格筋の緊張亢進が出現する．

ケタミンは，主に中枢神経系のNMDA受容体を選択的に抑制して興奮性神経伝達を抑制することで，催眠作用や鎮静作用，鎮痛作用を示す．ケタミンの鎮痛作用は強く，就眠量以下の投与量でも鎮痛効果を示し，覚醒後も鎮痛効果が持続する．強い鎮痛作用を有することから，プロポフォールなどの就眠薬と併用した持続投与によって全静脈麻酔にも使用される．

交感神経を刺激し，気管支拡張作用・頻脈・昇圧作用を示す．このため，喘息患者やショック患者の麻酔導入に広く使用されるが，直接的には心筋を抑制する．呼吸抑制や循環抑制は少なく，筋肉注射でも有効なため，動物の麻酔を目的とする麻酔銃に用いられているのもケタミンである．しかし，若者たちの間での乱用が問題となり，2005年に麻薬及び向精神薬取締法に基づく規則により麻薬指定となった．

5 ── デクスメデトミジン

アドレナリンα_2受容体刺激薬であり，「集中治療における人工呼吸中および離脱後の鎮静」と「局所麻酔科における非挿管での手術および処置時の鎮静」が適応であり，全身麻酔中には使用できない．そのため，臨床では全身麻酔薬というより，鎮静薬として使用する．

アドレナリンα_2受容体は，中枢神経系に広く存在するノルアドレナリン神経細胞のシナプス前膜に多く存在し，ノルアドレナリンの遊離を調節（一般に抑制）している自己受容体（autoreceptor）である．α_2受容体はさらにα_{2A}，α_{2B}，

α_{2C} に分かれ，α_{2A} は鎮静・鎮痛と交感神経遮断作用を有する．α_{2C} は α_{2A} 同様ノルアドレナリン遊離を抑制しているが，α_{2B} は逆に血管収縮を引き起こす．デクスメデトミジンは α_2 のすべてのサブタイプに作用するが，臨床では α_{2A} 作用が前面に出て，鎮静・軽い睡眠（青斑核に作用）と鎮痛（脊髄後角に作用）が引き起こされる．せん妄の少ない良質な鎮静を引き起こし，睡眠は自然睡眠に近く，刺激により覚醒する．

オピオイドと異なり呼吸抑制が少ないため，非人工呼吸下の鎮静にも使用できる．血圧は低下し徐脈になることが多いが，高用量では α_{2B} の刺激により一過性の血圧上昇を引き起こす．

6 ― オピオイド

オピオイドとはアヘン（opium）に由来し，ケシからとれる汁という意味であり，オピオイド受容体と親和性を示す化合物の総称である．ケシからモルヒネやコデインなど約20種類のアルカロイドが抽出され，これらを総称してアヘンアルカロイドという．

オピオイド受容体には，μ 受容体，δ 受容体，κ 受容体などのサブタイプがあり，オピオイドによってそれぞれの受容体との親和性が異なることで，薬理効果が異なる（**表3**）．

オピオイドには，モルヒネやコデインなどの植物由来の天然のオピオイドのほか，合成・半合成のオピオイド，体内で産生される内因性オピオイドがある．

オピオイドは，各オピオイド受容体での作働性の違いから，作働薬（アゴニスト：モルヒネ，フェンタニル，レミフェンタニル，ペチジン，コデインなど），部分作動薬（パーシャルアゴニスト：ペンタゾシン，ブプレノルフィン，ブトルファノール，トラマドールなど），拮抗薬（アンタゴニスト：ナロキソン）に分類される．また，ペンタゾシンやブトルファノールなどは，κ 受容体を活性化するが，ほかのオピオイドによる μ 受容体の活性化を妨げることから，アゴニスト・アンタゴニストといわれる．

1973年，オピオイド受容体が脳内に存在することが報告され，生体内で産生されるモルヒネ様の薬理作用をもつ一群のペプチドを総称して内因性オピオイドと称する．作用する受容体の違いによってエンドルフィン類（μ 受容体），エンケファリン類（δ 受容体），ダイノルフィン類（κ 受容体）がある．内因性モルヒネ様物質は，鎮痛・報酬をはじめ広範な生理機能の調節にかかわっている．

A. 痛覚伝導路と下行性疼痛抑制系

痛みは，痛みの発生部位から一次求心性神経（一次侵害受容ニューロン；Aδ 線維，C 線維）を介して脊髄に伝達され，さらに，脊髄から痛覚伝導路を介して高位中枢である延髄・中脳・

> **ミニ知識　麻薬とオピオイド**
>
> オピオイドはオピオイド受容体に結合し作用する物質の総称であり，薬理学的・分子生物学的用語である．一方，麻薬は社会的用語であり，「麻薬及び向精神薬取締法」で「麻薬」に指定されている薬剤のことを称する．静脈麻酔薬ケタミンはオピオイドではないが麻薬であり，逆に，ブプレノルフィンやペンタゾシンはオピオイド受容体に作用するが（麻薬指定ではないため）麻薬ではない．

表3　オピオイド受容体

	多く存在する部位	作用
μ 受容体	大脳皮質，視床，脊髄後角	鎮痛作用，胃腸運動の減少，縮瞳，多幸感，徐脈，神経伝達物質の抑制作用，呼吸抑制，依存症
δ 受容体	錐体外路系	情動，神経伝達物質の制御，依存性
κ 受容体	視床下部，脊髄	鎮痛作用，鎮静作用，縮瞳，徐脈

視床・大脳皮質に伝達される．一方，中脳，脳幹から脊髄後角に向かって下行する抑制性ニューロン（ノルアドレナリン神経系，セロトニン神経系）によって，脊髄後角での一次侵害受容ニューロンと二次侵害受容ニューロンとのシナプス伝達を抑制し，痛み情報の二次侵害受容ニューロンへの伝達を抑制して，痛みを和らげる（下行性疼痛抑制系）．

痛み刺激が痛覚伝導路を介して脳に伝えられると，内因性オピオイドであるβエンドルフィンやエンケファリンが分泌され，中脳や延髄に存在するオピオイド受容体に作用し，下行性疼痛抑制系が活性化される（図4）．

B. 各種オピオイド

a. モルヒネ

1804年，薬用植物であるケシから初めて分離されたアルカロイドである．1853年に皮下注射針が開発されて以後，鎮痛薬として使用されている．周術期の鎮痛，がん性疼痛を緩和する目的で，注射剤，錠剤，散剤，液剤，坐剤として使用される．モルヒネの副作用には，依存性，耐性のほか，悪心・嘔吐，血圧低下，便秘，眠気，呼吸抑制などがあるが，持続的に強い痛みがある手術患者やがん患者では依存症や中毒は生じないとされている．

b. フェンタニル

フェンタニルは，μ受容体に選択的に作動する合成麻薬性鎮痛薬で，鎮痛作用はモルヒネの100～200倍である．排泄半減期は3.6時間と長いが，脂溶性が高く，急速に脂肪組織などへ移行するため，血漿中からは投与後60分以内に98％が消失する．呼吸抑制が強く，急速投

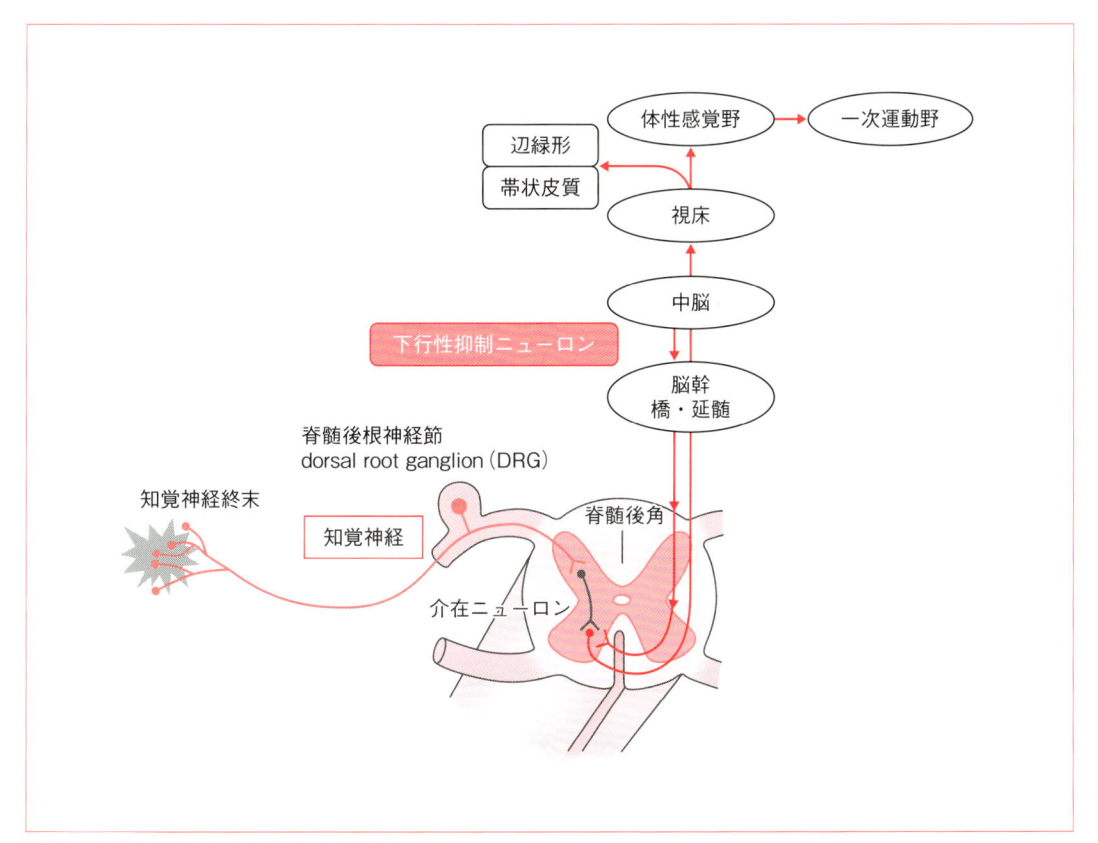

図4 痛覚伝導路と下行性疼痛抑制系
上行性の疼痛刺激は，脊髄後角で脳幹から下行する抑制性ニューロンによって抑制されて伝達される．

与によって筋緊張亢進（鉛管現象），気管支平滑筋収縮（喘息に注意）が生じる．

腸管から吸収された直後の肝臓通過ですべてが分解されて鎮痛効力を失うため，内服投与はできないが，経皮的には吸収される．

c. レミフェンタニル

レミフェンタニルは，選択的 μ 受容体アゴニストである．短時間で血液と脳内濃度が平衡に達し容易に脳内に移行するため，作用発現までの時間が短い（約 1 分）．レミフェンタニルは，血中や組織中に広く分布している非特異的エステラーゼによって急速に加水分解されることから消失も速い（5〜10 分）．このため，肝・腎機能が低下した患者でも使用できる．

蓄積性が少ないため，長時間投与後も呼吸抑制などの遅発性の副作用が起こりにくく，シリンジポンプを用いた静脈内への持続投与によって，手術の状況に応じた痛みのコントロールが比較的容易にできる．レミフェンタニルは，現在，バランス麻酔に使用される鎮痛薬として中心的な位置を占めている．

4. ニューロレプト鎮痛

手術刺激により活性化される大脳皮質の反応だけでなく，自律神経反応を遮断する麻酔法をニューロレプト鎮痛という．強力な神経遮断薬（メジャートランキライザー）であるドロペリドールと強力な鎮痛薬であるフェンタニルを静脈内に投与して，患者の意識を残したまま，周囲と遮断される不動化状態と痛みに対する無感覚状態をつくることができ，術者との応答を保ちながら手術が可能となる．笑気を併用すると意識消失状態となり，この場合は全身麻酔である．一時期流行したが，調節性の良い他の全身麻酔薬の登場により，近年あまり行われなくなった．

5. 全静脈麻酔

吸入麻酔薬を用いずに，意識消失，鎮痛，筋弛緩を得る方法を全静脈麻酔（total intravenous anesthesia：TIVA）という．今日，全静脈麻酔が普及しつつある背景として，揮発性麻酔薬がオゾン層を破壊し生態系に影響することが認識されてきたこと，プロポフォールの覚醒の質が良好であること，などがある．一方，全静脈麻酔の欠点として，

- 多剤併用が必要,
- 麻酔深度判定が比較的困難,
- 術中覚醒または夢などの可能性,

などがある．今日，もっとも多く使用されているのは，長時間連続使用しても半減期が延長しないプロポフォールとレミフェンタニルをシリンジポンプで持続投与する全静脈麻酔である．

6. ファーマコキネティックス／ファーマコダイナミクス理論

薬物が体に投与されてから薬理作用が発現するまでの過程では，組織（特に血中濃度）への分布（薬物動態）とその薬物濃度における薬物効果（薬力学）を知ることが重要である．

例えば，受容体に作用する薬物は，体内に投与したあと，受容体周囲の濃度はファーマコキネティックス（薬物動態：PK）で予想できるし，受容体に結合してからの効果はファーマコダイナミクス（薬力学：PD）で解析できる．この PK/PD の理論は，抗生物質の有効投与量を決定するのに広く用いられているが，麻酔薬の投与量を決める際にも使用できる．

1 ― 標的濃度調節持続静注

静脈内に投与した薬物の血中濃度は実際に測ることはできないが，薬効動態（薬物の分布・排泄・代謝などから薬剤を投与した際の経時的

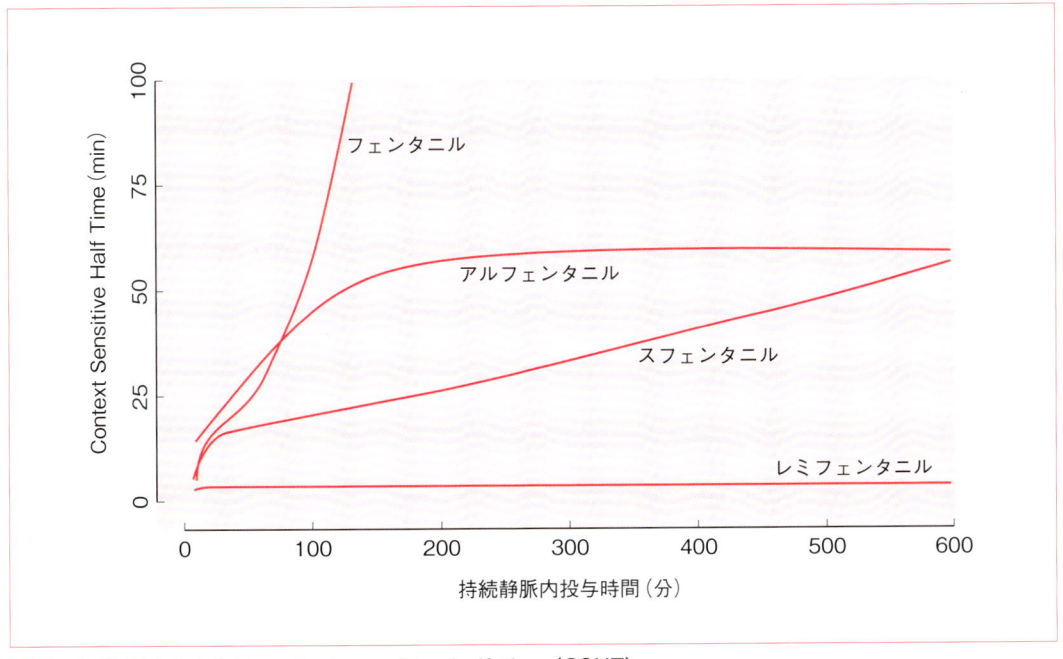

図5 各種オピオイドの context-sensitive half-time (CSHT)
(Egan TD, Lemmens HJ, Fiset P, et al. The pharmacokinetics of the new short-acting opioid remifentanil (GI87084B) in healthy adult male volunteers. Anesthesiology 1993 ; 79 : 881-92[1] より)

変化を解析する)に基づき,目的臓器(血液や脳)の濃度を予想することができる.

標的濃度調節持続静注(target controlled iutusion：TCI)とは,薬物動態をコンピューターでシミュレーションし,予測血中濃度を算出し,その結果に基づいて薬物投与量を制御する方法をいう.患者の情報(年齢,体重)と効果部位濃度(target concentration)をコンピューター内蔵シリンジポンプに入力することで,投与速度が自動的に調節され標的濃度を達成できるようにしたものである.このことにより,薬剤の過量投与を防ぐことができる.わが国では,プロポフォール投与にのみ認可されている.

2 ― context-sensitive half-time

薬物動態を示すのに薬物固有の値である分布半減期や排泄半減期が用いられるが,実際には薬物投与後血中濃度が半減する時間(消失半減期)は,投与回数や投与時間により変動してしまう.そこで,薬物を一定時間持続静注したとき,投与中止後血漿濃度が50％に減少するのに必要な時間(蓄積性の指標)を表す context-sensitive half-time (CSHT) という概念が導入された.実際の臨床的半減期という面から有効な指標である.実際,プロポフォールやレミフェンタニルは,時間経過とともに増えることはほとんどない(図5).

◆ 文献 ◆

1) Egan TD, Lemmens HJ, Fiset P, et al. The pharmacokinetics of the new short-acting opioid remifentanil (GI87084B) in healthy adult male volunteers. Anesthesiology 1993 ; 79 : 881-92.
2) 日本麻酔科学会.麻酔薬および麻酔関連薬使用ガイドライン.改訂第3版.(II 鎮痛薬・拮抗薬, III 静脈麻酔薬). http://www.anesth.or.jp/guide/.
3) Fukuda K. Opioids. Miller RD, Lars MD, Eriksson I, et al. Miller's Anesthesia. 7th Edition. London : Churchill Livingstone ; 2010. p.769-824.

2.3 筋弛緩薬

筋弛緩薬（神経筋遮断薬）使用の目的は，骨格筋を弛緩させることによって，
① 気管挿管を容易にする，
② 手術中の筋弛緩を得ることで静的な手術環境を提供する，
③ 腸管の突出を防ぐ，
ことである．

1. 筋弛緩薬の歴史

今日，外科手術，全身麻酔に欠かすことのできない筋弛緩を得るための筋弛緩薬発見のヒントは，16世紀，南米の原住民が矢毒（クラーレ）を塗った吹き矢を狩猟に用い，矢毒に犯された動物を食べても無害であるという事実が，ヨーロッパ諸国に知られるようになったことである．クラーレの注射後に換気を続ければ動物は死なないことが明らかになり，1857年，フランスの生理学者クロード・ベルナールによって，クラーレが神経筋接合部に働くことが証明された．

1935年に活性化合物が単離され，d-ツボクラリンと命名され，医療への応用が考えられるようになった．1940年，うつ病や躁病治療に用いられる痙攣療法での骨折や関節脱臼を防ぐ目的でd-ツボクラリンが使用され，1942年，外科手術中の筋弛緩を得る目的で用いられた．

1949年，脱分極性筋弛緩薬であるスキサメトニウムが臨床に応用され，気管挿管時の筋弛緩薬として長く用いられてきたが，効果発現の速いベクロニウム，ロクロニウムが導入され，スキサメトニウムの使用頻度は激減している．

2. 神経筋接合部での神経伝達

運動神経軸索を下行した活動電位が末端のシナプスボタン（終末）に到達し，シナプス前膜からシナプス間隙にアセチルコリン（ACh）を放出する．AChは骨格筋の表面（シナプス後膜）に存在するニコチン性ACh受容体に結合することで，チャネルが開口してNa$^+$が流入して脱分極が生じる．続いて近傍の電位依存型Na$^+$チャネルが開くことで活動電位が生じ，この活動電位が筋細胞の膜を伝わり，筋収縮を引き起こす．ACh受容体に結合したAChは，シナプス間隙に存在するアセチルコリンエステラーゼ（AChE）によって速やかに分解（再分極）される（図6）．

3. 筋弛緩薬の作用と分類

筋弛緩薬は，骨格筋のシナプス後膜に存在するニコチン性ACh受容体のアセチルコリン結合部に結合し，神経筋接合部での興奮伝達を遮断する．筋弛緩薬は，
① シナプス後膜の脱分極状態を持続させ，筋収縮を妨げる脱分極性筋弛緩薬，
② アセチルコリン受容体に対するアセチルコリンの結合を競合的に妨げることで筋収縮を妨げる非脱分極性（競合性）筋弛緩薬，
の2つに分類される．

脱分極性筋弛緩薬は，アセチルコリンと同様に神経筋接合部のACh受容体に結合し，終板の脱分極を起こす．この脱分極に伴って一過性の細かい筋収縮（線維束性攣縮）が生じるが，脱分極が長く続くため，終板とその周囲の筋膜は電気的に不活性となり，筋弛緩が生じる．

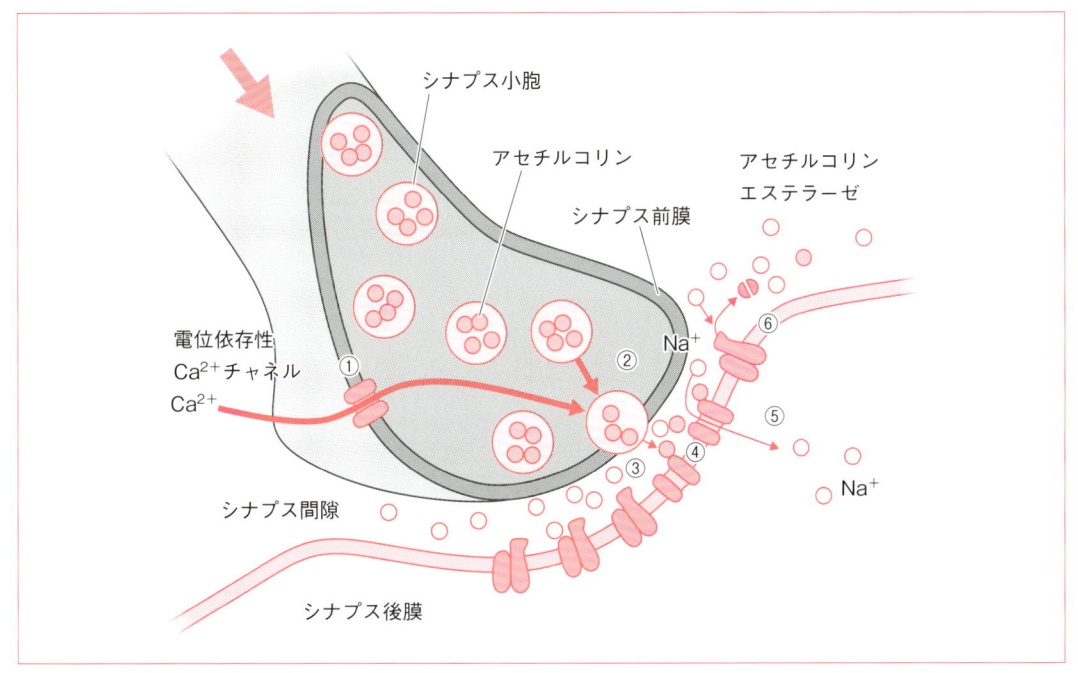

図6 神経筋接合部での神経伝達
① 運動神経終末の電位依存型 Ca^{2+} チャネルが開き Ca^{2+} が流入する.
② Ca^{2+} の流入によってアセチルコリン (ACh) を含むシナプス小胞のシナプス前膜への移動, 膜への融合が起きる.
③ シナプス小胞から ACh が放出される (開口分泌).
④ ACh は, 骨格筋の表面 (終板) に存在するニコチン性 ACh 受容体に結合する.
⑤ ニコチン性 ACh 受容体を介して Na^+ の流入が起こり, 終板は脱分極して終板電位を生じる. この終板電位が蓄積し Na^+ チャネルの閾値に達すると活動電位が生じ, この活動電位が骨格筋の T 管に伝わり, この T 菅に伝わったシグナルにより筋小胞体からリアノジン受容体を介して Ca^{2+} を遊離するため筋収縮が生じる.
⑥ Ach はアセチルコリンエステラーゼ (AChE) によって速やか (15 msec 以内) に加水分解される (再分極).

非脱分極性筋弛緩薬は, ACh 受容体に対してアセチルコリンと競合的に作用し, 神経終板の脱分極を妨げることで筋収縮を妨げる (図7). 臨床に用いられる脱分極性筋弛緩薬はスキサメトニウム (サクシニルコリン) のみであり, それ以外の筋弛緩薬 (神経筋遮断薬) はすべて非脱分極性筋弛緩薬である.

4. 筋弛緩薬の作用と特徴

1 ─ 脱分極性筋弛緩薬（スキサメトニウム）

スキサメトニウム 1 mg/kg 投与後, 約 60 秒で神経筋刺激に対する反応は完全に抑制される. 全身の骨格筋の一過性の線維束攣縮 (fasciculation) に続き, 筋弛緩が生じる. スキサメトニウムは, 肝臓で産生され神経筋接合部には存在しない血漿コリンエステラーゼ (偽コリンエステラーゼ) によって速やかに加水分解される. 半減期は 5 分以内で, 効果持続時間は 5〜10 分と短い.

スキサメトニウムによる脱分極状態が持続する神経筋遮断を Phase I (第 I 相) ブロックという. スキサメトニウムの用量が 3〜5 mg/kg を超えると, シナプス後膜が再分極してもアセチルコリンに対して正常に反応せず, 非脱分極性筋弛緩薬による神経筋遮断に似た性質を示す

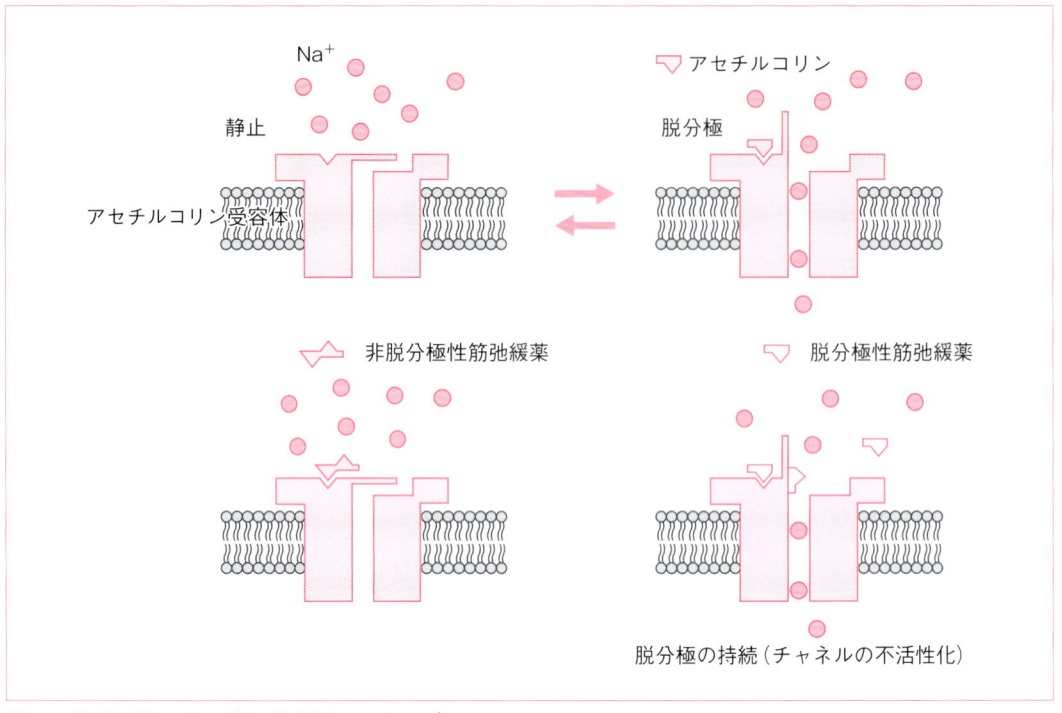

図7 筋弛緩薬による神経筋遮断のメカニズム

アセチルコリン(Ach)がAch受容体に結合することで、チャネルが開口してNa^+が流入して脱分極が生じる。非脱分極性筋弛緩薬は、Ach受容体に対してAchと競合的に作用し、神経終板の脱分極を妨げることで筋収縮を妨げる。脱分極性筋弛緩薬は、Ach受容体に結合し、終板の脱分極を起こすが、Achより受容体に対する親和性が高いため、脱分極が長く続くことで、終板とその周囲の筋膜は電気的に不活性となり筋弛緩が生じる。

(Phase II〈第II相〉ブロック)。

スキサメトニウムの副作用として以下のものが挙げられる。

- スキサメトニウムのアセチルコリン様作用によって、2回目(5分後)の投与後、洞性徐脈、房室結節調律、洞停止などの不整脈を生じることがある。
- 除神経による筋萎縮を伴う脊髄損傷、III度熱傷、上位運動神経損傷、多発外傷患者などで、スキサメトニウム投与後に心停止をきたす高K^+血症が生じることがある。
- 骨格筋の攣縮による術後に頸部、背部、腹部の筋肉痛が高頻度で生じる。この筋肉痛は、少量の非脱分極性筋弛緩薬の前処置により出現頻度は減少する。
- スキサメトニウム投与後、一過性の眼圧上昇、胃内圧上昇、頭蓋内圧上昇が生じる。
- 悪性高熱患者では、その症状が誘発される。

2 ― 非脱分極性筋弛緩薬

非脱分極性筋弛緩薬の投与では、全身の骨格筋の攣縮を伴わずに筋弛緩が生じる。一般に最大抑制は投与後3〜5分と作用発現は遅いが、ロクロニウムは1〜2分と速い(**表4**)。

非脱分極性筋弛緩薬の神経筋遮断時間は、組織への再分布と代謝、体内からの除去により決まる。代謝を受けない筋弛緩薬は長時間型(60〜90分)、肝臓で代謝を受ける筋弛緩薬は中間型(長時間型の1/3〜1/2)、血漿で加水分解を受ける筋弛緩薬は短時間型(中間型の30〜40%)である。

現在、臨床使用されているもののほとんどが、

表4 非脱分極性筋弛緩薬の特徴

	長時間型		中間型		短時間型
	d-ツボクラリン	パンクロニウム	ベクロニウム	ロクロニウム	アトラクリウム
発現時間（分）	5.7	2.9-4	2.4	0.9-1.7	3.2
持続時間（分）	81	86-100	41-44	36-73	46
血漿中での加水分解	ない	ない	ない	ない	ほぼ100%
肝での分解	ほとんどない	10-40%	20-30%	10-20%	?
胆汁排泄（未変化体）	10-40%	5-10%	40-60%	50-70%	ほとんどない
腎からの排泄（未変化体）	45%	80%	15-25%	10-25%	ほとんどない
ヒスタミン遊離	著明	ない	ない	ない	極めてわずか

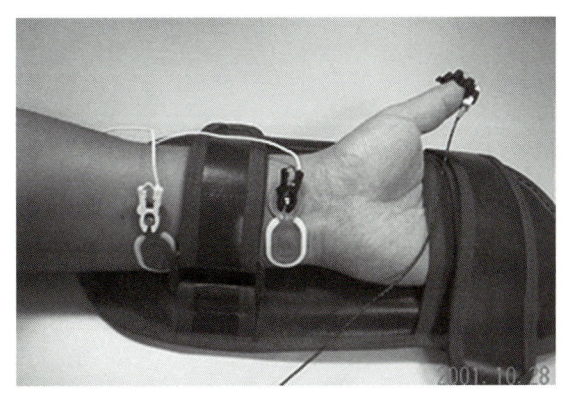

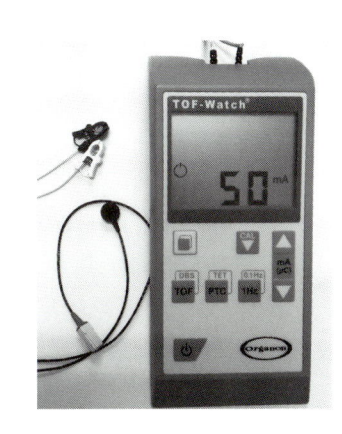

図8 筋弛緩モニター

TOF ウォッチ®

尺骨神経への電気刺激により誘発される母指内転運動を測定する

調節性の良いロクロニウム（多少ベクロニウム）である．揮発性麻酔薬，アミノグリコシド系抗生物質，マグネシウム，局所麻酔薬，抗不整脈薬，カルシウム拮抗薬は，非脱分極性筋弛緩薬の筋弛緩効果を増強することがある

5. 筋弛緩のモニタリング

筋弛緩状態のモニタリングは，必要な筋弛緩状態の維持，筋弛緩効果の消失状態を確認する目的で，手術中における筋弛緩の程度や挿管・追加投与・リバース等のタイミングの把握に行われることが多い．特に筋弛緩薬の残存は，低換気・気道閉塞・咽頭反射の低下などを起こし，術後呼吸抑制の原因となるため，麻酔覚醒時には筋弛緩が残存していないことを確認することが重要である．従来，抜管前に5秒間の頭部挙上・舌突出・強い握手ができる，十分な1回換気量がある，などが抜管の指標として用いられてきたが，これらの指標ではAch受容体の60〜70％はまだ筋弛緩薬に占拠され，筋弛緩の残存があり得ることが指摘されており，定量的な筋弛緩効果の評価が必要とされる．

筋弛緩状態の定量的なモニタリングには，神経刺激による筋収縮を調べる筋弛緩モニターが用いられ（図8），次のような評価法が行われる．

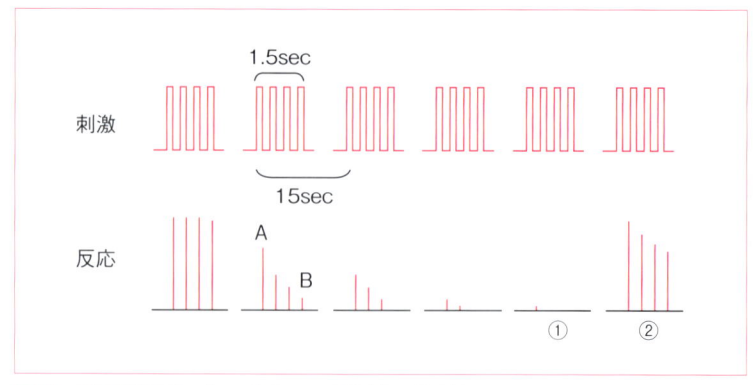

図9 四連刺激（train-of-four：TOF）：B／A）
① 一般的な外科的筋弛緩状態
② 十分な回復の最低基準（B／A＞75％）

1―単一刺激

電気刺激の幅は0.2 msecまたは0.3 msecの矩形波で，0.1〜1 Hzの単一刺激．

記録している神経筋接合部のAch受容体の75％以上が筋弛緩薬によって占拠されて初めて反応が減少し始め，90％以上が占拠されると反応が完全に消失する．

2―四連刺激（図9）

四連（TOF）刺激はもっとも多く用いられる方法で，0.5秒間隔の連続4回の刺激を行ない，刺激による最初の反応（T1）と4回目の反応（T4）の高さの比（T4／T1）が四連反応比（TOF比：train of four ratio）とよばれる（図9）．

この反応の最大の利点は，コントロール反応が必ずしも必要ではなく，TOFカウントの評価がすでに筋弛緩薬が使用されている途中からでも使えることである．TOFでは，筋弛緩薬が効いていないときは第1刺激（T1）と第4刺激（T4）の高さの比（TOF比：T4／T1）がほぼ100％であり，筋弛緩薬が効いているほどTOF比が小さくなる．筋弛緩薬からの安全な回復にはTOF＞90％が必要であるといわれている．

3―ダブルバースト刺激

ダブルバースト刺激（DBS）とは，750 msecの間隔で50 Hzのバースト刺激を2回与え，第2反応が第1反応より小さいか否か（fadeがあるか否か）を判定する．TOFより鋭敏で反応性に優れており，この反応においてfade（減衰）が検知できないときはTOF比＞75％と考えられる．

4―ポスト・テタニック・カウント刺激

ポスト・テタニック・カウント（PTC）刺激とは，50 Hzのテタヌス刺激で5秒間刺激したのち，3秒間の休止をおき，その後1 Hzの単一刺激を行い，それに反応する単収縮反応がいくつ出現するかをカウントする．通常，TOF反応がまったくないような強い筋弛緩状態で使用し，PTCにより最初のTOF反応のT1が出現するまでの時間を推定できる．

例えば，ベクロニウム投与では，PTC刺激に対し反応が1回，3回，6回ではそれぞれ10，5，1分後にT1が初めて出現すると推測できる．Ach受容体の90％以上が占拠されているような強い筋弛緩状態において，残りの10％程度のAch受容体の筋収縮を評価している．

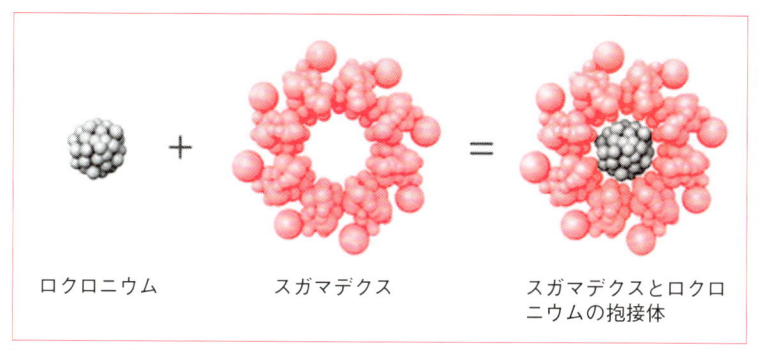

図10 スガマデクスとロクロニウムの複合体
(http://anestesiar.org/2009/numero-monografico-sobre-sugammadex-en-la-revista-electronica-de-anestesiar/[1] より)

6. 筋弛緩の拮抗

1 ─ 抗コリンエステラーゼ薬

　非脱分極性筋弛緩薬は，ACh 受容体でアセチルコリンの結合を競合的に妨げるため，アセチルコリンの分子数を増加させることで拮抗することができる．抗コリンエステラーゼ薬（エドロホニウム，ネオスチグミン）は，アセチルコリンエステラーゼの活性を阻害することで，神経筋接合部位のニコチン性 ACh 受容体周辺のアセチルコリン量を増加させることを目的とする．

　しかし，抗コリンエステラーゼ薬静注は，全身のアセチルコリンの増加を引き起こし Ach ムスカリン受容体にも作用し，徐脈や分泌過多を引き起こすため，事前あるいは同時に副交感神経遮断薬（抗ムスカリン薬）であるアトロピンやグリコピロレートの投与が必要である．また，気道平滑筋収縮の可能性もあり，喘息患者には特別な注意が必要となる．近年，スガマデクスの出現により使用頻度は激減している．

2 ─ スガマデクス（ブリディオン®）

　スガマデクスは，非脱分極性筋弛緩薬であるロクロニウムとベクロニウムに対して強固な複合体を形成することで，筋弛緩作用を拮抗できる．スガマデクスはシクロデキストリン構造を有し分子中央は空洞化しており，そのなかにロクロニウムを包み込むため Ach 受容体と結合できなくなる（図10）．

　ロクロニウム 0.6 mg/kg を投与した 3 分後にスガマデクス 8 mg/kg を投与すると，2 分以内に TOF 比は 0.9 まで回復する．スガマデクスはアセチルコリン量を変化させないため，喘息患者にも使用できる．

7. 特殊状態での筋弛緩薬の作用

- 高齢者では，糸球体濾過率低下，肝機能低下，血漿クリアランスの低下によって，非脱分極性筋弛緩薬の作用持続時間が延長する．
- 重症腎疾患患者では，腎臓からの薬物排泄の減少によって，非脱分極性筋弛緩薬の作用持続時間が延長する．
- 肝胆疾患患者では，薬剤の分布用量の増大，薬物代謝の低下によって，非脱分極性筋弛緩薬の初回投与量は正常肝機能患者より多量を要するが，作用持続時間は延長し，回復が遅れる．
- 熱傷患者では，ニコチン性 ACh 受容体の増

加や胎児型への変化が生じ，非脱分極性筋弛緩薬に対する抵抗性，スキサメトニウムに対する感受性の増加が生じる．また，熱傷患者ではスキサメトニウムによる血清カリウム増加が著明で，心室頻拍，心室細動，心停止などを引き起こす可能性がある．

- 重症筋無力症患者では，ニコチン性 ACh 受容体の相対的減少により，スキサメトニウムに対する抵抗性が増すが，非脱分極性筋弛緩薬に対しては極端に感受性が高い．スガマデクスは，重症筋無力症患者で非脱分極性筋弛緩薬が必要なとき，筋弛緩を拮抗することができる．
- 異型血漿コリンエステラーゼの存在によって，通常量のスキサメトニウムによる筋弛緩効果が遷延（1時間以上）する．異型血漿コリンエステラーゼの存在を調べるためには，ジブカインによるコリンエステラーゼ活性の低下を検査する（ジブカイン係数）．正常な血漿コリンエステラーゼ活性を約80％抑制するジブカインは異型血漿コリンエステラーゼ活性を約20％しか抑制できない．

◆ 文献 ◆

1) http://anestesiar.org/2009/numero-monografico-sobre-sugammadex-en-la-revista-electronica-de-anestesiar/.
2) 日本麻酔科学会．麻酔薬および麻酔関連薬使用ガイドライン．改訂第3版（VI筋弛緩薬・拮抗薬）．http://www.anesth.or.jp/guide/．
3) Naguib M, Lien CA. Pharmacology of Muscle Relaxants and their antagonists. Miller RD, Lars MD, Eriksson I, et al. Miller's Anesthesia, 7 th Edition. London：Churchill Livingstone；2010. p.859-911.

2.4 心血管作動薬

1. 昇圧薬・強心薬

平均血圧は,

平均血圧＝心拍出量×末梢血管抵抗

で表せるため,血圧を上げるには末梢血管を直接収縮するか交感神経を活性化させればよい.また末梢血管が拡張しない限りは,心筋収縮力を増すことにより心拍出量が増え血圧は上昇する.心筋も平滑筋も最終的には細胞内 Ca^{2+} の上昇によりアクチン・ミオシンの滑走が起こり収縮するが,それにいたる過程では多少メカニズムが異なっている.

1 ― カテコラミン

カテコール核にアミン基の側鎖をもつ物質の総称であり,心筋細胞や血管平滑筋細胞などに存在するアドレナリン受容体を刺激して作用を発現する.内因性カテコラミンは,アドレナリン,ノルアドレナリン,ドパミンなどである.一般に,血圧上昇や心筋収縮力増加を目的として使う(表5).

- α_1 受容体：Gqと共役し,細胞内 Ca^{2+} 濃度を上昇させることにより,平滑筋を収縮し血圧を上昇させる.
- α_2 受容体：Gi/oと共役し,神経末端からノルアドレナリンの放出を低下させる.
- β_1 受容体：心筋のGsと共役し,細胞内cAMPを増加させることにより,心収縮力を増し心拍数を増加させ刺激伝導系を活性化する.
- β_2 受容体：平滑筋のGsと共役し,細胞内cAMPを増加させることにより,血管や気道の平滑筋を弛緩させる.

Gタンパク質は,グアニンヌクレオチド結合タンパク質の略称であり,α,β,γサブユニットからなる3量体Gタンパク質は,細胞外の受容体と結合(共役)し,細胞内へさまざまなシグナルを伝える.このうち,Gs(刺激)は細

表5 カテコラミン類の作用と投与量

	平均動脈圧	心拍数	心拍出量	心収縮力	末梢血管抵抗	腎血流量	作用受容体 α	β1	β2	D	投与量 ($\mu g/kg/min$)
ドパミン	+	++	+++	+++	+	+++	+	+		+	2〜20
ドブタミン	+	+	+++	+++	±	±	±	+	±		2〜20
イソプロテレノール	−	+++	+++	+++	−	−		+	+		0.003〜0.3
ノルアドレナリン	+++	−	−	±	+++	−−−	+	+			0.05〜0.2
アドレナリン	++	++	++	++	++	−−	+	+	+		0.05〜0.2

胞内アデニル酸シクラーゼを活性化し，細胞内のATPからcAMP合成を促進する．Gi/o（抑制）はアデニル酸シクラーゼを抑制し，細胞内cAMPの量を減らす．GqはホスホリパーゼCを刺激し，細胞内Ca^{2+}濃度を上昇させる．

2 ― 各種薬剤

A. アドレナリン（ボスミン®）

① β_1，β_2，α_1受容体に作用する．
② 心臓：β_1作用の刺激により，心収縮力と心拍数が増加し心拍出量が増える．また，心筋伝導系を活性化するが，大量で心室細動などの不整脈を引き起こす．
③ 血管：少量ではβ_2作用，大量ではα_1作用の刺激により，内臓血管，皮膚や粘膜血管の収縮をきたす．
④ 気管支平滑筋：β_2作用により気管支平滑筋弛緩を引き起こす．

臨床使用

喘息発作（0.1 mg～0.3 mg皮下注）やアナフィラキシー発作（1回0.3～0.5 mg筋注；15～20分ごとに投与）に適用であるが，麻酔時にはモニターがしっかりしており，患者の病態が把握できている（虚血性心疾患がない等）ため，場合によっては静脈内へ投与することもある（0.01 mgずつ，もしくは0.1 mgをゆっくりと）．

心肺蘇生時は1 mg（1 A）を3～5分ごとに静注，もしくは骨髄内投与する．これは，末梢血管を締め心臓に血を戻すことと重要臓器（特に冠動脈）の灌流圧を上げることを目的とする．手術中，昇圧・強心薬としては最後の切り札として使用することが多く，持続投与は0.02～0.3 μg/kg/minで使用する．

B. ノルアドレナリン

① β_1とα_1受容体刺激薬．
② 強力なα_1作用（カテコラミンのうち最強）により血管収縮と（その結果）後負荷増加を生じる．
③ 持続投与は0.02～0.3 μg/kg/min．
④ β_1作用はアドレナリンとほぼ同じであるが，後負荷増大のため，心拍出量はほとんど増えず，また代償性の迷走神経反射のため心拍数はほとんど上昇しない．

臨床使用

心拍数を上げず頻拍性不整脈の発生がないため，敗血症性ショックや心原性ショック（後負荷が増えるので注意）など血圧低下時に広く使用される．即座に血圧を上げたいときには，0.05～0.1 mgを静注することもある．

C. イソプロテレノール，イソプレナリン（プロタノール®）

① β_1とβ_2受容体の刺激薬．

ミニ知識　アドレナリンとエピネフリン―アドレナリンが正しい

　アドレナリンは，1900年に高峰譲吉と助手の上中啓三（実際は彼が実験を行ったといわれている）がウシの副腎から世界で初めて結晶化に成功したものである．
　しかし，高峰譲吉の死後，アメリカの某化学者が自分が副腎から抽出したエピネフリン（実は化学構造式がアドレナリンと異なっていたとも言われている）に優先権があると主張し，アメリカと（何故か）日本ではエピネフリン，ヨーロッパではアドレナリンとよばれてきた．エピネフリンとアドレナリンは同義語に使われているが，真の意味では構造式が違うのでエピネフリンは間違いである．アドレナリンは，ホルモンという概念さえない頃の大発見であるとともに，現在でも必要不可欠な（喘息発作，アナフィラキシーそして心肺蘇生）重要な薬である．
　興味深いことに，上中啓三は，それ以前に，エフェドリンを麻黄から生成した東京帝国大学の長井長義の下で修業をしている．すなわち，麻酔科医がよく使用する，エフェドリンとアドレナリンは一人の日本人を介して繋がっているのである．

② β_1 作用により心拍数および心収縮力は増加する．

③ β_2 作用により末梢血管抵抗は減少するため，むしろ血圧は低下する．

臨床使用

高度の徐脈や房室ブロック等が適用となり，持続投与は 0.005〜0.5 μg/kg/min で使用する．ブルガダ症候群のときには，発作予防で使用することもある．

D. ドパミン（イノバン®，カタボン®，カコージン®）

① ドパミンは内因性カテコラミンでもあり，ノルアドレナリンを合成する際の中間物である．ドパミン受容体のみならず $\alpha \cdot \beta$ の双方の受容体に作用する．

② 低用量では β 受容体刺激作用が中心だが，高濃度では α 受容体刺激作用が中心となる．したがって，通常の使用量では α 受容体刺激作用により血圧上昇をきたす．

③ 腎血管拡張作用を発揮して腎の血流を増加させるため（D1 受容体：腎血管や腸間膜に存在し血管拡張をもたらす），利尿作用を促進させるが直接の腎保護作用はない．

臨床使用

血圧低下時，日本では頻用されるが，頻脈発作を誘発するため，末梢血管抵抗が低下している敗血症性ショックやアナフィラキシーショックなどではノルアドレナリンを優先する場合もある．1〜5 μg/kg/min で開始，最大 20 μg/kg/min まで使用可能．

E. ドブタミン（ドブトレックス®）

選択的 β 受容体刺激作用をもつ合成カテコラミン（しかし陽性変時作用はほとんどない）．心収縮力はドパミンの 4 倍あるが，心拍数の増加作用は逆に 1/8 しかない．

臨床使用

血圧を上げるというよりは，心筋収縮力を増加させたい場合に使用する．麻酔科領域では，単独で使用することは少なく，ドパミンやノルアドレナリンと併用することが多い．1〜5 μg/kg/min で開始，最大 20 μg/kg/min まで使用可能．

F. フェニレフリン（ネオシネジン®）

① ともに α 受容体刺激薬で，末梢血管を収縮させることで昇圧効果を得る．心拍数の増加はなく，むしろ迷走神経反射で徐脈になることがある．

臨床使用

フェニレフリン 1 mg を生理食塩水で 10 mL に希釈して 0.05〜0.1 mg 静注する．静注可能であり，血圧上昇もマイルドで作用時間も比較的短く使いやすいため，通常の血圧低下時（特に血圧低下で頻脈の場合），硬膜外麻酔や脊髄くも膜下麻酔など交感神経遮断による血圧低下時などに第一選択薬として頻用される．

G. エフェドリン

① $\alpha \cdot \beta$ 両方の受容体に対して作用をもつとともに，交感神経末端からノルアドレナリンを分泌させる間接作用も有する．

臨床使用

静注可能であり血圧上昇もマイルドで作用時間も短かいため，通常の血圧低下時（フェニレフリンと違い心拍数を増加させるため，特に血圧低下で徐脈の場合）や硬膜外麻酔や脊髄くも膜下麻酔など交感神経遮断による血圧低下時などにフェニレフリンとともに第一選択薬として頻用される．40 mg（1 A）を 8〜10 mL に希釈して 5〜10 mg を静注する．

H. バソプレシン（ピトレシン®）

① バソプレシン V_1 受容体を介し（抗利尿は V_2 受容体を介する），強力な血管収縮を引き起こす．

② 副作用としては四肢末梢や内臓臓器の虚血が起こることがある．

臨床使用

単独で使用することはほとんどなく，敗血症などで昇圧剤（カテコラミン）不応例に，0.02〜

0.05 単位/min でカテコラミンとともに使用する．心停止に際しても，初回または2回目のアドレナリン投与の代わりに40単位静脈投与してもよいとされている．

I. ジギタリス製剤

① ジギタリスは心筋細胞膜の3 Na$^+$-2 K$^+$ポンプを抑制し，その結果3 Na$^+$-Ca^{2+}トランスポーターを介して細胞内Ca^{2+}が増加するため，強心作用が発揮される．
② 房室結節伝導を抑制するため，心房細動の心拍数を減らすことができる．
③ 撃発活動(triggered activity)による不整脈を誘発することがあり，特に低K$^+$血症では危険であり迅速な補正が必要である．

臨床使用

麻酔科領域で強心薬として使用することはなく，心房細動の心拍数コントロールに対しても最近はβブロッカーやジルチアゼムやベラパミルのようなカルシウム拮抗薬を使用するため，ほとんど使用することはなくなった．

J. PDE III 阻害薬（オルプリノン〈コアテック®〉やミルリノン〈ミルリーラ®〉）

① ホスホジエステラーゼ(PDE)とは，細胞内セカンドメッセンジャーであるcAMPおよびcGMPを分解する酵素であり，その阻害薬であるPDE阻害薬は細胞内のcAMPやcGMPの分解を抑制し細胞内濃度を高める働きがある．哺乳類では11種類のPDEがあり，基質特異性などが異なる．
② PDE III 阻害薬は主に血小板・心臓・血管平滑筋に存在しcAMPの分解を阻害するため，心筋収縮力増加や末梢血管拡張などを引き起こし，心不全の治療に使用される．β刺激による細胞内cAMP増加と異なり，受容体のダウンレギュレーション（受容体の数が減ったり細胞内情報伝達効率が低下するため，徐々に効果が減弱する作用）がないため薬剤効果が減弱することはなく有効な薬剤

である．単独では血管拡張により，血圧が低下することもある．肺高血圧症にも使用することがある．

2. 降圧薬・血管拡張薬

A. ニカルジピン（ペルジピン®）

① ジヒドロピリジン系カルシウム拮抗薬の一つであり，血管平滑筋，主に動脈系血管拡張を起こし降圧効果を示す．
② 作用時間が短く調節性に優れ，術中異常高血圧症の第一選択薬として用いられる．

臨床使用

0.5～1.5 mg 単回投与，持続投与は2～10 μg/kg/min で使用．

B. ジルチアゼム（ヘルベッサー®）

① カルシウム拮抗薬であるが，ニカルジピンと異なり血圧降下作用は少なく，心筋の刺激伝導の抑制作用があるため心拍数を減少させる．
② 冠動脈攣縮抑制作用があるため異型狭心症患者では，特に発作予防に使用する．
③ 房室ブロックを生じさせる危険性があるので過量投与には注意が必要である．

臨床使用

頻脈性発作や冠動脈攣縮予防に0.5～5 μg/kg/min で使用．

C. ニコランジル（シグマート®）

① NO（一酸化窒素）放出とATP感受性K$^+$チャネルを開口（膜電位が深くなり脱分極が抑えられ血管は弛緩する）の2つの作用で，血管（特に冠動脈）を拡張させる．ニトログリセリンと比べ血圧低下が少ない．心筋プレコンディショニング作用が期待できる（⇨5.6 心臓血管外科手術のミニ知識：プレコンディショニングを参照）．

臨床使用

虚血性心疾患患者また冠動脈攣縮抑制に適用

> **ミニ知識　ニトログリセリンとバイアグラ®**
>
> PDE V（ホスホジエステラーゼ5）阻害薬であるシルデナフィル（バイアグラ®）はcGMPの分解を抑制するため陰茎血管が拡張し勃起する．他の血管，特に肺血管も拡張するため，最近では肺高血圧症治療に適応となっている．
>
> バイアグラ®とニトログリセリンの併用が禁忌なのは，ニトログリセリンはNOを遊離し細胞内cGMPを増加させるため，この分解を抑制するバイアグラとの併用では，過度の血管拡張により高度の血圧低下が起こる可能性があるからである．

となり，2～6 mg/hで持続静注する．

D. ニトログリセリン（ミリスロール®，ミオコール®）

① 一酸化窒素（NO）の放出により血管が拡張し，主に静脈系に作用する．
② 循環器領域では冠動脈拡張薬として虚血性心疾患に用いられるが，周術期では血管拡張薬としても用いられる．
③ 肺血管抵抗低下作用が体血管抵抗低下作用よりも強く発現するため，周術期管理においても肺血管抵抗の調節に使用することもある．

臨床使用

0.5～5 μg/kg/minで使用．

E. カルペリチド（ハンプ®）

① 心房から分泌されるヒト心房性ナトリウム利尿ペプチドを，遺伝子組み換えにより製剤化したもので，細胞内cGMPを増加させる．
② 利尿作用，血管拡張作用を有し，前負荷および後負荷の軽減が得られるため心不全時に使用される．
③ 交感神経活動やレニン-アンジオテンシン-アルドステロン系の抑制により，腎臓では臓器保護的に働く．

臨床使用

0.02～0.2 μg/kg/minで使用するが，血圧低下が顕著になることがある．さらに低用量で使用することもあるが，利尿作用は期待できる．

F. PGE₁製剤（プロスタンディン®）

① 血管平滑筋のプロスタノイドEP受容体に結合して血管拡張作用を引き起こす．
② 肝・腎など腹部臓器血流量を増加させる．

臨床使用

特に使用すべき適用はなく，以前と比べて使用頻度は低下している．0.01～0.2 μg/kg/minで使用．

3. 抗不整脈薬

心臓には刺激伝導系があり，正常の伝導では，刺激発生部位の洞結節→それに続く心房内伝導→房室結節→房室結節とHis束からなる房室伝導系→右脚・左脚とそれに続くプルキンエ線維からなる心室内伝導系から成り立っている．

不整脈の原因としては，

① 異常自動能：本来は自動能のない固有心房筋や心室筋に自動能ができてしまう．心筋梗塞などで発生，
② リエントリー：リエントリー回路ができてしまう，
③ 撃発活動（triggered activity）：正常な心筋活動ではみられないが，QT延長症候群，低K⁺血症，ジギタリス中毒のときなどに第3相（early after depolarization）や第4相（delayed after depolarization）の膜電位が脱分極し，Na⁺チャネルの閾値に達すると異常な興奮が生じてしまう，

の3つが考えられている．**表6**にVaughan-Williamsの抗不整脈薬の分類を示す．

表6 Vaughan-Williams の抗不整脈薬分類

群			一般名	商品名	適応
I群 Na⁺チャネル遮断薬	Ia	活動電位持続時間延長	キニジン プロカインアミド ジソピラミド シベンゾリン	硝酸キニジン アミサリン リスモダン シベノール	上室性不整脈 心室性不整脈
	Ib	活動電位持続時間短縮	リドカイン メキシレチン アプリンジン	キシロカイン メキシチール アスペノン	心室性不整脈
	Ic	活動電位持続時間不変	フレカイニド ピルシカイニド	タンボコール サンリズム	上室性不整脈 心室性不整脈
II群 β受容体遮断薬			プロプラノロール エスモロール ランジオロール	インデラル ブレビブロック オノアクト，コアベータ	洞性頻拍 上室性・心室性不整脈
III群 活動電位持続時間延長（K⁺チャネル遮断薬）			アミオダロン ニフェカラント	アンカロン シンビット	難治性心室性不整脈
IV群 Ca²⁺チャネル遮断薬			ベラパミル ジルチアゼム ベプリジル	ワソラン ヘルベッサー ベプリコール	上室性頻拍

4 電解質製剤

1 ― カルシウム製剤

血清カルシウム濃度は 4.5〜5.5 mEq/L が正常であり，このうち約 50％がイオン型，残りは結合型である．これに対して細胞内 Ca^{2+} 濃度は 10^{-7}〜10^{-6} mEq/L 程度であり，細胞内は細胞外より 10,000 倍程度濃度が低い．この理由は，Ca^{2+} ATPase がエネルギーを使って，細胞外へ Ca^{2+} を汲み出しているのと，細胞内カルシウム貯蔵庫である小胞体へ Ca^{2+} を汲み入れていることによる．

骨格筋の収縮は細胞外 Ca^{2+} 濃度に全く影響を受けないが，心筋や平滑筋では細胞外 Ca^{2+} 濃度の影響を受ける．そのため，低 Ca^{2+} 血症で心筋収縮力が落ちている場合はカルシウム製剤で収縮力増加と血圧上昇が期待できる．その他，高 K^+ 血症による心臓の非刺激性抑制や大

ミニ知識　γ（ガンマ）計算早わかり法

γ とは μg/kg/min のことを表し，体重あたり 1 分間に何マイクログラムを入れるかであり，持続静脈内投与を行う薬剤に使用する．特に血管作動薬を用いるときは，絶対に知っておかなければならない値である．簡単な計算法として，1 mg/mL の濃度の溶液をつくった場合，

体重（BW）x 0.06 mL/h（時）

で流すと丁度 1 γ になる．溶液の濃度さえわかれば，これから関連付けて暗算すればよいわけである．
例えば）
- 50 mg のイノバン®1 アンプルを 50 mL の生食に溶けば，濃度が 1 mg/mL となるので，50 kg の患者では，50（BW）x0.06 ＝ 3 mL となり，3 mL/h で流せば 1 γ となる．0.3％のイノバン®のプレフィルドシリンジを用いるときは，濃度が 0.3％は 3 mg/mL（上記 1 mg/mL の 3 倍）なので 50 kg の患者で 3 mL/h で流せば 3 γ となる．
- 1 mg のノルアドレナリン 1 アンプルを 50 mL に溶解すれば，濃度が **1 mg/50 mL ＝ 0.02 mg/mL** となるので，70 kg の患者では，70x0.06 ＝ 4.2 mL となり，4.2 mL/h で流せば 0.02 γ となる．

量輸血時のクエン酸中毒抑制のためにも使用する．グルコン酸カルシウム製剤（8.5％，カルチコール®）は，足りない分だけCa^{2+}が増えるので0.4〜2g程度をゆっくり静注可能であるが，塩化カルシウム製剤はCaがすべてイオン化されているため，持続静注のほうが安全である．

2―カリウム製剤

低K^+血症では，K^+チャネルが抑制され，撃発活動（心電図ではQT延長）が引き起こされるため，KClの持続静注で補正する．特に，ジギタリス使用時は低K^+血症に注意する．

◆ 文献 ◆

1) Donald K, et al. Pharmacodynamics：Molecular Mechanisms of drug action. Brunton L, et al. Goodman & Gilman's The Pharmacological Basis of Therapeutics. 12 th edition.New York：MCGRAW-HILL；2011. p.41-72.
2) 瀬尾憲正，斎藤和彦．不整脈と心臓の電気生理．小川節郎ほか編．麻酔科スタンダードⅢ．基礎．東京：克誠堂；2004．p.55-63.
3) 森田 潔，岩崎達雄．循環作動薬．小川節郎ほか編．麻酔科スタンダードⅢ．基礎．東京：克誠堂；2004．p.297-312.

2.5 局所麻酔薬

1. 分類

局所麻酔薬は，脂質親和性芳香族と疎水性アミンからなり，それらの中間鎖の構造により2つに分類されている(図11)．
① エステル型は血液中の偽コリンエステラーゼにより加水分解される．
② アミド型は肝臓でミクロソームにより代謝される．

エステル型局所麻酔薬

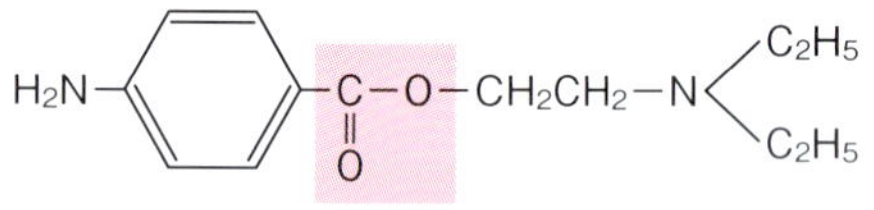

H₂N–⬡–C(=O)–O–CH₂CH₂–N(C₂H₅)(C₂H₅)

エステル結合　プロカイン
　　　　　　　コカイン
　　　　　　　テトラカイン
　　　　　　　アミノ安息香酸エチル

アミド型局所麻酔薬

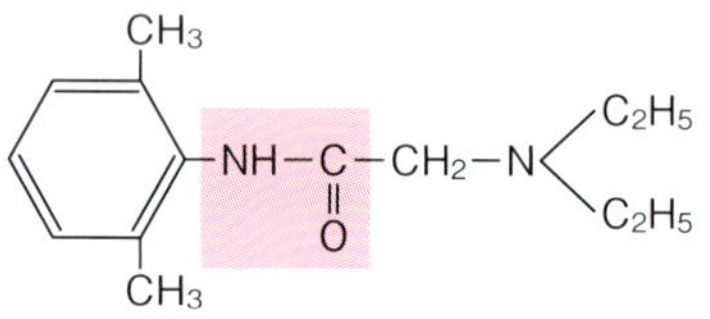

(CH₃)(CH₃)–⬡–NH–C(=O)–CH₂–N(C₂H₅)(C₂H₅)

アミド結合　リドカイン
　　　　　　プロピトカイン
　　　　　　メピバカイン
　　　　　　ジブカイン
　　　　　　ロピバカイン

図11　局所麻酔薬の構造による分類

2. 作用機序

局所麻酔薬は，神経線維に作用してNa^+チャネルをブロックすることによりNa^+の細胞内流入を抑制し，脱分極を阻止(膜の安定化)する．その結果，活動電位の発生が抑制され伝導が抑制される(図12)．

3. 局所麻酔作用に影響を及ぼす因子

これらには，pKa(解離定数)，脂溶性，タンパク結合能，周辺組織への浸透性，血管拡張能がある(表7)．

4. 痛みの伝達に関与する神経線維

神経線維には，A(α，β，γ，δ)・B・C線維があり直径・伝導速度・髄鞘の有無で分類されており，それぞれが役割をもっている(表8)．速い痛みをAδが，遅い痛みをC線維が伝える．局所麻酔薬による感覚の消失の順番も，痛み→冷感→温感→触覚→圧感覚と効果が生じる．一般に，細くて無髄のものほど速くブロックされる．

5. 局所麻酔の方法

局所麻酔が行われる部位による分類．
① 局所・皮下浸潤麻酔：抜歯，小手術．
② 静脈内局所神経麻酔：四肢の手術，痛みの治療．
③ 区域麻酔．
　a. 末梢神経ブロック：神経支配領域に応じた手術，痛みの治療．
　b. 硬膜外ブロック：術後に強い鎮痛を必要とする手術(開胸・開腹手術など)．
　c. 脊髄くも膜下麻酔：主に下半身(下肢・下腹部・会陰部など)の手術．

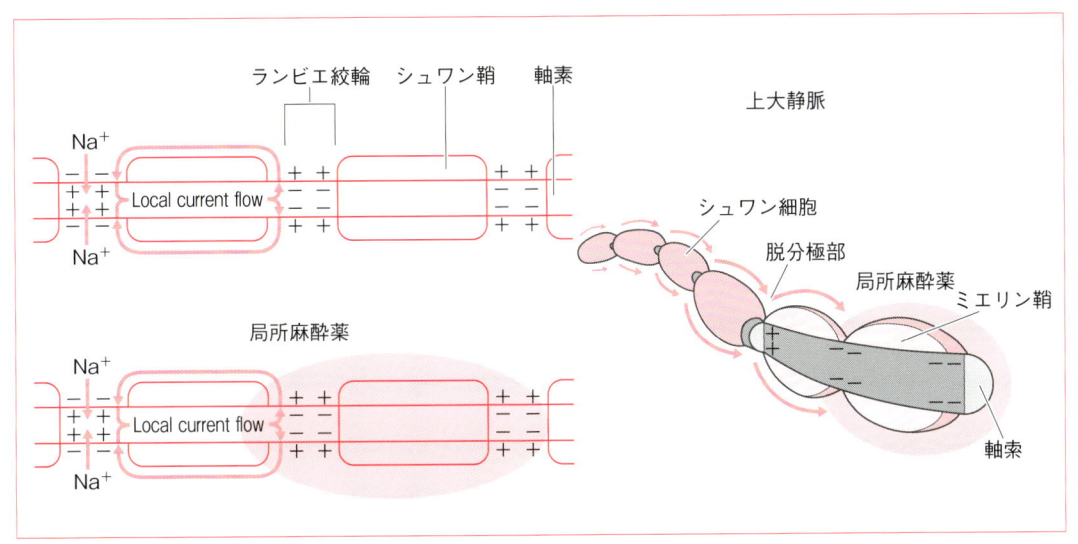

図12 局所麻酔薬の作用機序
局所麻酔薬はNa⁺の細胞内への流入を阻害して求心性インパルスの伝導を遮断する

表7 局所麻酔効果に影響を及ぼす因子

因子	影響される作用	作用内容
pKa（解離定数）	作用発現	pKaが低いほど遊離塩基が増え，作用発現が速くなる
脂溶性	麻酔効力	脂溶性が高いほど容易に髄鞘・神経膜を通過するため，麻酔効力が増す
タンパク結合能	作用時間	タンパク結合能が高いほど受容体に強固に結合し，作用時間が長くなる
周囲組織への浸透性	作用発現	神経線維は神経束を形成している．組織浸透性が高いほど容易に中心部に達し麻酔作用が早く発現する
血管拡張能	麻酔効力と持続時間	血管拡張能が強いほど局所から流出しやすいため効力が弱く，持続時間も短い

6. 毒性

1 ― アレルギー反応

局所麻酔薬自身のアレルギーは発症率が非常に低い．添加剤であるパラベンによるアレルギー反応が生じることもある．またタイミング的に，針刺激による迷走神経反射やアドレナリン添加局所麻酔薬の血管内誤注入との鑑別に注意が必要である．実は，非常に少ない合併症のように思われ，一部は中毒と混同されていることがある．

表8 痛みの伝達にかかわる神経線維

			直径(µm)	伝導速度(m/sec)
有髄	Aα	筋紡錘からの求心性情報，骨格筋支配	15	100
	Aβ	触覚，圧覚	8	50
	Aγ	筋紡錘への遠心性情報	5	20
	Aδ	痛覚（一次疼痛），温覚，冷覚	3	15
無髄	B	交感神経節前線維	<3	7
	C	痛覚（二次疼痛），交感神経節後線維	1	1

2 — 神経毒性

すべての局所麻酔薬には神経毒性の可能性があり，特に高濃度の局所麻酔に神経を暴露すると不可逆性の変化を生じる．主に脊髄くも膜下麻酔後に生じる一過性神経障害や馬尾症候群などである．

3 — 局所麻酔中毒

血管内誤注入や過剰投与により血中濃度が上昇し生じる．

① **中枢神経作用**：初期症状として，味覚障害，耳鳴り，視覚障害，口唇のしびれが生じ痙攣，意識消失，呼吸停止にいたる．これは，まず，抑制系の神経が抑制され痙攣などが生じ，その後，中枢神経系も抑制され意識消失にいたる．静脈内への誤注入では大量の局麻薬が必要であるが，直接脳へ行く動脈へ入った場合（顔面の手術，歯科治療や星状神経節ブロック等）には少量でも発生する．

② **心臓に対する作用**：収縮力の低下，難治性不整脈（心静止が多い），血管拡張が生じ難治性の循環虚脱を生じる．これらは，心筋や血管のNa^+チャネルに作用するためであり，中枢神経作用よりはるかに高濃度で生じる．ブピバカインなどの長時間作用性局所麻酔薬は，Na^+チャネルからの解離が遅く持続的にブロックされるため特に難治性である．これは静脈内への誤注入（硬膜外のカテーテルが静脈内へ迷入など）しかありえない副作用である．

③ **局所麻酔中毒を悪化させる因子**：アシドーシス・腎不全・高齢者・循環血症量の減少・高K^+血症・妊娠

④ **治療**：酸素投与，必要なら気管挿管し，換気と十分な酸素化を行う．

ミニ知識　局所麻酔薬の作用機序

局所麻酔薬は，Na^+チャネルの抑制だけでなく他の受容体やチャネルにも作用することがわかってきた．例えば，意識・記憶や痛みに関係するグルタミン酸 NMDA 受容体を抑制する．このためなのか，脊髄くも膜下麻酔で軽度鎮静状態が引き起こされることがある．また，リドカインは温痛覚に関与する TRPV (transient receptor potential vanilloid) 1 受容体（カプサイシンすなわち唐辛子の主成分，熱や酸により活性化される受容体）を活性化する．実際リドカインは，Na^+チャネルがブロックされる前のごく短時間の痛みを引き起こす．

痙攣に対して

ベンゾジアゼピン系（ジアゼパム・ミダゾラム）やフェニトインを投与（痙攣は，高CO_2血症・アシドーシス・低酸素へと中毒症状を悪化させるので早めに対応）．アシドーシス予防に炭酸水素ナトリウム投与も考慮する．

心毒性が出現したら，輸液，アトロピン，心血管作動薬でバイタルを維持する．必要に応じて蘇生処置をとる．20%脂肪乳剤（intravenous lipid emulsion）の投与は，ブピバカインを始めとする治療困難な心毒性に対する有用性が示されており，初回投与は 1.5 mL/kg を静注し，その後，15 mL/kg/h で持続．必要に応じて 3〜5 分間隔で初回投与量を追加する．（総投与量は 8 mL/kg に留める）

◆ **文献** ◆

1) 古谷健太，河野達郎．局所麻酔薬のナトリウムチャネル以外の受容体に対する拮抗作用．麻酔 2013；62：44-51．
2) Leffler AI, et al. The vanilloid receptor TRPV1 is activated and sensitized by local anesthetics in rodent sensory neurons. J Clin Invest 2008；118：763-76．

3章

麻酔管理と麻酔器

3.1 術前管理

　麻酔科医は周術期管理医であり，手術中の麻酔管理が主な業務であるが，安全で質の高い麻酔を提供するためには術前管理も非常に重要である．臨床麻酔は飛行機の操縦に例えられることがあり，麻酔の導入・終了は飛行機の離着陸に相当し，飛行中は比較的安全と考えられている．しかし，安全な飛行は，飛行前の十分な点検・飛行中のさまざまなトラブルの対応で成り立っており，臨床麻酔も同様のことが示唆される．

1. 前投薬はいらない

　現在の麻酔では，前投薬は原則として使用しない！　これは周術期に多面的介入を行うと，手術患者の回復力が強化（enhanced recovery after surgery：ERAS）されることがわかってきた（図1）からであり，前投薬はかえって害になることが多い．例えば，中途半端な抗不安薬はかえって不安を助長し，多すぎると呼吸が抑制され危険である．手術室へ来るまでの患者の不安は，徒歩入室等で解消できる．原則当院では，患者には看護師や主治医と話をしながら手術室へ来てもらう．

2. 麻酔科術前診察の要項

　以下に当院における麻酔科術前診察の要項を示す．

① 各診療科は手術予定日の前週木曜日までに手術申し込みを行う．
② 手術の申し込みについては，必要事項を漏れなく記載する．「手術申し込み」をオーダーできるのは，主治医かそれと同等の医師である．「手術申し込み」においては，患者取り違え，手術部位誤認，血液型取り違えを防止するために，情報は正確に入力する．術前検査データは，成人では手術日から35日以内とし，特に合併症のない小児では80日以内の結果を入力する．
③ 感染症症例においては，必要事項を申し込み用紙に記入する．感染症症例の手術室使用に際しては，院内感染制御マニュアルに従って行動する．
④ 深部静脈血栓症/肺血栓塞栓症に関しては，院内マニュアルに沿って対応し，術前よりヘパリン持続投与や術中のフットポンプの使用などを考慮する．
⑤ 重大合併症（例：虚血性心疾患，重症の喘息，深部静脈血栓症）が存在するとき，麻酔管理上特殊な事情を考慮すべきとき（例：声楽家の全身麻酔）等は，手術を予定した時点で関係各科にコンサルトする．
⑥ 生命にかかわる重大合併症症例，生命への影響がとりわけ大きい大手術，非常に稀な新しい試み，係争に発展する恐れのある症例（例：エホバの証人の子供）については，手術申し込みの前に，倫理委員会（あるいは，緊急時には倫理委員長または病院長）へ症例呈示を行う．
⑦ 術前処置時には，病棟看護師は患者のリストバンドと呼名により患者確認を行う．意識が清明でない患者では，リストバンドと主治医が同席して患者確認を行う．
⑧ 手術当日の搬送
　病棟看護師はリストバンドを照会し，患者に氏名をフルネームで名乗ってもらい，手

3.1 術前管理

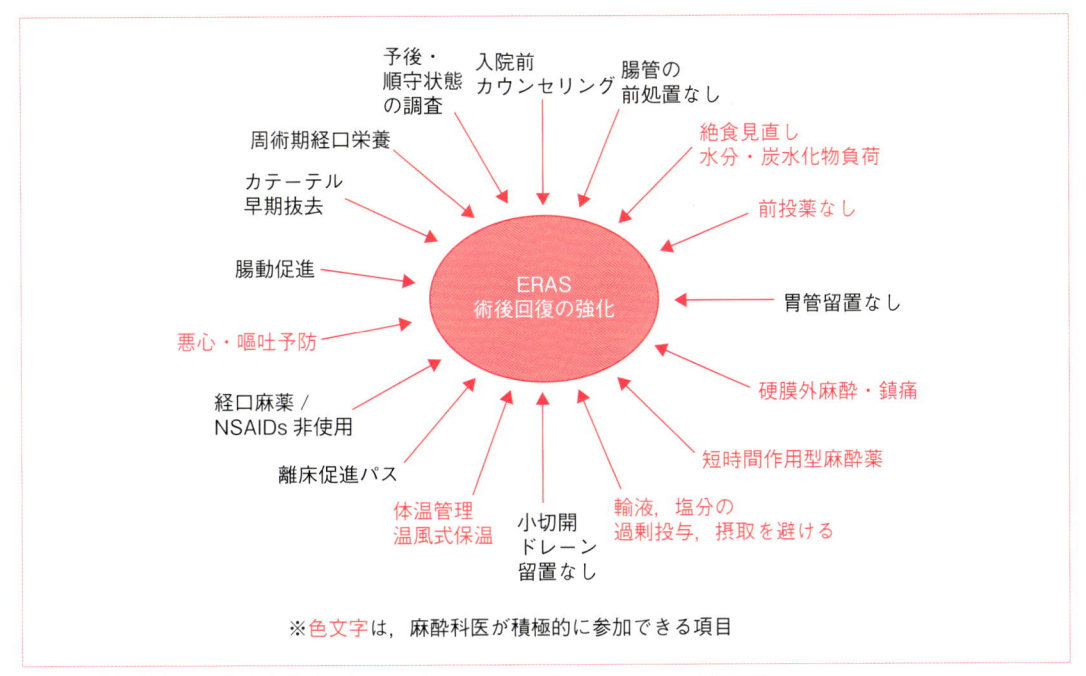

図1 手術患者の回復力強化 (enhanced recovery after surgery：ERAS)
（岩坂日出男．術後の回復力強化プロトコル．Anesthesia 21 Century 2010；12：35-40[1] より）

術室に搬送する．新生児，小児，意識障害者，認知症，視覚・聴覚異常の患者の場合には，主治医や近親者が手術部入り口まで，場合によっては手術室内まで付き添うこともある．手術部看護師は，PDAによりリストバンドを照合し，患者に氏名をフルネームで名乗ってもらい病棟看護師とともに相違がないか確認する．病棟看護師は，電子カルテ内の手術患者連絡表をもとに手術部看護師に申し送る．手術部看護師と，麻酔担当医師または主治医は2名以上で患者を手術室に移送する．

⑨ 手術室入室後，麻酔科医は麻酔導入前に患者を確認する．麻酔科医は，受持医が同席していることを確認後，麻酔を導入する．

3. 麻酔科術前診察

術前診察の目的は，患者の病態や合併症の把握と，患者に対する麻酔の十分な説明である．必ずしも把握されていない合併症もあり，このときに発見されることもある．まず基本的な事項について確認する．

1 ── 一般的な確認

① 性別，年齢；70歳以上で高齢，生後1月以内で新生児．
② 身長・体重；BMI（body mass index）25以上で肥満，BMI 35以上で高度肥満．
③ 手術部位，術中体位．
④ 検査結果：検査日の日付を確認．
⑤ 胸部X線，心電図：必要であればCTやMRIを確認．
⑥ アレルギーの有無：ピリンなどの薬物，卵・大豆（プロポフォール禁）やキウイなどの南国系果物（ラテックス禁）など．
⑦ NYHA心機能分類やHugh-Jones呼吸困難分類（表1）：症例の予備力の推定．
⑧ 飲酒歴・喫煙歴：大量飲酒は肝機能障害をきたす．

表1　Hugh-Jones 呼吸困難分類

I	同年齢の健康者と同様の労作ができ，歩行，階段昇降も健康者なみにできる
II	同年齢の健康者と同様に歩行できるが，坂道・階段は健康者なみにはできない
III	平地でも健康者なみに歩けないが，自分のペースなら1マイル（1.6km）以上歩ける
IV	休み休みでなければ50m以上歩けない
V	会話・着替えにも息切れがする．息切れのために外出できない．

⑨ 服用薬の有無を確認．
⑩ 患者の全身状態をアメリカ麻酔科学会（American Society of Anesthesiologists：ASA）の分類に従い評価する（⇨5.7 日帰り手術の麻酔を参照）．

2 — 身体所見

特に全身麻酔を施行する際は気道確保や気管挿管の難易度も推察する．

① 開口の状態：2横指（約5cm）以下では挿管困難．
② 歯牙の動揺．
③ 小顎症や猪首：オトガイ-甲状切痕間隔6cm未満や，オトガイ-胸骨切痕間隔12.5cm未満．
④ 頸部後屈障害：頸椎損傷や関節リウマチ，強直性脊椎炎など．
⑤ Mallampati score：気管挿管の難易度を推測．開口により咽頭のみえる程度を4段階に分類（⇨3.3 気道確保を参照）．

3 — 合併症のある症例の術前処置

A. 循環器系合併症

a. 心電図異常

主治医が判断して循環器内科を対診するのを原則とするが，麻酔科医の判断で循環器内科に更なる検査を依頼することもある．

異常Q波やST変化などの虚血性変化，危険な不整脈をチェックする．QTc延長は先天性・後天性（薬剤や電解質異常）があり，失神発作の既往や家族歴の確認も重要である．心房細動については循環器内科に対診を依頼し，心房内血栓の有無などを確認しておく．ただ，心疾患がありながらも，そのときの心電図には異常が現れないこともあり（例，虚血性心疾患やブルガダ症候群），心電図だけで判断せず胸部絞扼感や失神歴の有無を確認する．

b. 高血圧

降圧薬を常用している場合は原則として手術当日朝まで内服する．βブロッカー，アンジオテンシン変換酵素（ACE）阻害薬やアンジオテンシンⅡ受容体拮抗薬は，麻酔時に高度の血圧低下が起こる可能性があるため，日本の成書では手術数日前から投与中止を勧めるものもある．

しかし，βブロッカーは周術期虚血性心疾患の発生を低下させ，また中止によるリバウンドの可能性もあるため原則として手術当日まで中止しない．特に，虚血性心疾患，心房細動，閉塞性肥大型心筋症の場合，またファロー四徴症などでは止めてはいけない．

一方，アンジオテンシン変換酵素（ACE）阻害薬やアンジオテンシンⅡ受容体拮抗薬は，術中の低血圧や低K^+血症が起こりやすくなるため，手術当日の朝の内服は中止するほうが望ましい．血圧管理不良の場合は，手術延期を考慮し循環器内科に対診を依頼することもある．

c. 虚血性心疾患

既往のある場合，指摘されていなくても疑わしい場合は，循環器内科に対診する．

d. 抗凝固薬（ワーファリンなど）や抗血小板薬（アスピリンなど）の中止の判断について

必ず専門家に依頼し勝手に中止はしない．虚血性心疾患や冠動脈ステントに対する抗血小板薬，心房細動や深部静脈血栓に対する抗凝固薬などは循環器内科や心臓外科，脳梗塞に対する抗血小板薬は脳外科や神経内科に依頼する．手

表2 抗凝固薬と抗血小板薬

種類	代表商品名	作用機序	拮抗薬	休薬期間
ヘパリン	ヘパリン	アンチトロンビンⅢの抗トロンビン作用の増強	プロタミン	12時間前
経口抗凝固薬	ワーファリン	ビタミンKを拮抗	ビタミン	4〜5日前
抗血小板薬				
アスピリン	バイアスピリン	TXA_2の合成阻害		7〜10日前
チクロジピン	パナルジン	血小板の凝集能,放出能抑制		10〜14日前
シロスタゾール	プレタール	TXA_2による血小板凝集抑制		3日前
クロピドグレル	プラビックス	血小板のADPの結合を阻害		14日前
リマプロストアルファデクス	オパルモン	cAMP含量増加,TXA_2の合成阻害		1日前
ベラプロスト	プロサイリン	cAMP含量増加,TXA_2の合成阻害		1日前

術中の出血量の増加や硬膜外穿刺や脊髄くも膜下穿刺はできなくなるが,休薬が危険だと判断した場合は投薬を続行する.

表2に主な抗凝固薬と抗血小板薬の作用機序と休薬期間を示す.これらの薬物を中止していない場合は硬膜外麻酔の施行は禁忌となるため,術後疼痛に対しては,神経ブロックやフェンタニルの持続静脈内投与などで対処する.心筋梗塞発症後30日以内は,術後の再梗塞など循環器系合併症の危険性が高いため,延期可能な場合は,少なくとも1か月過ぎてから手術を予定する.

表3,4に,American College of Cardiology (ACC) / American Heart Association (AHA) の非心臓手術における周術期心血管系評価のガイドラインを示す.これは,どのような心血管系合併症や非心臓手術が,術中・術後の心血管系合併症リスクを増やすかを示したものである.

B. 呼吸器系合併症

a. 気管支喘息

白血球分画を必ず調べ肺機能検査を施行する.また,1年以内に気管支喘息発作の既往のある場合には呼吸器内科に対診し,必要があれば手術前に吸入療法を行う.

b. 慢性閉塞性換気障害COPD（肺気腫など）

慢性閉塞性換気障害を認めた場合は呼吸器内科を対診し,術前に吸入療法や呼吸訓練を,またwet caseでは気道クリーニングを施行する.術前にroom airでの血液ガス分析を施行する場合もあるが,年齢により正常値が変化する($PaO_2 = 100 - 0.33 ×$ 年齢).

c. 喫煙

術前2週間前より禁煙指導,最低でも3日前から,できれば8週間前から禁煙指導を行う.

C. 代謝・内分泌系合併症

a. 糖尿病

全身の血管病変であり,糖尿病性腎症や循環器系合併症（特に虚血性心疾患）の有無を確認する.また,高血糖状態は全身の酸化ストレス状態であり,術後の感染症や合併症は増加する.尿ケトン体陽性およびHbA1c 6.5（NGSP値：国際標準値）以上の場合,場合によっては手術を延期して糖尿病管理を施行する.経口糖尿病薬・インスリンは手術当日の投与は中止し,手術中,血糖測定を頻回に行うことでコントロールする.

b. 甲状腺

甲状腺機能障害を有する症例では手術前1か月以内に甲状腺ホルモンの検査を施行し,T3,T4が正常範囲でないものは,場合によっては手術を延期することもある.甲状腺薬服用中の症例では手術当日の朝まで内服薬を服用する（機能亢進：メルカゾール®,機能低下：チラー

表3 周術期の心血管系危険因子

重度リスク因子
  不安定な冠症候群
　　・不安定狭心症や重症狭心症（Canadian class III または IV）
　　・最近の心筋梗塞（発症から7日以上，30日以内）
  非代償性の心不全（NYHA クラス IV）
  著明な不整脈
　　・高度房室ブロック
　　・Mobitz II 型の房室ブロック
　　・III 度房室ブロック
　　・症候性の心室性不整脈
　　・心拍数 100 bpm 以上のコントロール不良の上室性不整脈
　　・症候性の徐脈
　　・最近の心室性頻脈
  重症弁疾患
  重症大動脈弁狭窄症
　　・症候性の僧帽弁狭窄症

中等度リスク因子
  虚血性心疾患の既往
  代償性の心不全の既往
  脳血管障害の既往
  糖尿病
  腎機能障害

軽度リスク因子
  高齢
  異常心電図（左室肥大，左脚ブロック，ST-T異常）
  洞調律以外の調律（心房細動など）
  身体機能の低下
  脳卒中の既往
  コントロールされていない高血圧症

（American College of Cardiology〈ACC〉/ American Heart Association〈AHA〉Guideline Update for Perioperative Cardiovascular Evaluation for Noncardiac Surgery[2] より）

表4 非心臓手術の術式による周術期危険度分類

高リスク（大血管手術）：心血管系合併症のリスクが5%以上
  大動脈および他の大血管手術
  末梢血管手術
中等度リスク：心血管系合併症のリスクが5%以下
  腹腔内手術，胸腔内手術
  頸動脈内膜剥離術
  頭頸部手術
  整形外科手術
  前立腺手術
低リスク：心血管系合併症のリスクがしばしば1%以下
  内視鏡手術
  体表手術
  白内障手術
  乳房手術

（American College of Cardiology〈ACC〉/ American Heart Association〈AHA〉Guideline Update for Perioperative Cardiovascular Evaluation for Noncardiac Surgery[2] より）

表5 ワクチンの種類

種類	対象物	対象疾患
不活化ワクチン	ウイルス	日本脳炎，インフルエンザ，狂犬病，A or B 型肝炎，百日咳，ジフテリア，破傷風，コレラ，肺炎球菌
	細菌	インフルエンザ菌 b 型
	レストスピラ	Weil 病，秋やみ
生ワクチン	ウイルス	ポリオ，麻疹，風疹，おたふく，水痘，黄熱
	細菌	BCG
トキソイド	毒素	ジフテリア，破傷風

ヂン® など).

c. 副腎機能不全（長期ステロイド内服症例を含む）

副腎皮質ホルモンは，コルチゾールに換算して通常 1 日 20 ～ 30 mg 産生されるが，手術侵襲に対応して産生が増加し，コルチゾールで 1 日 75 ～ 150 mg まで増加する．このため過去 6 か月以内にステロイドを投与中の症例では，周術期にステロイドカバーが必要なこともあり，1 日当たりヒドロコルチゾール 25 ～ 100 mg を投与する．

d. 肝腎疾患

肝炎症例で肝逸脱酵素が上昇（GOT，GPT 100 IU/mL 以上）傾向にある場合は，肝炎が活動性である可能性があるために手術を延期することもある．肝逸脱酵素が異常値を示しても，長期変動がないときには麻酔は可能である．慢性腎不全（透析患者を含む）症例では，人工透析を原則として手術前日に行う．

e. 血液疾患

貧血，血小板減少に対しては，原因検索とともに必要があれば術前に補正する．慢性貧血の場合は Hb 8 g/dL 以上を目安に術前輸血を行う場合もある．術前に凝固異常を認めた場合は血液内科を対診する．ワーファリン内服患者は可能であればヘパリンに変更することがある．

f. 予防接種

予防接種は，全身麻酔により免疫抑制が起こり，予防接種後に症状の増悪や抗体を産生できない可能性があり，生ワクチン接種後 4 週間以内，不活化ワクチン接種後 1 ～ 2 週間以内は定期手術を延期する（**表 5**）．

> **ミニ知識　なぜ高血糖は悪いのか？**
>
> 慢性の高血糖状態（糖尿病）では全身の血管病変が進行し，脳血管疾患，虚血性心疾患や腎障害を合併している場合が多い．急性の高血糖状態も臓器障害を悪化させる．これは，糖によりタンパク質が非酵素的に変性を受け（糖化変性），初めは可逆性であるが，放っておくと最終糖化産物（advance glycation end products：AGEs）という不可逆的な変性物ができてしまうことが一因である．この最終糖化産物は，細胞の構築を変えるだけでなく，その受容体（receptor for AGEs：RAGE）と結合すると活性酸素や炎症性サイトカインを産生する．
>
> 一方，活性酸素を低下させる抗酸化酵素（スーパーオキシドジスムターゼ等）も糖化変性を受け活性が低下しているため，高血糖状態は酸化ストレス状態といえる．実は，血糖コントロールの指標である HbA1c は，Hb が可逆性に糖化変性を受けたものである．

◆ 文献 ◆

1) 岩坂日出男．術後の回復力強化プロトコル．Anesthesia 21 Century 2010；12：35-40.
2) American College of Cardiology (ACC) / American Heart Association (AHA) Guideline Update for Perioperative Cardiovascular Evaluation for Noncardiac Surgery.

3.2 麻酔器と麻酔回路

麻酔器の構造は原則はシンプルであるが，その不具合は即患者の命にかかわるものであり，麻酔器の基本をしっかりと理解しておくことは重要である．また，麻酔回路を含む麻酔器全体の機能が必ずしも常に完全とは限らず，毎日の始業点検が必要である．

1. ガス供給部と呼吸回路

麻酔器の基本構造は2つの機構に分けることができる（図2，3）．

1 ― ガス供給部

文字通り酸素，亜酸化窒素もしくは空気，吸入麻酔薬を任意の濃度で混合し供給するための装置である．医療ガス（酸素，亜酸化窒素，空気）においては，昔ながらの浮子を使用したものからコンピューター制御のものまである．気化器は吸入麻酔薬の特性にあわせてその薬剤専用のものがあり，またどのような流量や温度でも正確な濃度で供給されるように各社いろいろな工夫がされている（図4）．

ガス供給部は，予備供給ルート（図2①），メイン供給ルート（図2②）と気化器（図2③）の3つに分けることができる．

2 ― ガス供給部位から流量計まで（図2①と②）

中央配管システム：多くの手術室を有する大病

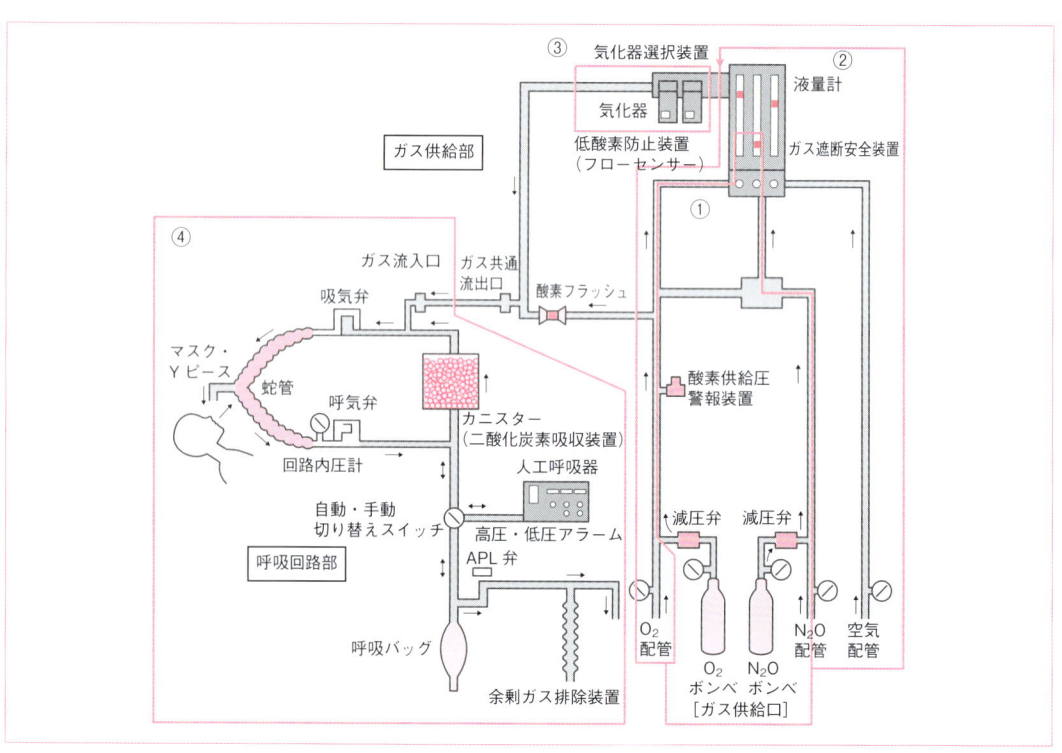

図2 麻酔回路

(讃岐美智義．学会が決めた麻酔器の始業点検はこうなっている．LiSA 2005；12：484-490[1] より)

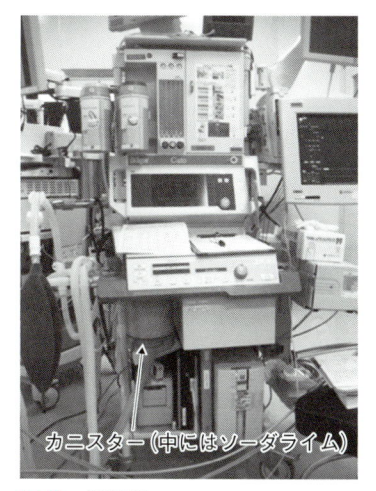

3.2 麻酔器と麻酔回路

図3 麻酔器

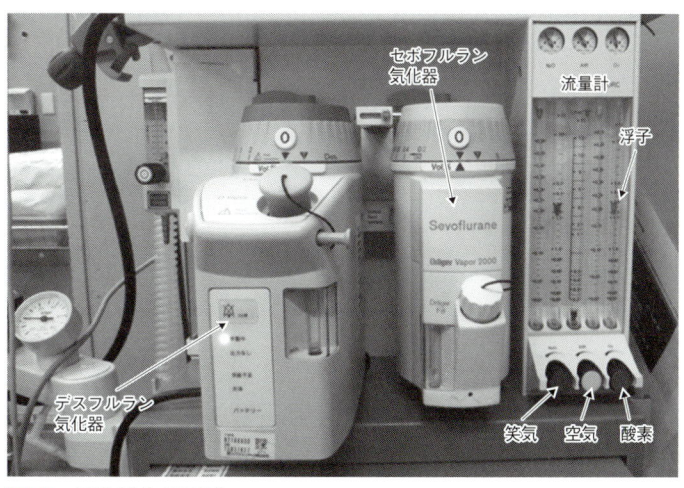

図4 気化器と流量計

院では，いちいちボンベを取り換える手間と危険性を省くため，酸素は液体酸素を建物外に設置し，亜酸化窒素は大型ボンベを高圧ガス貯蔵庫に置き，天井や壁を通るパイプで手術室まで供給され，手術室内にある各ガスの供給口にホースを接続して使う．何らかのトラブルに備えて各麻酔器には予備ボンベ（酸素ボンベは必須）も備えつけられている．

また，供給ガスの接続に間違いがないように，日本工業規格（JIS）の医療ガス配管設備に基づき色分け（酸素：緑，亜酸化窒素：青，空気：黄）されている．しかし，ガスボンベの色は，高圧ガス保安法に基づいて決められており（酸素：黒，炭酸ガス：緑），両者の違いに注意が必要である（**図5**）．

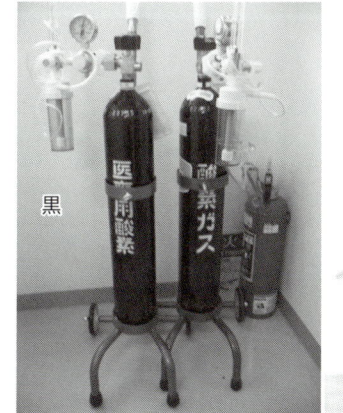

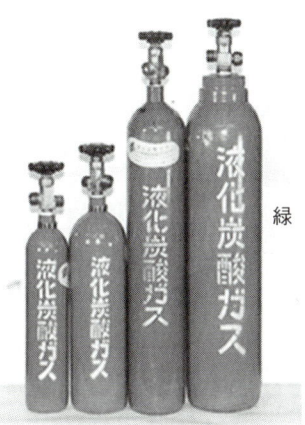

現在では，供給ガスの接続間違いを防ぐために，色分けだけではなく接続ピンの位置をずらしたり（ピン方式），口径を替えたりして（シュレーダー方式）他のガス供給口には絶対に接続できないようになっている（**図6**）．このよう

図5 酸素ボンベと二酸化炭素ボンベ

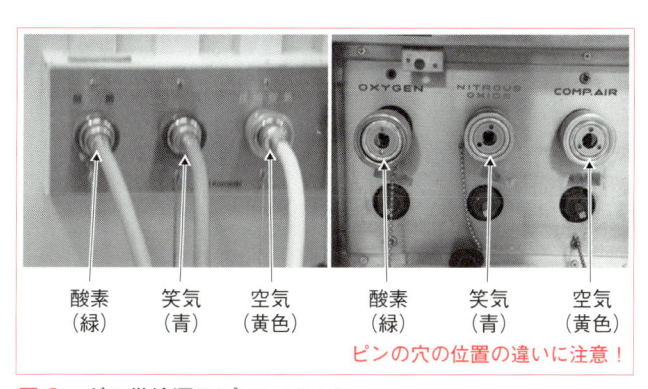

図6 ガス供給源のピンシステム

な装置が開発される以前は，亜酸化窒素（笑気）の接続口に酸素の配管を間違えてつなぎ，患者

69

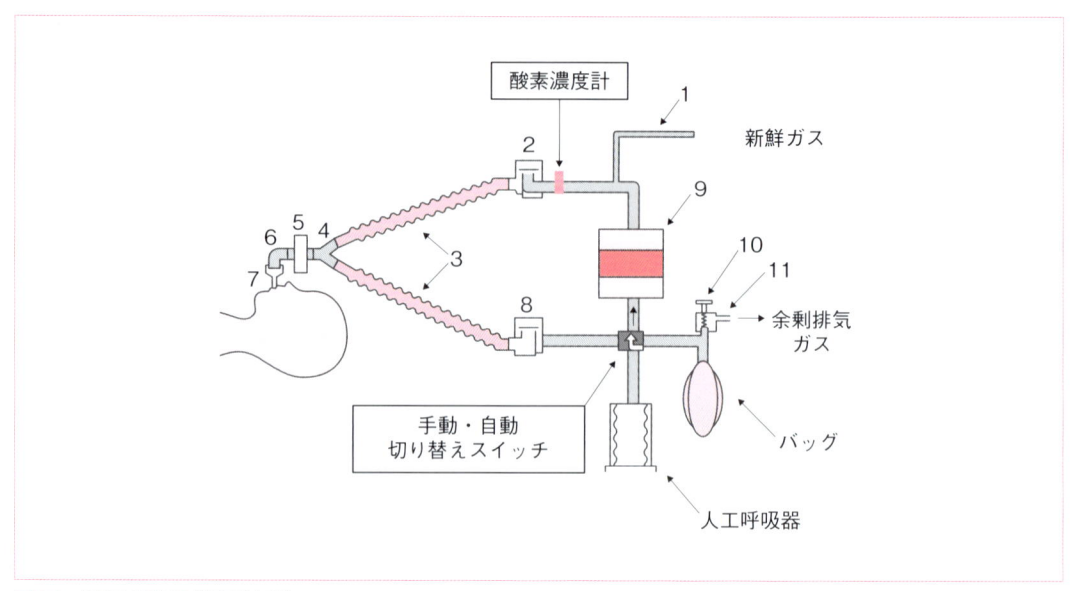

図7　循環式半閉鎖麻酔回路
1. 新鮮ガス供給口，2. 吸気弁，3. 蛇管，4. Yピース，5. 人口鼻（加温・加湿・バイオフィルター），6. Lアングル，7. 気管チューブ，8. 呼気弁，9. カニスター，10. APL弁（ポップオフバルブ），11. 排気ガス排気口

が低酸素になってしまった症例もあった（酸素なしの純笑気）．

しかし現在でも，ボンベの色は統一されていないため，患者に酸素（ボンベは黒，医療用配管は緑）と間違えて緑のボンベ（二酸化炭素）をつなぎ，患者が心停止にいたった症例報告がごく最近にもある．

3―気化器（図2③，図4）

セボフルランやデスフルラン，イソフルランなどの揮発性麻酔薬は室温では液体であるため，気化させる装置（気化器）が必要である（図2③）．気化器は加温して液体を気化させるのではなく，そのときの室温におけるその揮発性麻酔薬の飽和蒸気圧に従って気化させている．デスフルランは沸点が23.5℃と室温に近いので，加圧して加熱している（⇨2.1 吸入麻酔薬を参照）．また，気化器が複数ついているものは，同時に使用できないようになっている（図4）．

4―呼吸回路（図2④）

呼吸回路（図2④）はガス供給部で混合された麻酔ガスを患者に投与する部分であり，日常的に使うのは循環式半閉鎖型回路である．

ちなみに，完全閉鎖式麻酔とは，呼吸回路を完全に循環式にして閉じてしまい，生体が消費する酸素量（4～5 mL/kg/min）のみの酸素を供給する方法である．これは無駄のない理論的な方法だが，実際には生体が消費する酸素量は正確にはわからず，微小リークは存在するため，呼吸回路内の容積やガスの濃度を一定に保つのは難しく特別な場合を除いて使用されない．麻酔薬としては認可されていないが，高価なキセノンを麻酔薬として使用する場合などはこの方法が使用される．

半閉鎖式とは，患者呼気の一部を使用しその残りを捨てる．この捨てた分を新鮮ガスとして供給する方式である．以上のように，患者呼気の一部は再度使用されるわけであり，供給新鮮

ガス流量として分時換気量 5〜6 L/min は全く必要なく，コストの面と環境の面（捨てられた患者呼気には麻酔ガスが含まれているため，大気汚染の原因となる）から低流量（最近では笑気が使われなくなったため，酸素と空気を合わせて 1 L/min もあれば十分である）が好まれる．しかし，セボフルランは，低流量では compound A の産生が増えるため，新鮮ガス 1 L/min 以上にすることが推奨されている．

実際には，呼吸回路を APL（adjustable pressure limiting）弁（ポップオフバルブともいう）で調節し，ある一定量の麻酔ガスを供給し続けるとともに，供給分に見合う余剰ガスを排出する方法をとっている（循環式半閉鎖麻酔回路）．流量計は，ニードル弁，浮子（フロート），ノブとバルブ止めからなる．流量は浮子の位置で知ることができ，ローター型では上端でメモリを，球状の浮子は球の中央でメモリを読む．ここでも純笑気を防ぐため，酸素のノブは右端に位置するように規定され，また笑気は酸素が流れない限り単独では流れないようになっている．

呼吸回路（図2④）をさらに簡略化して書くと図7のようになる．循環式半閉鎖麻酔回路では，患者の呼気ガスの一部が再呼吸されるため，ソーダライムなどの二酸化炭素吸収剤が絶対に必要となる．これを入れる容器をカニスターという．二酸化炭素吸収能が低下すると，ソーダライムは白から青紫に変色するため，青紫色のソーダライムが一定量になったら交換しなければならない．

全身麻酔中のほとんどの症例で自発呼吸をわざと止め（筋弛緩の使用），調節呼吸にするため，十分な換気を行ううえで，麻酔回路にリークがないことをチェックすることも重要である．人工呼吸器（図7）は加圧バッグと切り替えで人工呼吸回路につながるようになっている．

従量式と従圧式の両者が使用できるものがほとんどであり，どちらのモードでも使用可能である．しかし，従圧式では患者の肺・胸郭そして回路のコンプライアンスが変わると1回換気量が変化すること（例えば，気腹や頭低位では同じ圧の設定で，1回換気量は減る），従量式では逆に一定の量を入れるために気道内圧が変わることを認識しておかなければならない．

◆ 文献 ◆

1) 讃岐美智義. 学会が決めた麻酔器の始業点検はこうなっている. LiSA 2005；12：484-90.
2) 日本麻酔科学会. 麻酔器の始業点検 2013. http://www.anesth.or.jp/guide/pdf/guideline_checkout20130401.pdf

3.3 気道確保

1. 気道確保の重要性

　麻酔に際しての呼吸抑制には、意識消失による下顎の緊張低下に伴う舌根沈下（物理的気道狭窄）と、麻酔薬による直接の呼吸中枢抑制の2つがある.
　前者に対しては、気管挿管やラリンジアルマスク挿入を行い、後者に対しては人工呼吸を行う. 実際、手術麻酔管理では、人為的に意識を消失させ（麻酔薬）、さらに呼吸を止める（麻酔薬や筋弛緩薬）ため、気道の確保と呼吸補助は非常に重要なことである. 特に後述する困難気道で、フェイスマスク換気に難渋する場合には、何らかの対処を即座に取らなければ死にいたることもある.
　われわれ麻酔科医は、まず困難気道を予想すること、もし遭遇した場合には適切な対処を即座に取る訓練を常に行っている. さらに、気管挿管をはじめとする気道確保の技術は麻酔管理に限ったことではなく、心肺蘇生時、意識低下や状態の悪化した患者では必須であり、すべての医師が通暁しなければならない基本技術であり知識である.

2. 上気道閉塞の原因

　麻酔科医に欠かせない重要な技能の1つが、麻酔中の患者の気道を確保することである. 上気道閉塞の原因として、舌根部が落ち込み、中咽頭を閉塞する舌根沈下が上げられる. さらに、閉塞性睡眠時無呼吸症候群のように口蓋垂を含む軟口蓋が咽頭後壁に垂れ下がり、上咽頭から中咽頭への空気の流れを遮断する上気道閉塞もある. さらに、意識の消失に伴い喉頭筋群の緊張が低下し、喉頭蓋が倒れ込んで声門を塞ぐ上気道閉塞も指摘されている.

3. 気道確保の手技

　気道閉塞の解除方法として、頭部後屈、下顎挙上、経口および経鼻エアウェイなどがある. 頭部後屈は麻酔科以外の領域でしばしば行われている.
　その手技は、示指と中指を下顎オトガイ部に当て他方の手を前額部に添える（図7）. オトガイ部を持ち上げつつ前額部を押し下げることにより頭部が後屈し、密着していた咽頭後壁と舌根部が離れ気道が確保できる. 麻酔科領域では、小指を下顎角にあてがい薬指と中指を下顎下縁に添え、下顎を天井に向けて挙上する下顎挙上が行われている（図7）. 舌も下顎と同時に天井方向に引き上げられるため、舌根部が持ち上がり気道が開通する. 同時に喉頭蓋が倒れ込んで生じた気道閉塞も改善する.
　口を少し開け、下の歯列を上の歯列よりも前方に押し出すようにする下顎前方押し出しも有効である.
　また、経口エアウェイや経鼻エアウェイ（図8）は、舌根沈下による閉塞を解除するには有効である. 気道閉塞の原因が1つだけではないことも多く、これらの3つを組み合わせて解除する場合もある.

1 ─ フェイスマスク（facial mask）

　成人用としてNo.5, No.4, No.3のサイズがあり、患者の顔によくフィットしたマスクを選

3.3 気道確保

オトガイ部を持ち上げる　　前額部を押し下げる

頭部後屈

気道確保すると

下顎挙上

仰臥位で気道確保されていない状態

小指を下顎角
薬指と中指を下顎に添えて持ち上げる

図7 頭部後屈と下顎挙上

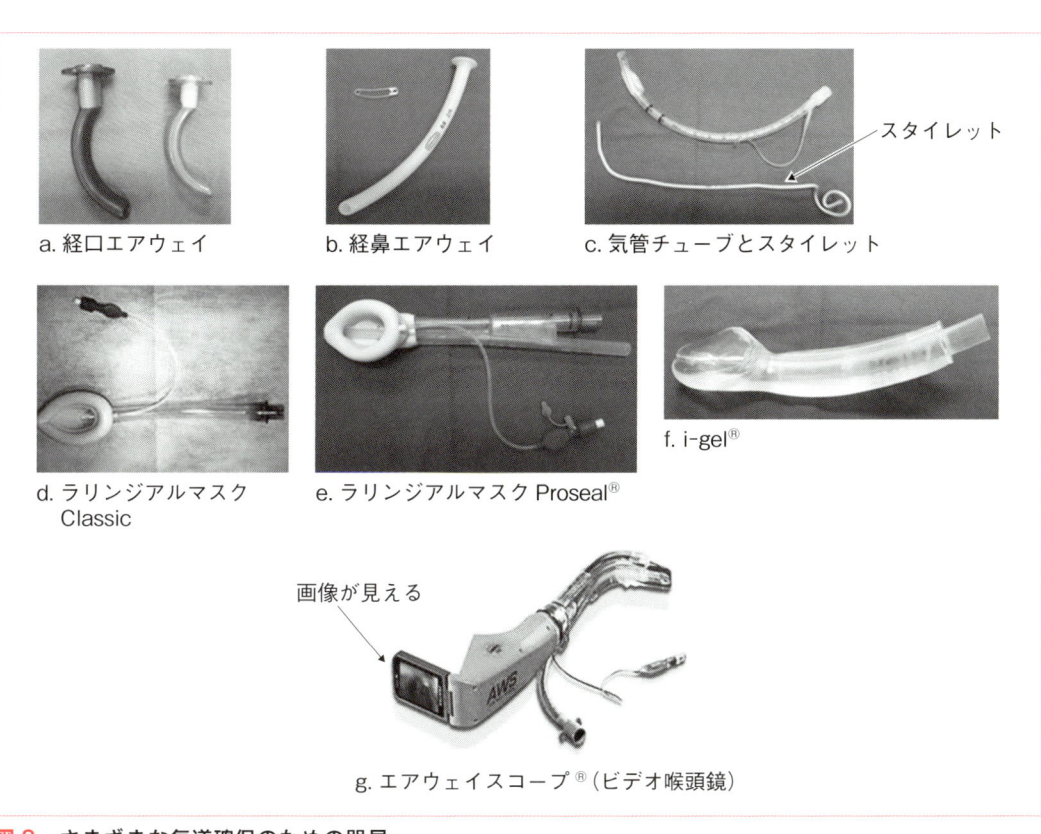

a. 経口エアウェイ　　b. 経鼻エアウェイ　　c. 気管チューブとスタイレット

スタイレット

d. ラリンジアルマスク Classic　　e. ラリンジアルマスク Proseal®　　f. i-gel®

画像が見える

g. エアウェイスコープ®（ビデオ喉頭鏡）

図8 さまざまな気道確保のための器具

択する．高齢者などで頬がこけてマスクが顔に密着しにくいときは，水でしぼったガーゼを頬の内側もしくは外側に当てるとうまくいくことがある．あえて小児用のマスクを使い，口を完全に閉じて鼻からだけ換気する方法も有効なことがある．マスクの内容は機械的死腔であり，大きすぎないほうがよい．

2 ── マスクによる換気の手技

マスクの保持は，左手の中指，薬指，小指を下顎骨下縁にあてがい，母指と示指でマスクを支え，下顎をマスクに密着させる．力の方向はオトガイ部を持ち上げる方向で，患者の頭は後方にのけぞるようになり頭部後屈となる．中指，薬指，小指の下顎骨を保持する形がEの文字，マスクを支える母指と示指の様子がCの文字に似ているためEC法とよばれている(図9)．

頭部後屈してもマスク換気が上手くいかない場合は，下顎挙上を併用してマスクを保持する．母指と示指は前述の方法と同様にマスクを支え，薬指，小指を下顎骨の下縁にあてがい，天井に向かうように力を加える．すると下顎挙上となり気道が開通することになる．下顎挙上を併用してもマスク換気が改善しない場合，下顎前方押し出しを試み，さらには経鼻もしくは経口エアウェイの挿入を検討する．近年，マスク換気が困難である場合，筋弛緩薬の投与が有効であるとする報告[1]もあり，考慮すべき選択肢のひとつである．

3 ── 気管挿管(図10)

最近施設によっては手術麻酔管理ではラリンジアルマスクを多く使用している所もあるが，気管挿管は全身麻酔中の気道管理の王道である．全身麻酔が安全に施行できるようになった最も大きな理由の一つであると言って過言ではない．また，この操作は，心肺蘇生時や病棟でも緊急に施行することが必要となる基本技術であると同時に，患者の生死にかかわる重要な技術である．その適用理由としては，以下のABの場合がある．

A. 誤嚥の危険性がある場合

胃内容物の誤嚥の危険性がある場合は，気管挿管の適応がある．全身麻酔中に嘔吐が生じると，異物の気管内への侵入を防御する声門反射や異物を除去する咳反射が抑制されているため，胃内容物が気管内へ流入し誤嚥となる．

そのため，気管挿管を行い気管と食道を完全に分離して誤嚥を防ぐ．胃液は酸度が高く，胃液の誤嚥が生じると肺胞の化学性炎症が生じ，難治性の肺炎となる．また死亡率の高い急性呼吸窮迫症候群(ARDS)を呈することもある．食物残渣の誤嚥では，物理的な気道閉鎖が生じることもある．

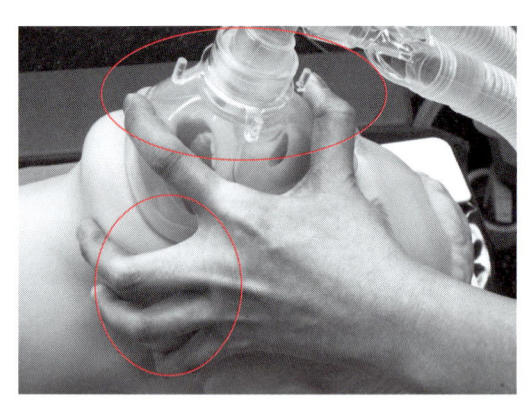

図9 EC法

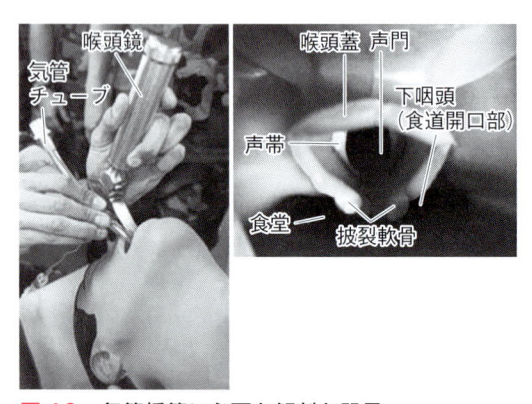

図10 気管挿管に必要な解剖と器具

B. 人工呼吸器による呼吸管理が必要な場合

人工呼吸器による呼吸管理を行う場合は，挿管の適応がある．特に開胸手術となる肺切除術，食道の手術，開心術では陽圧換気が必要であるため，気管挿管が必要になる．当然合併症として重症の呼吸不全がある場合も人工呼吸器による換気補助が必要であり挿管の適応がある．

実際の気管挿管では喉頭展開をしなければならないが，麻酔の術前診察などで挿管困難を事前に予想するための気道評価として，マランパチ（Mallampati）の分類がある[2]（図11）．これは，患者に座ったままで口を大きく開けてもらい，舌をできるだけ前に突出してもらった状態で，

- クラス1：口蓋弓，軟口蓋と口蓋垂が見える，
- クラス2：口蓋弓，軟口蓋は見えるが，口蓋垂の先端は見えない，
- クラス3：軟口蓋と口蓋垂の基部のみが見える，
- クラス4：軟口蓋も見えない，

の4つに分類し，数字が大きいものほど気管挿管が難しい可能性がある．

C. 喉頭鏡を用いた気管挿管の手技

a. 喉頭鏡の構造

喉頭鏡は構造上大きく2つの部分に分かれている．施行者の左手で保持する部分をハンドルと称し，患者の口腔内に挿入される部分をブレードとよぶ．ブレードにはスパツラ，フランジおよびチップとよばれる部分がある．

ブレードには暗い口腔内を見やすくするため，光源がついている．ブレードはハンドルから取り外すことができ，大きさが異なる種類がある．通常成人では#3が使われ，小児では#2や#1が使われる．ブレードの形状にもいろいろ種類があり，やや曲がったマッキントッシュ型（図12），ほぼ直線的なミラー型などは有名である．麻酔科領域ではマッキントッシュ型が好んで使われている．

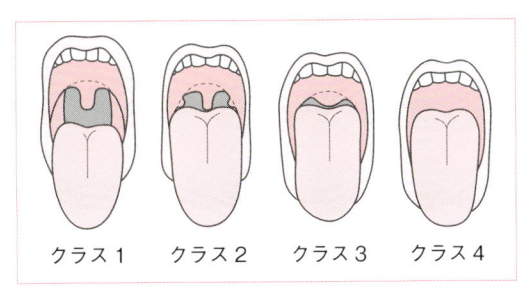

図11　マランパチ分類
（Samsoon GLT, Young JR. Difficult tracheal intubation：a retrospective study. Anaesthesia 1987；42：487-90[3]より）

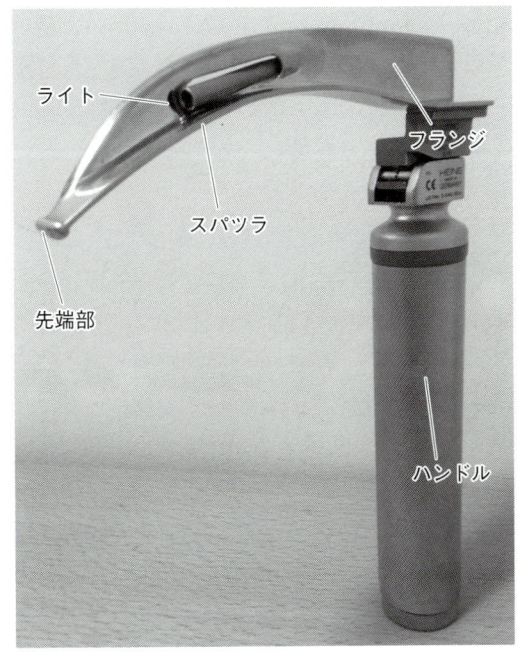

図12　マッキントッシュ型喉頭鏡

b. 気管挿管の実際

全身麻酔を行うときは通常は意識消失後，そして筋弛緩薬を使用し，呼吸を止め喉頭筋を麻痺させたあとに気管挿管を施行するが，胃内に食物残渣が残っているフルストマックの患者や極度に状態の悪い患者，また病棟での緊急挿管の際には，意識と呼吸・反射を残して行うことがある．そのような状況での下手な挿管技術は，患者に苦痛を与えるだけでなく危険（口腔内の出血や浮腫，舌咽神経反射，喉頭痙攣）である

ことを認識しておくべきである．

　気管チューブは，袋から出したそのままの半円弧状ではなく，図8cにあるスタイレットの形状のように，口腔軸と気管軸を考慮し，カフの根本あたりから曲がっているような形状のほうが挿管しやすい．この際，気管損傷を避けるため，決してスタイレットをチューブの先端から出してはいけない．

　まず，患者をベッドに仰臥位にし，ベッドの高さは患者の頭部が，挿管施行者の季肋部にくるように調節する．施行者は手袋，マスクおよび感染防止用の眼鏡をつけ患者の頭側に位置する．患者の頭がベッドの縁ぎりぎりにあると，挿管操作がより容易になる．挿管操作の前に100％酸素を3分間以上投与することは，とても重要なことである．これにより，できるだけ動脈血酸素分圧を上げておくことで，挿管操作に由来する無呼吸時間での低酸素状態を回避することができ患者の安全を確保できる．

　頭部の下に枕を置き，頸部を背側に押し込むようにして，いわゆる嗅ぐ姿勢（sniff position）にする．この姿勢により気管軸と咽頭軸がほぼ平行になる．次に喉頭鏡を挿入するために十分に開口する．手袋をはめた右手拇指と示指もしくは中指を鋏のように交差して，下顎歯列を押し下げ上顎歯列を押し上げるように開口する．

　開口ができた状態で喉頭鏡のブレードを右口角より挿入し，フランジにより舌を左に圧排させながら，ブレードを口腔内に進めつつ正中に位置するようにする．喉頭蓋を視認し，手関節を曲げずにハンドルに上方尾側に力を加える．ブレードの先端を喉頭蓋谷に置き，ハンドルを上方尾側に力を加えると，声門が直視できるようになり喉頭展開が達成する．

　喉頭展開に難渋する場合は，輪状軟骨部分を助手が圧迫するBURP（backward, upward, rightward pressure：後方，上方，右方圧迫）を行うと展開が容易になることがある．また，喉

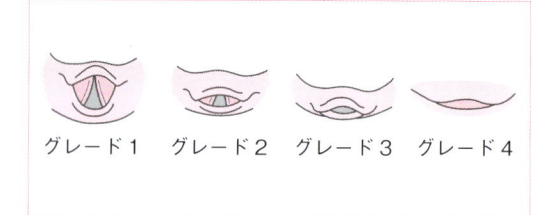

図13 コーマック分類
(Samsoon GLT, Young JR. Difficult tracheal intubation : a retrospective study. Anaesthesia 1987 ; 42 : 487-90[3] より)

頭展開時の声門視野の分類（気管挿管困難を判断するもの）として，コーマック（Cormack-Lehan）のグレード分類（図13）がある[4]．
- Grade 1：声門部全体が目視できる．
- Grade 2：披裂軟骨，声門の一部が目視できる．
- Grade 3：喉頭蓋のみ目視できる．
- Garde 4：喉頭の構造物が目視できない．

　喉頭展開ができたならば，気管チューブを挿入する．気管チューブは右口角から挿入し，声門を通過する前に左90°回転させる．カフが声門を通過したのを確認して，喉頭鏡を口腔内から抜去する．気管チューブの挿入後，門歯において気管チューブの挿入の深さを確認する．通常成人男性で23〜24 cm，女性で20〜22 cm程度になり，これより深く挿入すると，気管チューブが主気管支まで進んで片肺挿管となることがある．浅すぎる場合も，チューブが抜ける危険性が増えるだけでなく，反回神経麻痺の危険性が増えるため，適正な位置での固定が必要である．

　次に空気によりカフを膨らませる．気道内圧を20 cmH$_2$Oまで加圧し，口腔内でカフと気管の隙間から吸気の漏れる音が聞こえなくなるまで，カフを膨らませる．カフにいくら空気を注入しても吸気が漏れる場合は，再度喉頭鏡を挿入し，声門に挿入されている気管チューブの状態を観察する必要がある．カフが声帯を超えているのに，吸気が漏れ続ける場合は，カフが損

傷している可能性があり，チューブチェンジャーを使って気管チューブの交換を考慮する．

c. 挿管後の注意点

挿管後最も重要なことは，気管チューブの位置を必ず確認し，間違いなく気管内にあることを確信することである．用手換気のもとで，胸壁が左右差なく上下に動いていることを確認する．続いて聴診を両腋窩で行い，呼吸音に左右差がないか検討する．さらに，カプノメーター（呼気二酸化炭素検出装置）を用いて，呼気終末二酸化炭素濃度の経時的な変化を示すカプノグラムを観察する（これが一番信頼できる！）．

食道挿管の場合，カプノグラムは呼気上昇第II相が急激に減衰する非定型的波形を示す．実際，空気中の二酸化炭素は0.04%しかなく，食道挿管では呼気二酸化炭素分圧はほぼゼロとなる．

食道挿管を疑った場合は，すぐに抜管しマスク換気とする．これは鉄則である．食道挿管を疑わせる所見として①胸壁の運動が小さい，②酸素化ができない，③挿管後に進行する頻脈と高血圧，④進行する腹部膨満，などが上げられる．抜管が遅れるほど，すなわち食道挿管である時間が長くなるほど，低酸素血症が進行し，状況を良くするために使える時間が少なくなる．したがって早期に問題を解決するために抜管し，マスク換気により酸素化を改善した後再度挿管する．

4 ― 声門上器具

1990年代英国のBrainが開発したラリンジアルマスクが発端で，以来多くの種類の声門上器具が開発・市販されている（**図8d〜f**）．気管チューブとマスクの中間的な存在で，喉頭鏡なしで徒手にて，口腔咽頭あるいは食道上部に挿入して換気が行え，挿管に比して侵襲度が低い．挿管困難やマスク換気困難の際に有用とされている．

形状から2つに大別できる．①声門部を覆うようにカフが膨らむラリンジアルマスクとその発展型（標準的なClassic，胃管挿入と人工呼吸が可能なProseal®，気管挿管を目的としたFastrach®など），airQ®，ジェル状のカフを有するi-gel®がある．②2個のカフをもち，食道上部と咽頭を閉鎖し換気を行うコンビチューブ®，VBMラリンゲルチューブ®やコブラPLA®がある．

安全性と使いやすさから，胃管挿入可能なProseal®が最も好まれている．注意すべき点として，どれも完全に気管と食道を分離することができないので，誤嚥を完全に防ぐことができない．また麻酔深度が浅くなると，声門閉鎖や喉頭痙攣により換気ができなくなる．

5 ― ビデオ喉頭鏡

近年のビデオ光学機器の開発に伴い，声門周囲をCCDカメラより光学ファイバー経由でモニター観察できるビデオ喉頭鏡がいくつか市販された（**図8g**）．これらの特徴は，視点がブレードの先端，すなわち声門からわずか数センチのところにあり，得られた視野を2インチ程度のモニターで観察するため，声門周囲の視認性がきわめてよい．ビデオ喉頭鏡は，後述する困難気道管理のガイドラインで推奨されている．可能ならば，各施設にあるビデオ喉頭鏡を，日頃から使い慣れておくことが肝要である．

4. 気道確保困難

米国麻酔科学会では1992年より困難気道管理（difficult airway management）にかかわるガイドラインを発表し，2003年，2013年（**図14**）と改訂を行っている[5]．

その背景は気道にかかわるトラブルの予後が非常に悪いためである．日本麻酔科学会による

1. 基本的な気道管理上の問題の可能性と臨床上の重要度を評価する
   - 患者の協力や同意を得るのが困難
   - マスク換気困難
   - 声門上器具留置困難
   - 喉頭展開困難
   - 挿管困難
   - 外科的気道確保困難
2. 困難気道管理時は継続して積極的に補助酸素投与を継続する
3. 選択した管理方法の利点と実効性を考える
   - 意識下挿管 対 全身麻酔導入後挿管
   - 最初の気管挿管方法：非侵襲的手技 対 侵襲的主義
   - 最初の気管挿管方法としてのビデオ補助機能の付いた喉頭鏡
   - 自発呼吸を維持 対 消失
4. 最初の方針とそれがうまくいかない場合の代替の方針を立てる

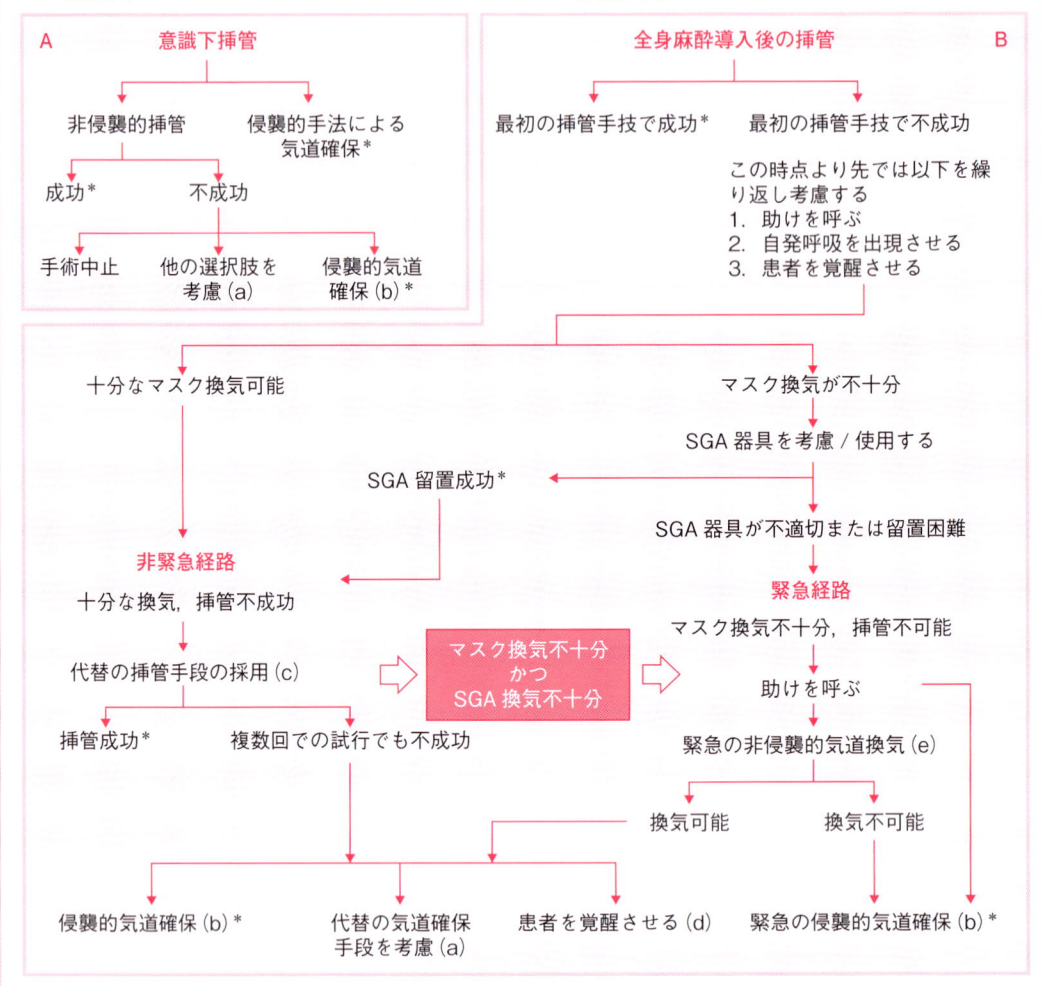

A 意識下挿管
- 非侵襲的挿管 → 成功* / 不成功
- 侵襲的手法による気道確保*
- 不成功 → 手術中止 / 他の選択肢を考慮(a) / 侵襲的気道確保(b)*

B 全身麻酔導入後の挿管
- 最初の挿管手技で成功*
- 最初の挿管手技で不成功

この時点より先では以下を繰り返し考慮する
1. 助けを呼ぶ
2. 自発呼吸を出現させる
3. 患者を覚醒させる

十分なマスク換気可能 / マスク換気が不十分
SGA器具を考慮／使用する
SGA留置成功* / SGA器具が不適切または留置困難

非緊急経路
十分な換気，挿管不成功
代替の挿管手段の採用(c)
挿管成功* / 複数回での試行でも不成功

マスク換気不十分 かつ SGA換気不十分

緊急経路
マスク換気不十分，挿管不可能
助けを呼ぶ
緊急の非侵襲的気道換気(e)
換気可能 / 換気不可能

侵襲的気道確保(b)* / 代替の気道確保手段を考慮(a) / 患者を覚醒させる(d) / 緊急の侵襲的気道確保(b)*

*気管挿管時や声門上器具留置時には呼気二酸化炭素で成否を確認すること

(a) 他の選択肢には（制限されるわけではないが），マスクまたは声門上器具（ラリンジアルマスクや挿管用ラリンジアルマスク）を用いた全身麻酔下，あるいは局所浸潤麻酔や区域麻酔下での手術施行がある．これらの選択肢を実施する背景にはマスク換気が問題なく行えるという前提がある．そのため，アルゴリズムの中で緊急経路に入った場合，これらの選択肢は制限される．
(b) 侵襲内道確保には，外科的または経皮的な気道確保やジェット換気，逆行性挿管も含まれる．
(c) 困難気道管理の代替手技には（制限されるわけではないが），以下のものが含まれる．ビデオ喉頭鏡，異なる種類の喉頭鏡ブレードの使用，（ファイバースコープの使用に関らず）挿管補助器具としての声門上器具（例えば，ラリンジアルマスクや挿管用ラリンジアルマスク），ファイバー挿管，挿管用スタイレットやチューブエクスチェンジャー，ライトワンド，盲目的経口・経鼻挿管がある．
(d) 意識下挿管を再度試みるか，手術中止を考慮する．
(e) 緊急の非侵襲的な換気は声門上器具で行う．

図 14 困難気道アルゴリズム
（駒澤伸泰，上農喜朗，五十嵐寛ほか．困難気道管理に関する診療ガイドライン．日本臨床麻酔学会誌 2013；33：843-71[6]）より）

「麻酔関連偶発症例調査2002」でも，麻酔管理に起因する死亡について，気道および換気が原因となるのが49％を占め，気道確保の失敗は患者の安全を大きく脅かしている．ここでは気道確保困難対策として，2013年に米国麻酔科学会が示したガイドラインを提示する[5]．このガイドラインからビデオ喉頭鏡のエビデンスが認められ，ラリンジアルマスクから声門上器具に変更された．

困難気道の定義としてトレーニングを積んだ麻酔科医がマスク換気か気管挿管，もしくは両者が困難であるとされている．気道確保に要した時間や施行回数については言及されていない．困難気道というのは，患者の状況のみならず，その気道確保を行っている場所，設備，器具，人員などで困難の程度が大きく変化するためである．

術前診察の後，まず気道管理にかかわる問題の可能性と臨床的影響について，

- 協力や同意が得られない患者，
- マスク換気困難，
- 声門上器具挿入困難，
- 喉頭展開困難，
- 挿管困難，
- 侵襲的気道確保困難，

これら6項目を評価する．

次に気道確保困難の際に，必ず継続的に酸素が投与できるように計画し準備する．最後に，選択した気道管理方法のメリットとデメリットについて示す．

- 意識下挿管 vs 全身麻酔導入後挿管．
- 最初に行う挿管操作として非侵襲的気道確保 vs 侵襲的気道確保．
- 最初からビデオ喉頭鏡による挿管．
- 自発呼吸を止めない vs 自発呼吸を止める．

以上を検討し麻酔導入を行う．導入後の対応はアルゴリズムに沿って行う．

マスク換気も挿管もできない事態を cannot ventilate, cannot intubate（CVCI）とよぶ．これは危機的状況で，まずこのアルゴリズムで緊急非侵襲的気道確保として，声門上器具の挿入が示されている．声門上器具で換気ができなければ，次いで，緊急侵襲的気道確保として外科的もしくは経皮的な気管切開術や輪状甲状膜切開を行うことになる．

◆ 文献 ◆

1) Ikeda A, Isono S, Sato Y, et al. Effects of muscle relaxants on mask ventilation in anesthetized persons with normal upper airway anatomy. Anesthesiology 2012；117：487-93.
2) Mallampati SR, Gatt SP, Gugino LD, et al. A clinical sign to predict difficult tracheal intubation：a prospective study. Can Anaesth Soc J 1985；32：429-34.
3) Samsoon GL, Young JR. Difficult tracheal intubation：a retrospective study. Anaesthesia 1987；42：487-90.
4) Cormack RS, Lehane J. Difficult tracheal intubation in obstetrics. Anaesthesia 1984；39：1105-11.
5) Practice guidelines for management of the difficult airway. Anesthesiology 2013；107：251-70.
6) 駒澤伸泰，上農喜朗，五十嵐寛ほか．困難気道管理に関する診療ガイドライン：困難気道管理に関する米国麻酔科学会タスクフォースによる改訂情報．日本臨床麻酔学会誌 2013；33：843-71.

3.4 モニタリング

1. 循環モニタリング

1—心電図

不整脈と心筋虚血（ST-T の変化）の検知が目的である．通常の手術で心疾患を有しない患者においては，3極標準肢誘導（Ⅰ，Ⅱ，Ⅲ）の装着でよいが，虚血性心疾患やペースメーカーを有する患者などで V_5 誘導をモニターするため5極誘導を装着することもある．これにより心臓中隔から心尖部の虚血を検知することができる．また，ブルガダ症候群の患者では V_{1-3} のいずれかなど，心電図変化の予想される部位をモニターする（図15）．

手術室で用いられる心電図モニターは，P波が検出しやすく不整脈の診断がしやすいことも

> **ミニ知識　ペースメーカーと除細動**
>
> ペースメーカー装着患者では，最もよく用いられている DDD（dual：心房・心室ペーシング，dual：心房・心室センシング，dual：同期・抑制応答）や VVI（ventricle：心室ペーシング，ventricle：心室センシング，inhibited：抑制応答）モードから，固定レートに変える必要があると書いている本が多い．
>
> しかし，実は電気メスの影響は意外と少なく，実際ペースメーカーが一時的に作動しなくなったとしてもすぐに電気メスを止めれば元に戻るため，患者の基礎疾患や自己心拍の状況，手術部位にもよるが，われわれは DDD のままにしていることが多い（特に，下腹部以下の手術）．
>
> さらに，近年は術野からの電気干渉自体を受けにくいモデルもある．むしろ逆に，特に洞不全症候群では，手術中は手術侵襲や使用薬剤により自己調律が増えて，固定レートでは R on T になる危険性があることも認識しておかなければならない．すなわち，ケースバイケースである．
>
> 一応原則として，手術器具はモノポーラよりもバイポーラメスが好ましく，ハーモニックなども適している．その他，ペースメーカー本体の故障の可能性も考え，できればペースメーカー本体から 12 cm は離してこれらの器具を使用する，また電気メスと対極板の間にペースメーカー本体が挟まれることがないように留意すべきである．
>
> 一方，ペースメーカーの除細動機能や植え込み型除細動器は，電気メスに反応する可能性があり止めることを原則とする．

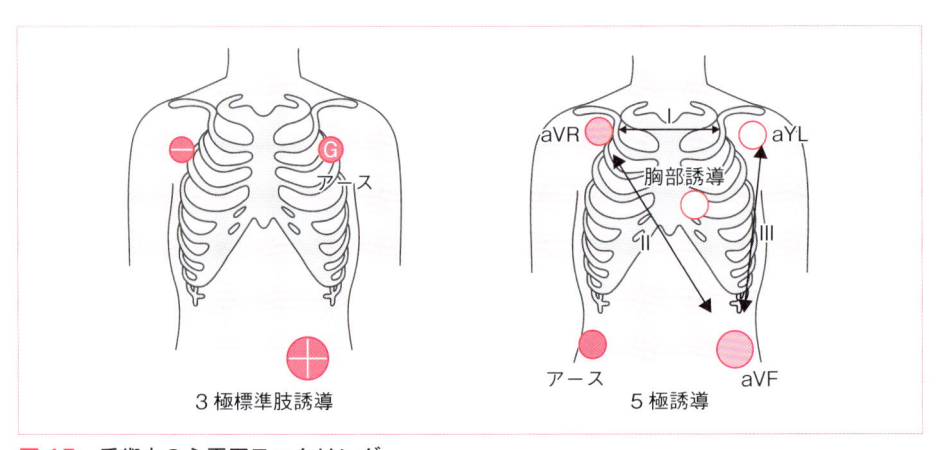

図15　手術中の心電図モニタリング

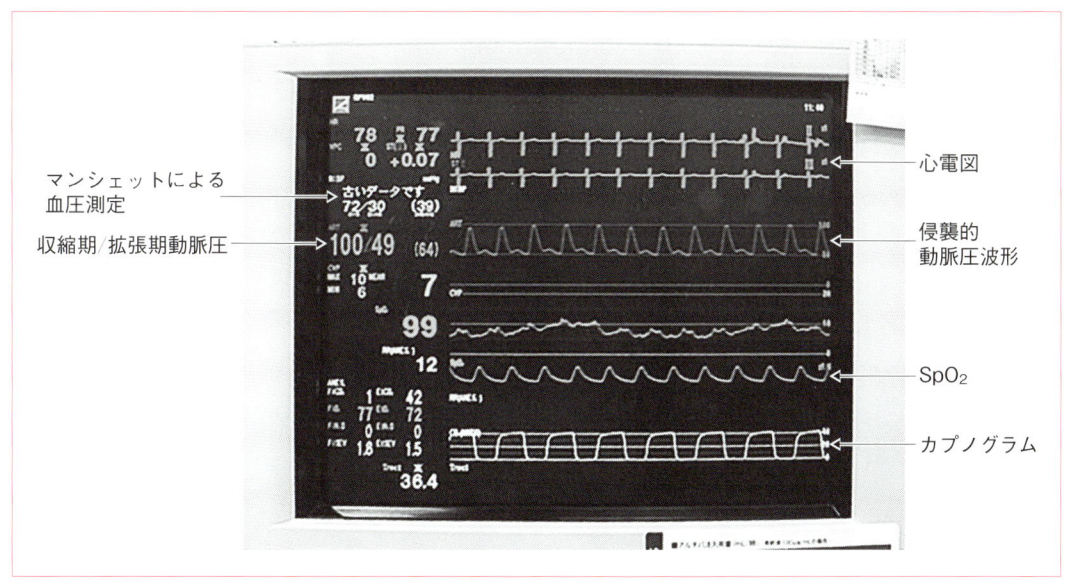

図16 観血的動脈圧波形

あり，通常は標準肢誘導の第II誘導をモニタリングする．当然のことであるが，心電図は入室後すぐに貼付する．手術室入室時に心電図変化を認め，実は心筋梗塞を起こしていた症例や，手術用の点滴を留置する際に迷走神経反射により停止した症例も報告されている．

2 — 侵襲的・非侵襲的血圧測定

すべての手術で，侵襲の少ないマンシェットによる非侵襲的自動血圧測定を行う．患者に合併症があり，血圧変動を持続的に測りたいとき（心疾患や脳虚血）や動脈血の血液ガスや電解質の値を知りたい場合（肺疾患など），また患者自体に問題がなくとも手術侵襲や出血が予想される手術においては，侵襲的血圧測定（通常は，動脈の2重支配となっている手の橈骨動脈か尺骨動脈，足背動脈か後脛骨動脈にカテーテルを留置する）を行う．

通常のABP（動脈血圧：arterial bood pressure）の波形を図16, 17 に示す．この波形のうち，大動脈弁閉鎖に伴って出現する収縮期から拡張期にいたる狭間をdicrotic notchという．

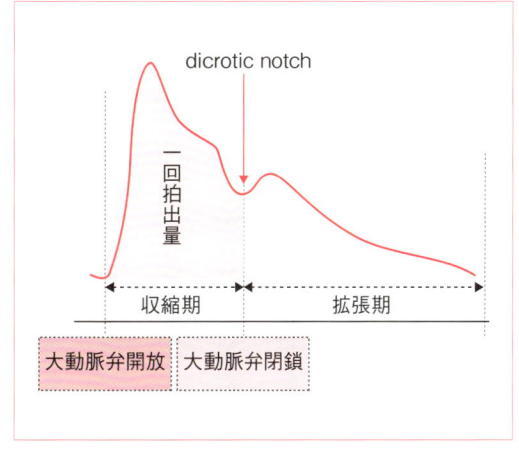

図17 動脈圧波形

基本的に末梢の動脈になるほど中枢の動脈圧波形に比べて収縮期の先端（圧波形の頂点部分）が先鋭になってくる．これは血流と血管径によるもので，拡張期波形の高さはほとんど変わらない．また，動脈の加齢性変化に伴い，血管の剛性が強くなるため，高齢者ほどdicrotic notchが目立たなくなる．

トランスデューサーのゼロ点は右心房の高さにとる（すなわち中腋窩線）．侵襲的血圧測定

では，動脈圧の絶対値のみにこだわるのではなく，波形を評価することも大切である．動脈圧波形の立ち上がり角（dp/dt）は心収縮性を示し，波形下面積（area under curve：AUC）は心拍出量を，dicrotic notch は体血管抵抗（心後負荷）を示している．

例えば，敗血症性ショックでは心後負荷が減じるため dicrotic notch が消失し，循環血液量の相対的低下により前負荷が低下するために dp/dt が小さくなる．循環血液量低下の場合は，動脈圧波形が呼吸性に変動する．この原理が後述する SVV（stroke volume variation）として捉えられている．

3 — 中心静脈圧測定

中心静脈という静脈は存在せず（解剖用語ではない），通常，上大静脈もしくは下大静脈のことをよぶ．例えば，大出血が予想される場合や透析患者などの右心系のモニター（主に循環血液量の増減）が必要な場合，術中および術後にドパミンやノルアドレナリンなど持続静注すべき血管作動薬を使用する場合は，中心静脈カテーテルを留置する．

穿刺部位は内頸静脈・鎖骨下静脈・大腿静脈などがあるが，安全性（鎖骨下に比べて気胸が少ない）や清潔性，頭側であるため麻酔科医が手術中管理しやすいなどの理由から内頸静脈穿刺が好まれる．右内頸静脈穿刺部位から通常成人で 12～13 cm で，先端は上大静脈の適切なところに位置する．

不整脈や心房穿破のおそれがあるため，決して内頸静脈カテーテルの先端は，右房内へ留置してはいけない．最近では，動脈穿刺や肺穿刺（気胸）を防ぐため，エコーガイドを用いて穿刺を行っている．

侵襲的血圧測定と同様にカテーテル留置後には必ず 0 点を補正する．右房の位置，もしくは中腋窩線を 0 点とする．正常値は 5～10 cmH$_2$O とされている．

4 — 肺動脈圧測定
　（スワン・ガンツカテーテル）

近年は心エコーや非侵襲的心拍出量モニターの普及により，スワン・ガンツカテーテルは，従来ほどの使用頻度はなくなっている．肺動脈カテーテルの使用が在院日数や死亡率の改善に寄与していないといわれるが，心臓血管外科手術のように人工心肺や血管作動薬を頻用する場合は，日本では依然としてスワン・ガンツカテーテルによる周術期モニターとして利用されている（図 18）．

心内にカテーテルを留置するため，感染や血栓の危険性があり，中心静脈カテーテルとは違い，長期留置はできない（通常は 2～3 日で抜去）．

肺動脈カテーテル挿入の最大の意義は，動脈系にカテーテルを挿入せずに肺動脈楔入圧（PCWP）を用いて，左心房圧（LAP）≒左室拡張終期圧（left ventricular end diastolic pressure：LVEDP）を推定できることにある．

LVEDP は左室が完全に弛緩した拡張終期の左室圧であり，左室の前負荷の指標である．左心機能が低下すると左心室から血液が完全に駆出されず，左室に容量負荷がかかるため LVDEP は上昇する．右内頸静脈で穿刺した場合，体格にもよるが肺動脈カテーテルの挿入長の目安は，20～25 cm で右房，30～35 cm で右室，40～45 cm で肺動脈，45～55 cm で肺動脈楔入部位に到達する．

肺動脈カテーテルで計測できる代表的なパラメータは，次のようなものである．

- 心拍出量（cardiac output：CO）4～8 L/min
- 心係数（cardiac index：CI，CO/体表面積）2.8～4.2 L/min/m^2
- 1 回拍出量（stroke volume：SV）60～130 mL
- 1 回拍出心係数（stroke index：SI，SV/体表

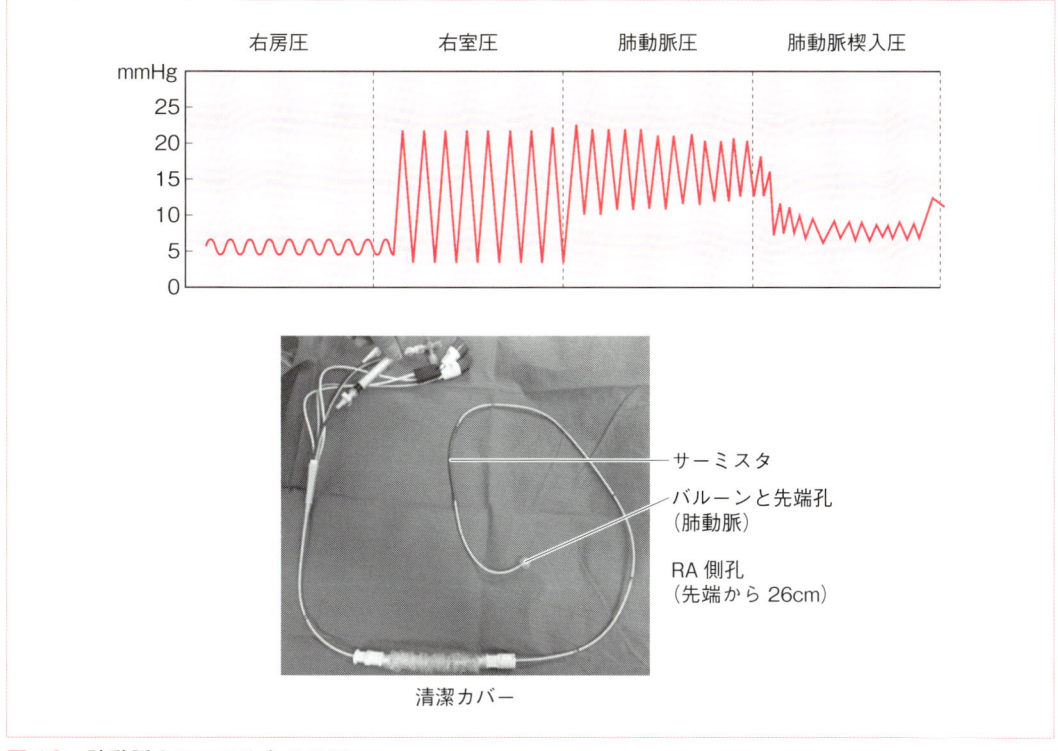

図18 肺動脈カテーテルとその圧

面積）30〜60 mL/beats/m²
- 駆出率（ejection fraction：EF）58〜70%
- 右房圧（right atrial pressure：RAP）0〜8 mmH$_2$O
- 右室圧（right ventricular pressure：RVP）0〜8/15〜25 mmH$_2$O
- 肺動脈圧（pulmonary arterial pressure：PAP）5〜15/15〜30（10〜20）mmHg
- 肺動脈楔入圧（pulmonary capillary wedge pressure：PCWP）2〜15 mmHg
- 中心静脈血酸素飽和度（Sc$\overline{\text{v}}$O$_2$）70%前後
- 混合静脈血酸素飽和度（S$\overline{\text{v}}$O$_2$）60〜80%

心拍出量は，右房から注入した冷水の温度変化をカテーテルの先端（肺動脈部）の温度センサーで測定するのを原則とするが（熱希釈の原理），最近ではカテーテルについたフィラメントから熱を発し，連続的に心拍出量測定ができるようになった（連続心拍出量；continuous cardiac output：CCO）．しかし，体格を無視できないので，実際にはこれを体表面積で割った心係数（CCI）を指標としている．心拍出量を心拍数で割ったものが1回拍出量（stroke volume；SV）となる．

PCWP（≒LAP≒LVEDP）が上昇する病態として，左心不全，虚血性心疾患，拡張型心筋症，僧房弁狭窄症，僧房弁閉鎖不全症，大動脈弁閉鎖不全症，原発性肺高血圧症などがある．

A. 混合静脈血酸素飽和度（S$\overline{\text{v}}$O$_2$）と中心静脈血酸素飽和度（Sc$\overline{\text{v}}$O$_2$）

混合静脈血酸素飽和度は酸素需給バランスを表す指標である．心臓に戻る静脈血は，上大静脈と下大静脈から右房に入り，さらにここで冠静脈洞の血が混じり，右室から肺動脈へと流れる．一般に，脳や心臓は酸素消費量が多いため，冠状静脈洞＜上大静脈＜下大静脈であり，厳密にはこれが均一に混ざった状態の静脈血を混合

静脈血といい，肺動脈血を採取することが必要である．

このように，$S\bar{v}O_2$ は肺動脈カテーテルを入れなければ測定できないため，中心静脈カテーテルで測定できる $S\bar{c}vO_2$ で代用することが多い．上記のように，両者の値には差があるが，ほぼ同じものを見ていると考えてよい．

$$S\bar{v}O_2(\%) = SaO_2(\%) - VO_2 / CO(dL/min) \times 1.39 \times Hb(g/dL)$$

$S\bar{v}O_2$：混合静脈血酸素飽和度
SaO_2：動脈血酸素飽和度
VO_2：酸素消費量
Hb：ヘモグロビン濃度
CO：心拍出量

健常人では，$S\bar{v}O_2$ の正常値は 60〜80% の範囲である．$S\bar{v}O_2$ が低い（60％以下）場合，酸素供給が不十分か酸素需要が増加している可能性がある．$S\bar{v}O_2$ が高い（80％以上）場合，酸素供給が増加しているか，酸素需要が低下している可能性がある．

しかし，前述の式のように，いろいろなパラメータにより影響を受けるので，他のモニターの値や検査データを参照することが必要であるが，一般に次のような関係となる．

- $S\bar{v}O_2$ 低下：酸素供給の低下（低酸素，心拍出量低下，貧血）
  酸素需要の増加（発熱，代謝亢進）
- $S\bar{v}O_2$ 増加：酸素供給の増加（心拍出量増加，酸素吸入）
  酸素需要の低下（低体温，代謝低下）

5 ― 経食道心エコー

食道は心臓の真裏にあり，全身麻酔下で気管挿管中の患者では，患者に苦痛を与えることなく食道に心エコーのプローブを容易に挿入できる．エコーの良いところは，肺動脈カテーテルなどと違い，心臓全体から得られる数値を読むのではなく，実際に目で心臓の動きを観察できることである．すなわち，心臓や血管の大きさだけでなく，心臓弁の異常（狭窄・逆流），心筋の局所の運動異常（心筋虚血），大動脈の異常などがリアルタイムでわかる．

また，弁を介する流速を測ることにより，圧格差や弁口面積なども計算して出すことができる．プローブの深さや向き，ビームの断面方向の違いにより，異なった像が得られる．ただし，数値を読むだけのモニターとは違い，目的とする像の出し方や計算法などの勉強が必要である（図 19）．

2. 呼吸モニタリング

1 ― パルスオキシメータ（図 20）

パルスオキシメータは，非侵襲的に動脈血酸素飽和度が測定でき，手術麻酔管理以外でも多用され，患者安全管理に多大なる貢献をしている機器の一つである．

原理は，酸化ヘモグロビン（HbO_2）と還元ヘモグロビン（Hb）の色が異なる，すなわちある波長における光の吸光度が異なるという原理を利用している．プローブは発光部と受光部（センサー）で構成されていて，これらの光が指先を透過したもの（または反射したもの）を受光部（センサー）で測定する．さらに，そのうちの動脈成分（拍動がある）のみを測定するというのがミソである（図 16）．

動脈血酸素飽和度は一般に SaO_2 で表される（S は saturation，a は artery，動脈血を採取し血液ガス分析から求めたもの）が，パルスオキシメータで測定した酸素飽和度を SpO_2 といい（p はパルスオキシメータの p），SpO_2 と SaO_2 はほぼ同じような動きをすると考えてよい．

一般的には空気における成人の SpO_2 の正常

3.4 モニタリング

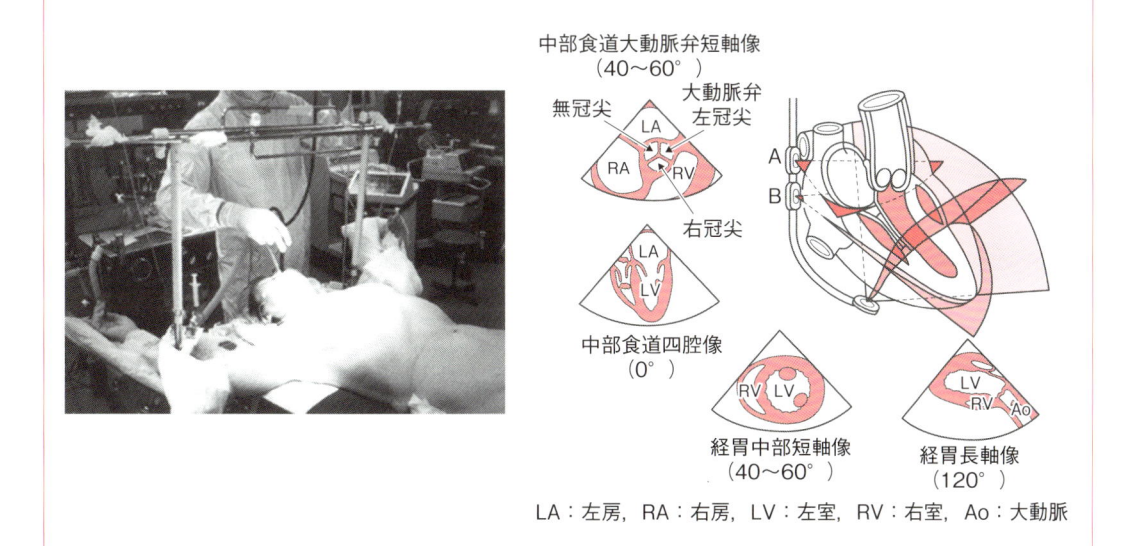

図19 経食道心エコー

値は95〜98％で，挿管のうえ呼吸管理されている全身麻酔下においては投与酸素濃度が高いため，概ね98％以上が正常値である．SpO_2は拍動の検知ができない極度の低血圧や極度の末梢の血流低下，無拍動型の人工心肺装置使用時には正確な測定ができず，色素注入やマニキュア，電気メスなどによっても影響を受ける．また光の透過率で飽和度を測定するこの装置の原理上，一酸化炭素中毒やメトヘモグロビン血症などの場合も，SpO_2を正確に測定できない．

酸素飽和度曲線（酸素解離曲線）は図21のように動脈血酸素分圧（PaO_2）が100 mmHgでほぼ100％となり，それより高い酸素分圧のときは（高濃度酸素を吸入しているときなど）変わらない．PaO_2 60 mmHgでSaO_2約90％，PaO_2 40 mmHgでもSaO_2約75％であり，パルスオキシメータで感知する変化の範囲では，かなり危険な状態（低酸素血症）になっていることを認識すべきである．また，酸素飽和曲線はさまざまな因子で左右に移動する（図21）．

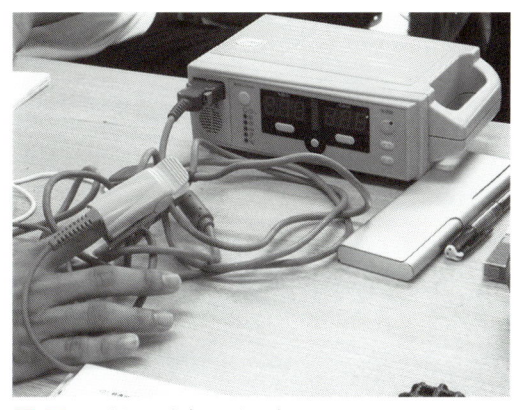

図20 パルスオキシメータ

2 ― 気道内圧測定

手術中は通常，患者の自発呼吸を意図的に止めるため（手術を容易にするため筋弛緩薬を使い，また全身麻酔薬の多くが呼吸を抑制する），人工呼吸が必須である．呼吸の様式は陰圧呼吸の自然呼吸と異なり陽圧呼吸である．気道内圧は，正常では0 mmHgあるいは設定した呼気終末陽圧（positive end expiratory pressure：PEEP）から，呼吸器の換気開始（吸気）とともに

85

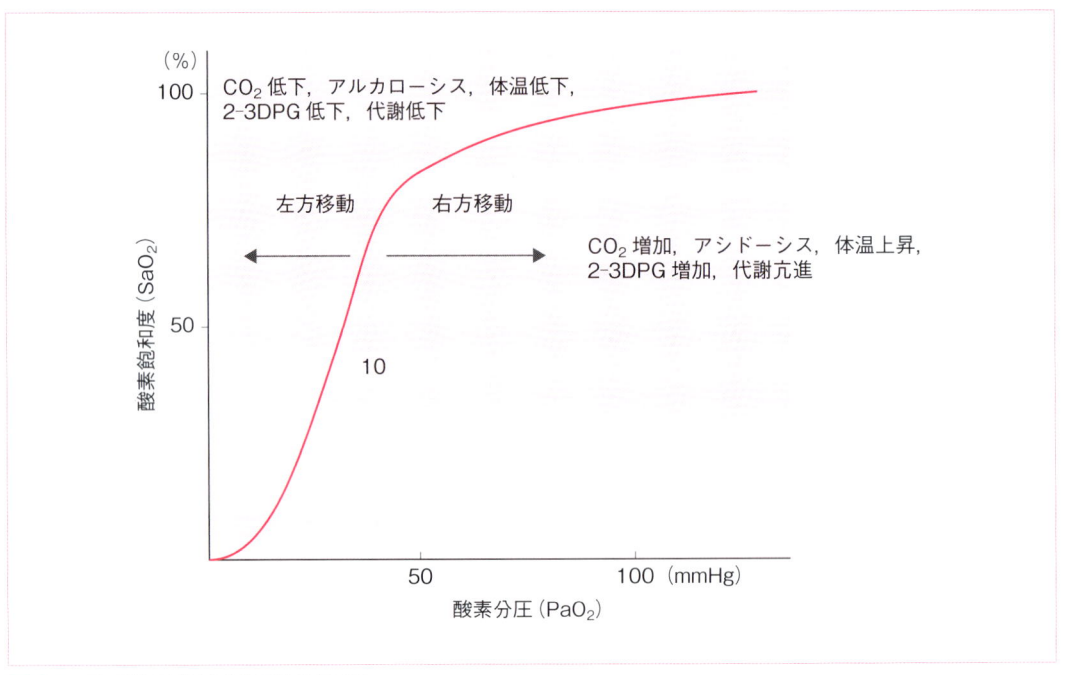

図21 酸素解離曲線（酸素飽和曲線）

に圧が上昇し，吸気末期でピーク圧になり，呼気とともに圧力は低下して呼気終末には最初の圧に戻る．

気道内圧は，陽圧換気時で概ね10〜20 cmH₂Oであるが，肥満患者や腹腔鏡手術の気腹，頭低位では高くなる．気道内圧が手術中に突然高くなったときは，痰などの分泌物による気道閉塞（気管チューブ狭窄・閉塞），麻酔回路の閉塞，気腹や腹腔内容物による横隔膜の圧迫，気胸，喘息発作，気道浮腫などが考えられる．反対に低いとき，あるいは低くなったときは，麻酔回路が外れているか，麻酔回路にリークがある可能性がある．

3 ― カプノメータ（二酸化炭素検出装置）

カプノメータは，患者の呼気中のCO₂濃度を測定するものである．カプノグラム（呼吸二酸化炭素濃度曲線）（図16）からは，さまざまな情報を得ることができる（実際は％濃度ではなく分圧で示すことが多い）．カプノグラムは気管挿管された患者における調節呼吸管理に限らず，ラリンジアルマスクでの自発呼吸管理，マスクや鼻カニューレを用いた呼吸管理においても利用できる．正常波形は，図22の通りであり大きく4つの相に分けられる．

人工呼吸管理中のカプノグラムの波形は，ほ

> **ミニ知識　心肺蘇生（CPR）とPETCO₂**
>
> 二酸化炭素の排出は肺血流に依存するため，PETCO₂は心拍出量を反映する．すなわち，心停止状態では肺血流が途絶するためPETCO₂値はほぼゼロになり，心マッサージ中にはある程度増加して平衡状態を保ち，CPRに成功して自己心拍が再開すればPETCO₂は急激に増加する．PETCO₂は心マッサージの良し悪しを反映し，平均PETCO₂が10 mmHg以上を目標にすべきであるといわれている．確実な気道確保と蘇生の向上と自己心拍再開の検出のため，「アメリカ心臓協会心肺蘇生と救急心血管治療のためのガイドライン2010」では，カプノグラフィの使用を推奨している．

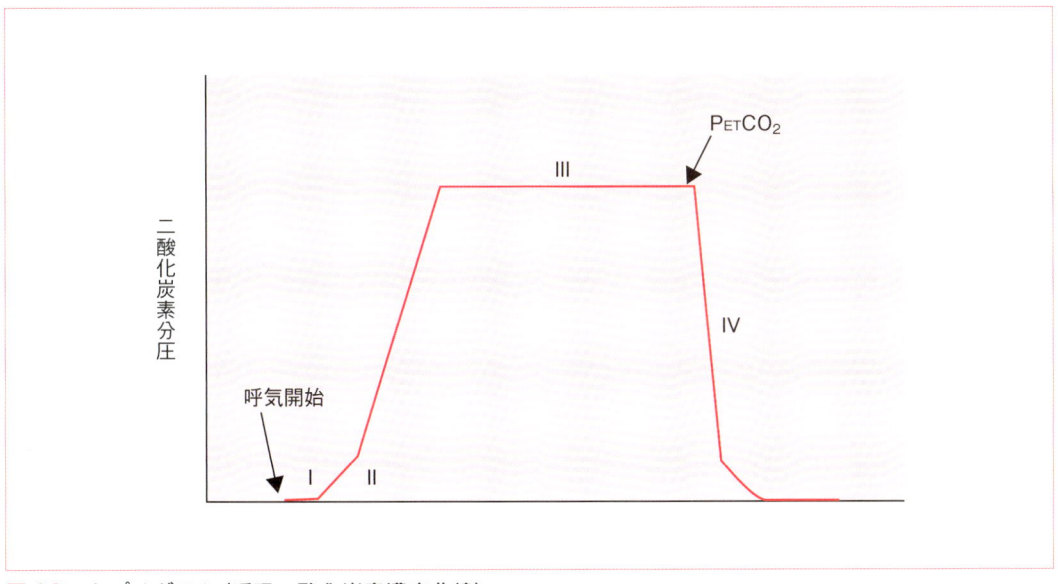

図 22　カプノグラム（呼吸二酸化炭素濃度曲線）
I. 呼気開始相：死腔のガスが排出されるため CO_2 はほぼゼロ．
II. 肺胞気呼出開始：死腔に加えて肺胞気が呼出され CO_2 が急峻に増加する．
III. 呼気プラトー相：肺胞気の呼出が続き，やや右肩上がりのプラトーとなる．
IV. 吸気相：吸気の開始では CO_2 はゼロに戻る．

ぼ同じ形がずっと続く（**図 16**）．これが不安定に上下したり変形する場合は，呼吸回路における物理的異常か，何らかの病的な状態が考えられる．

呼気終末二酸化炭素分圧（$P_{ET}CO_2$）は，実際に測定した動脈血二酸化炭素分圧（$PaCO_2$）より常にわずかに低い（$P_{ET}CO_2$ の正常値は 32～40 mmHg）．これは気管支や肺胞でガス交換にかかわらない分が（死腔分），呼気中の CO_2 が希釈されるためである．気道の攣縮（喘息）や，挿管チューブの閉塞といった所見がみられる場合，呼気の駆出に時間がかかるため，カプノグラムがなだらかに立ち上がるようになる．完全に駆出が終了する前に次の吸気が開始されるため，$P_{ET}CO_2$ は徐々に減少していく．手術中に $P_{ET}CO_2$ がほとんどゼロに近くなってしまった場合，気管チューブもしくは回路が麻酔器（人工呼吸器）から外れてしまった可能性があり，即座の対応が必要である．

表 5　$P_{ET}CO_2$ が変化する要因

$P_{ET}CO_2$ 上昇	$P_{ET}CO_2$ 低下
心拍出量増加	心拍出量低下
代謝亢進（発熱，悪性高熱）	低体温
気腹	死腔増加（肺塞栓症，ショック）
低換気	過換気

肺血栓塞栓症では，換気はできても血流のない肺胞（死腔）が増加するため，動脈血中の CO_2 分圧に比べて呼気終末の CO_2 分圧が大幅に減少する（$PaCO_2$ と $P_{ET}CO_2$ の乖離の増大）．$P_{ET}CO_2$ が変化する要因を**表 5** に示す．

3. 中枢神経モニタリング

1 ― BIS（bispectral inedx）

BIS は，脳波に基づいて計算される 0～100

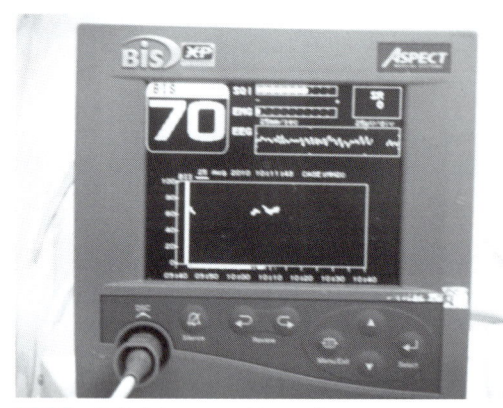

図23 BIS (bispectral Index)

の数値であり，患者の鎮静度・麻酔深度を反映するモニターである（図23）．BIS値の一般的な解釈としては，0は平坦脳波，～40は高度の鎮静状態，40～60は適度な全身麻酔状態で術中の記憶はなく反応もない，80前後は軽度―中等度の鎮静状態であり呼びかけに反応する，100は完全覚醒状態と考えられている．

浅麻酔による術中覚醒は心的外傷後ストレス障害（PTSD）を引き起こす恐れがあり，逆に過度の深麻酔（特に高齢者では）は術後の認知能障害の危険因子であるといわれているため，BISは適度な麻酔深度を保つために有用なモニターである．

しかし，電気メスや筋電図の影響だけでなく，脳波を基にしたモニターであるため，$GABA_A$受容体を活性化するようなプロポフォールや揮発性麻酔薬では麻酔深度をよく反映するが，グルタミン酸受容体（NMDA受容体）抑制を主とするケタミンや亜酸化窒素では，麻酔深度は深くなってもBIS値が低下しないか上昇してしまう可能性もある．

2 ― 脊髄モニタリング

脊髄モニタリングは，脊椎・脊髄手術や，脊髄の栄養血管損傷のおそれのある胸腹部大動脈手術などにおいて使用される．

脊髄経路の伝導障害を検知するもので，四肢の末梢感覚神経を刺激して頭部から検出する（末梢神経―脊髄後索―脳幹―視床―大脳皮質感覚野）体性感覚誘発電位（somatosensory evoked potential：SSEP）と，大脳皮質を刺激して四肢の骨格筋から検出する（大脳皮質運動野―皮質脊髄路―脊髄前角細胞―末梢運動神経―四肢骨格筋）運動誘発電位（motor evoked potential：MEP）の2つがある．

揮発性麻酔薬（セボフルラン，イソフルラン，デスフルラン）はこれらを抑制するため，プロポフォールと麻薬（フェンタニルやレミフェンタニル）による麻酔が好まれる．

4. 筋弛緩モニタリング

筋弛緩モニターは，非脱分極性筋弛緩薬からの回復をみるためのモニターであり，神経筋接合部のニコチン性アセチルコリン（Ach）受容体の筋弛緩薬による大まかな占拠率も推測できる．調節性に富む筋弛緩薬ロクロニウムや筋弛緩回復薬のスガマデクスの発売により，筋弛緩薬の投与と拮抗が容易になったことで，筋弛緩モニタリングは軽視されがちであるが，術中の筋弛緩の程度を把握したり，適正な挿管のタイミングを知るために必要なモニターである．

筋弛緩モニターで最低限知っておかなければならないものは，四連刺激（TOF）とポスト・テタニック・カウント刺激（PTC）である．現在市販されている筋弛緩モニターには単一刺激，四連刺激，ダブルバースト刺激，ポスト・テタニック・カウント刺激がワンタッチで行われるように組み込まれている（⇨2.3 筋弛緩薬を参照）．

5. 体温モニタリング

手術中体温は，開腹術などの場合は開放創か

らの熱放散などで下がりやすく，逆に全身に清潔布がかかるような症例（脳外科手術）ではうつ熱で上昇することもある．

低体温は，重篤な心筋虚血や免疫能低下による感染抵抗性の低下，凝固障害，薬理作用の遷延，シバリング（酸素消費量が500％も増加する場合があり，心筋虚血のある患者などでは危険である），高血糖など，周術期予後に悪影響を及ぼすといわれている．逆に極度の高体温（通常はないが，悪性高熱症など）は，組織酸素消費量の増加や組織壊死を招くことがある．

体温モニタリングの核心温（いわゆる深部温）とは体表の外殻温（皮膚温，腋窩温）以外の直腸温，膀胱温，食道遠位部温，肺動脈温，鼓膜温を指す．それぞれの計測部位で利点・欠点があるので把握しておくこと．

1 ― 直腸温

周術期に最も行われている体温測定法である．他の測定部位に比較すると約0.5℃高く，体温変化に追随していくのが遅いことを理解しておく．また，腸管ガスや糞便の影響を受けたり，下腹部手術において外気や洗浄水の影響を受けやすい．直腸穿孔などの合併症の可能性もある．

2 ― 膀胱温

周術期に尿量測定を行う尿道カテーテルを利用して測定することができる．非開腹手術や胸部手術，上部開腹手術においては体温変化に比較的迅速に追随するため良い指標となる．ただし，下腹部手術においては外気や洗浄水の影響を受ける．また，尿量の少ない症例においては測定温が不正確になることが多い．

3 ― 食道遠位部温

経口あるいは経鼻でプローブを食道の下部3分の1の部分に挿入して測定する．挿入後はX線撮影が必要である．プローブ先端の位置が大動脈に近接するため，信頼性が高く，急激な体温の変化に迅速に反応する．一方で食道粘膜の損傷や穿孔の危険性や，食道静脈瘤患者には使用できないなど制限も多い．

4 ― 肺動脈温

心臓血管外科手術などの際に挿入することが多い肺動脈カテーテルの温度センサーによる計測．脳からの血液灌流に近く，中枢神経に供給される血液温に近似するため深部温として適している．しかし，肺動脈カテーテルの挿入という強い侵襲を伴う．

5 ― 鼓膜温

測定プローブを外耳に挿入するだけで瞬時に測定できる鼓膜温は脳（前視床下部）を流れる内頸動脈の温度をよく反映しているため深部温の良い指標になる．かつてはサーミスターを鼓膜に接触させていたため，鼓膜の損傷などのリスクが高かったが，近年，非接触型の赤外線式鼓膜音計が開発されたこともあり，急速に普及している．

◆ 文献 ◆

1) 小山　薫．混合静脈血（中心静脈血）酸素飽和度．人工呼吸 2013；30：22-7．
2) 野村　実監，国沢卓之編．初心者から研修医のための経食道心エコー II ―部長も科長ももう初級者．東京：真興交易；2012．
3) 井口直也．カプノメータ：異常波形の意味と対処法．LiSA 2008；15：374-6．
4) 長田　理．BIS（bispectral index）．永井良三監，稲田英一ほか編．麻酔科研修ノート．改訂第2版．東京：診断と治療社；2014．p.212-3．

3.5 体液と酸塩基平衡

1. 体液のpH

生体は，体液のpHが一定範囲内でなければ生存ができないため，体液にはいくつかの緩衝系が備わっていて，血液（細胞外液）のpHは7.35〜7.45と非常に狭い範囲に調節されている．表6に示すように，静脈血pHは動脈血よりやや低く，脳脊髄液はさらに低く7.32程度である．細胞内pHは7.00程度とさらに低い．表からわかるように，酸塩基平衡を知るためには，動脈血でなく静脈血でも十分である．

2. 生体内緩衝系

生体内緩衝系には，重炭酸系・リン酸系・タンパク系・ヘモグロビンがあるが，このうちもっとも重要なのは重炭酸系であり，血液における全緩衝の約50％を担っている．pHと重炭酸緩衝系の関係は，Henderson-Hasselbalchの次の式で示される．

表6 動脈血と静脈血のガス分析の正常値

	動脈血	静脈血
pH	7.40	7.37
PCO_2 (mmHg)	40	48
HCO_3^- (mEq/L)	24	26
BE (mEq/L)	0	2.0
PO_2 (mmHg)	95	40
O_2Sat (%)	96	75

$$pH = 6.1 + \log[HCO_3^-]/[CO_2]$$
$$= 6.1 + \log[HCO_3^-]/0.03 \times PCO_2$$

HCO_3^-：代謝性因子，PCO_2：呼吸性因子

分子は代謝性因子であり，主として腎臓で調節される．分母は呼吸性因子であり，肺で調節される．すなわち，pHが下がったとき（アシデミア），肺胞換気量を増やしPCO_2を下げることにより，pHを上げようとする調節が働く．この呼吸反応は速く，1〜5分以内に働くといわれている．一方，腎ではH^+の分泌を増やしpHを戻そうとする．この反応は，時間単位の遅い反応である．pHが上がったとき（アルカレミア）のときは，逆の反応が起こる．

また，緩衝系は上記のように重炭酸系だけではないため，緩衝陰イオンのすべての総和を緩衝塩基（buffer base：BB）と名付け（[BB] = [HCO_3^-] + [重炭酸系以外の緩衝系の陰イオン濃度]），このBBの正常値以上に緩衝塩基がある場合を塩基過剰（base excess：BE）とよぶ．

BE = 測定BE − 正常BE

（本来は濃度であるため[ ]が必要であるが省く）となり，代謝性因子の良い指標である（正常値BE：0 ± 2.0 mEq/L）．

混同されることが多いが，正確には，アシデミアとは体液が酸性である（pH < 7.35）という状態を表し，逆に体液がアルカリ性であるとき（pH > 7.45）をアルカレミアという．

アシドーシスとアルカローシスとは，それらを起こす病態を表す言葉である．つまり，血液がアシデミア（酸性）になっている原因が，例えばCOPDによる換気不全によりCO_2が蓄積されていることだとすると，この病態が呼吸性アシドーシスであり，腎不全で酸の排泄が低下した病態を代謝性アシドーシスという．

- 代謝性アシドーシス：pH低下でBE低下（酸の増加：糖尿病性ケトアシドーシスや乳酸性アシドーシス，酸の排出低下：腎不全，アルカリの減少：下痢やアセタゾルアミド）．

- 呼吸性アシドーシス：pH 低下で $PaCO_2$ 上昇（肺疾患，呼吸中枢障害，筋肉疾患，麻薬など呼吸を抑制する薬剤）．
- 代謝性アルカローシス：pH 上昇で BE 上昇（アルドステロン症，利尿薬，低 K^+ 血症，胃液喪失）．
- 呼吸性アルカローシス：pH 上昇で $PaCO_2$ 低下（過換気症候群，脳腫瘍，心不全）．

3. アニオンギャップ

体液は陽イオン（カチオン）と陰イオン（アニオン）がほぼ同量であり，最も多い陽イオンの $[Na^+]$ と主たる陰イオンの $[Cl^-]$ と $[HCO_3^-]$ の和を引いたものがアニオンギャップであり，測定されないアニオン（硫酸イオン，硝酸イオン，乳酸イオンやケトン体）の存在の有無がわかり，代謝性アシドーシスの原因が推定できる．

$$アニオンギャップ = [Na^+] - ([Cl^-] + [HCO_3^-])$$
（正常値：$12 \pm 2 \, mEq/L$）

アニオンギャップは，乳酸アシドーシスやケトアシドーシス（酸の産生増加）では増加し，下痢や尿細管性アシドーシス（アルカリの排出増加や酸の排出低下）では変化しない．

◆ 文献 ◆

1) 小西真人訳. 医科生理学の一般原理とエネルギー産生. 岡田泰伸監訳. ギャノング生理学. 原書 23 版. 東京：丸善；2011. p.1-35.

3.6 輸液・輸血

1. 輸液

1─体液と輸液

ヒトの体重の60％は体液であり，40％が細胞内液（first space），20％が細胞外液（second space）である．第三間隙（third space）とは，循環血液量の維持に関与しない非機能的細胞外液をいう．例えば，創部，腸管内水分，胸水，腹水，浮腫水など，血管内と交通がない外液などである．

細胞外液は組織間液（15％）と血漿（5％）からなる．アルブミンは細胞外液の主な膠質成分であり，血漿（約4 g/dL）と組織間（1 g/dL）に大きな濃度差を有する（図24）．細胞内液は一定であるが，細胞外液の割合は年齢や性差により異なる．例えば，循環血液量は新生児：体重の9～10％，小児：体重の8％，成人男性：体重の7％，成人女性：体重の6.5％となっている．

周術期輸液の目的は，手術前の脱水の補正，手術中の維持輸液，手術中の水分喪失（生体維持に必要な分と出血や体液喪失によって失われた分）を補充することである．病棟での輸液は，尿や不感蒸泄で失われた生理的水分喪失を補うため維持輸液（3号液）が主体となるが，手術中の輸液は体液喪失が主となるため，細胞外液に近いリンゲル液が主体である．

2─輸液は難しい

周術期管理を行ううえで，もっとも確信をもって行うことができないものの一つが，輸液である．循環，呼吸管理と違い，輸液には特異的なモニターはない．循環のモニターや尿量などから過不足を推定しているが，中心静脈圧（CVP）などの循環モニターは心臓の状態に影響され，尿量はストレスホルモンなどに影響され当てにならない場合が多い．これらを考慮し経験的に輸液を行っているのが現状であるが，心不全や腎不全患者のように特殊な場合を除き，ヒトは体液の喪失や過剰に許容範囲が割と広いといえる．

3─術中輸液管理は術前から

以前は不必要に長い絶飲食によって，患者が手術室に入ってきたときには脱水状態になっていることが多かった．しかし，最近ではERAS（enhanced recovery after surgery）（⇨3.1 術前管理を参照）や日本麻酔科学会の術前絶飲食ガイドラインの周知により，極度の脱水状態で手術室に入ってくる定期手術患者は減ってきている．すなわち術前絶飲食時間の短縮（通常は手術2時間前まで清澄水の飲水可．固形物も6

固形物（40％）
・タンパク質 18％
・脂肪 15％
・無機質 7％

水分（60％）
・細胞内液（first space）40％
・細胞外液（second space）20％
　組織間液 15％
　血漿 5％

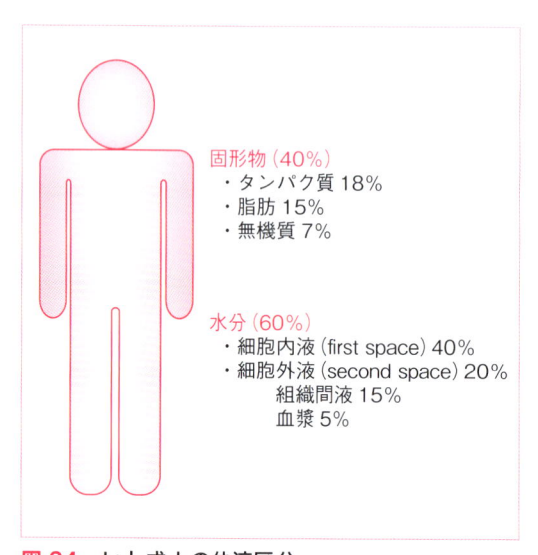

図24　ヒト成人の体液区分

時間前まで可）により，術前の脱水を予防でき術中輸液量を減らすことができる．術前絶飲食時間の短縮は，空腹・口渇感の軽減など精神的ストレスの軽減，点滴をするための安静を要さないなど多くのメリットがあるとされている．

4 ― 術中輸液管理の移り変わり

術中輸液管理の変遷を表7に示す．

A. 晶質液主体の自由輸液投与（liberal fluid strategy）

従来の輸液法では，古典的サードスペース補充のために大量の晶質液を輸液する．古い教科書に記載されている「小手術では2〜4 mL/kg/h，開腹手術では10 mL/kg/h」などがこの概念による．

B. 輸液最適化

輸液最適化は，酸素需要と供給のバランスを保つgoalを目標として行う．従来の輸液法では血圧低下や尿量減少を指標にしていたが，これらが起こるには代償能力を超えてからであるため，すでに皮膚や消化管で著明に血流が低下している可能性がある．goalに到達するために人工膠質液による輸液負荷（fluid challenge）を繰り返す．

C. 制限的輸液戦略

晶質液主体のliberal fluid strategyによる合併症が認識されるようになり，制限的輸液戦略とは，これを減少させるために，晶質液の投与量を減少させる戦略である．

D. 目標指向型輸液管理

輸液最適化と制限的輸液戦略を合わせたようなものであり，現在の輸液の考え方では，この概念にそって管理していけば概ね間違いはない．（図25）．

5 ― 目標指向型輸液管理の実際

目標指向型輸液管理とは，画一的な輸液療法でなく，個々の症例に応じた輸液療法の施行を目的とし，図25のようなプロトコールに従って管理していく．

① **導入時負荷**：術前脱水の程度に依存する．ERASの推奨のように管理されていれば，脱水の程度は少ないが，浣腸や不必要に長い絶飲食時間があればその程度は大きい．

表7 術中輸液管理の変遷

	特　徴	他の輸液管理に対する優位性	優位性を認めた患者群
晶質液主体のliberal fluid strategy	血圧，尿量を指標とし，晶質液を3rd space loss補充を含むprotocolに準拠して投与		
輸液最適化	1回心拍出量あるいは静脈血酸素飽和度をgoalとし，人工膠質液のfluid challengeを施行	晶質液主体のliberal fluid strategyに対して PONV減少 ICU在室日数短縮 経口摂取早期開始	心臓外科術後患者，出血量500 mL以上が予測される外科手術患者，高リスク外科手術患者，大腿骨骨折患者
制限的輸液戦略	晶質液の投与量を制限 尿量減少は2時間程度許容	晶質液主体のliberal fluid strategyに対してイレウス，縫合不全，肺合併症減少 腎不全の頻度変化なし	大腸がん手術患者を対象とした報告が主体
目標指向型輸液管理	晶質液投与量の制限と1回心拍出量あるいは静脈血酸素飽和度をgoalとした人工膠質液のfluid challengeの組み合わせ	晶質液主体のliberal fluid strategyに対して麻痺性イレウスの頻度低下 単純な制限的輸液戦略に対して血中乳酸値上昇を抑制	大腸がん手術患者 消化器外科手術患者

（小竹良文．術中の輸液管理．循環制御 2012；33：13-9[1] より）

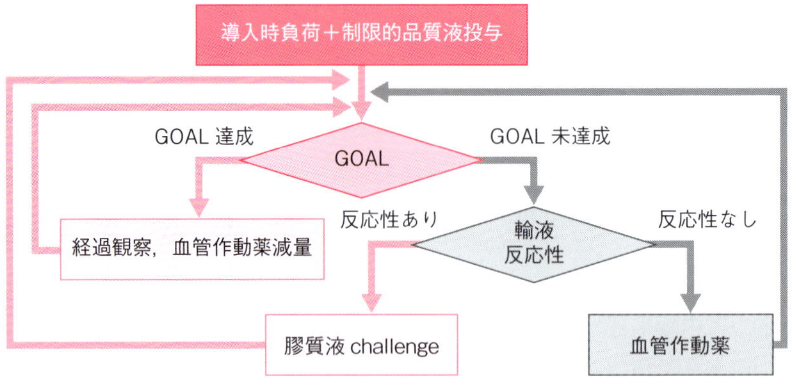

図 25 目標指向型輸液管理のプロトコールの例

(小竹良文. 術中の輸液管理. 循環制御 2012；33：13-9[1]より)

② 制限的晶質液投与：2〜4 mL/kg/h 程度で晶質液を投与する．
③ 膠質液による fluid challenge（輸液負荷）：膠質液 200〜250 mL を 15 分くらいで投与する．
④ goal：混合静脈血酸素飽和度（$S\bar{v}O_2$）[＞73％]，中心静脈血酸素飽和度（$ScvO_2$）[＞75％]，一回心拍出量（SV）[＜10％]，呼吸性変動（SVV）[＜13％]などが指標（goal）になる．

　これまで，輸液のモニターとして右心系の前負荷を反映する中心静脈圧（central venous pressure：CVP）が中心的であったが，CVPカテーテル挿入の問題（手間がかかることや気胸や動脈穿刺の合併症）や，実は CVP は静脈還流量と心拍出量のバランスのパラメータであり，輸液量の調節には特異性は低い．

　最近の考え方では，SVV（stroke volume variation：1 回拍出量変動，⇨3.4 モニタリング：1. 循環モニタリングを参照）や混合静脈血酸素飽和度（酸素受給バランスの指標であるが，混合静脈血は肺動脈カテーテルを入れ心臓内の血液採取が必要となるため，中心静脈血酸素飽和度で代用することが多い）が良い指標であるとされている．$S\bar{v}O_2$ が低い（60％以下）場合，酸素供給が不十分か，酸素需要が増加している．$S\bar{v}O_2$ が高い（80％以上）場合，酸素供給が増加しているか，酸素需要が低下している．

6 ─ 晶質液と膠質液

A. 晶質液

　手術中もっとも一般的に用いられるのが，細胞外液と同じような組成の細胞外液補充液（晶質液）である．生理的食塩水（0.9％ NaCl 溶液：Na^+ 154 meq/L，Cl^- 154 meq/L）は体液と等浸透圧であるが本当の意味で生理的ではなく，これに実際の細胞外液のように陽イオンとして K^+ や Ca^{2+} を加えたものがリンゲル液である．Cl^- もこのままでは過剰であり，生体では陰イオンとして重炭酸イオン（HCO_3^-）が多いが，二酸化炭素の放出に伴う pH の上昇のため，これまでは乳酸や酢酸で代用されてきた．

　しかし最近では，二酸化炭素に対しバリア性の高いバッグが開発されたため，重炭酸リンゲル液も使用可能である．これには二酸化炭素放出に伴う pH 変化のインジケータもついている．生理的食塩水の大量投与は，高 Na^+ 血症や高 Cl^- によるアシドーシスを引き起こす．

表8 体液と主な輸液製剤

体液		Na	K	Ca	Cl	乳酸など	ほか
細胞外液	血漿	142	4	5	103		
	組織液	144	4	2.5	114		
細胞内液		15	150	2	1		
輸液製剤		Na	K	Ca	Cl	乳酸など	ほか
糖液・低張電解質液	5%糖液	—	—	—	—	—	G：5.0%
	開始液（1号液）	90	—	—	70	20	G：2.6%
	維持輸液（3号液）	35	20	—	35	20	G：4.3%
細胞外液補充液	生理的食塩水	154	—	—	154	—	
	乳酸リンゲル液（ラクテック®）	130	4	3	109	28	
	酢酸リンゲル液（ヴィーン®F）	130	4	3	109	A：28	
人工膠質液	サリンヘス®	154	—	—	154	—	H：6.0%
	ヘスパンダー®	105.6	4	2.7	92.7	20	G：1.0% H：6.0%

単位はmEq/L，G：グルコース，A：酢酸アセテート，H：ヒドロキシメチルデンプン

① 最終的には重炭酸イオンになりアシドーシスを予防する（⇨3.5 体液と酸塩基平衡を参照）が，肝不全の場合は乳酸の蓄積の可能性がある．酢酸リンゲルは全身（特に骨格筋など）で代謝されるため，肝機能低下の場合でも使用できる．実際，肝移植の無肝期に使用してもアシドーシスの進行はない．最近では，重炭酸リンゲルも使用可能である．このような違いはあるが，通常の状態ではいずれを使用しても大差はない．

② その他，1号液，2号液，3号液，4号液などがあり，主な輸液の組成を**表8**に示す．「投与した細胞外液補充液の1/3〜1/4は血管内に残る」と多くの教科書にはあるが，投与中は投与速度に依存して血管内容量を増やすことは確かであるが，投与後は血管内容量の増加効果はほとんどないといわれている．

B. 膠質液

膠質液は，血管の外に出ず血管内に留まるぐらいの大きさの分子（デンプンやアルブミン）輸液であり，血管内にただ留まるだけでなく，膠質浸透圧をもち血管外から水分を血管内へ引いてくる可能性もある．浸透圧に対しても気体の状態方程式が適用でき $PV = nRT$（Pは圧，Vは体積，nはモル数，Tは絶対温度），分子量が大きいと血管内に留まる確率は増えるが，モル数としては減り（結局浸透圧は高くなくなる），副作用も増える可能性が高い．

血管内容増加を目的として使用され，HES（ハイドロキシエチルデンプン）製剤やアルブミン製剤がある．ただし，HES製剤は，HESが分解されてしまうとただの晶質液である．

a. HES 製剤

HES（ハイドロキシエチルデンプン）を主成分とする膠質液であり，現在，日本で使用可能なHES製剤には，サリンヘス®やヘスパンダー®，ボルベン®がある．

HES製剤は，サリンヘス®，ヘスパンダー®では，6% HES 70/0.5/4のように表される．その意味は，濃度6%，平均分子量70 kD（さまざまな分子量のものが混ざっているため平均で表す），置換度0.5，C2/C6比4である．

分子量は大きいほど血管内容量を長時間維持

できる．置換度（糖がどれだけハイドロキシエチル化されているか）が高いと分解が遅くなる．C2/C6 比が高いと（アミラーゼによる分解が遅く粘度が高いため）代謝が遅くなる．欧米では分子量の大きな（200〜600 kD）ものが主流であり，血管内に留まる量は多いが副作用も多い．

日本では，平均分子量 70 kD のものが主流であったが，2013 年に 6％ HES 130/0.4/9（ボルベン®）が使用可能となった．特徴は，従来の HES よりもやや分子量が大きい（7 万→13 万）が，血小板，腎臓への影響や組織への蓄積性が低く，高用量（50 mL/kg）の投与が可能である．効果時間は，サリンヘス®やヘスパンダー®で 1〜2 時間，ボルベン®で 3〜4 時間である．

合併症として腎機能障害，止血凝固機能異常があるが，通常使用では問題とならない．腎機能障害は，高濃度，高分子量，高置換度であるほど発生しやすい．本邦で使用可能なものは，低濃度，低〜中分子量で低置換度の HES 製剤であり，よほど大量に使用しない限りは問題とならない．止血凝固機能異常についても高分子量，高置換度，高 C2/C6 比なほど第 8 因子，von Willebrand 因子を抑制し血小板機能を抑制する．

一般的な使用量は，通常 20 mL/kg であるが，大量出血時はこれを超えた投与も可能とされている．また，この投与量の決定は欧米で使用されている高分子量 HES の投与量を参考としており，本邦で使用できる低分子量 HES は合併症が少ないため，日本麻酔科学会は 3,000 mL/日まで投与可能としている．

C. アルブミン製剤

現在手術中に循環血液量増加目的に主に使用されているのは 5％アルブミン製剤である．その他に 20％，25％製剤もあるが，これは集中治療室などで低アルブミン血症の治療に使用される．分子量は 69 kD で均一である（HES の分子量分布は広い）．

投与されたアルブミンの血管内滞在時間は 4 時間程度で HES 製剤と比較し必ずしも血漿増加効果が長いわけではない．アルブミンと HES の比較を**表 9** に示す．

アルブミンは，値段が高い，感染の可能性がゼロではない，また何よりも合成アルブミンがないため貴重な血液製剤を使用するという欠点がある．アルブミンは 100％肝臓で合成されるが，肝機能低下以外にも炎症による合成抑制，栄養不良，腎や消化管からの漏出（ネフローゼ，蛋白漏出性胃腸症）などにより低下する．しかし，肝臓の合成能にはかなりの予備力がある．

表 9 HES（ハイドロキシエチルデンプン）製剤とアルブミン製剤の比較

HES 製剤	
利点：	安価
	抗炎症作用
	確実な血漿増加効果
欠点：	凝固障害（の可能性）
	腎障害（の可能性）
	効果時間が限られる
アルブミン製剤	
利点：	高浸透圧による浮腫軽減効果
	ラディカルスカベンジャー
	薬剤や有毒物質との結合
欠点：	高価
	感染の危険性（プリオンなど）
	貴重な血液からつくられる

7 ― 長時間手術の輸液

長時間手術の輸液は，脳外科の手術や侵襲の小さな手術では，晶質液をある程度制限した輸液法で管理可能であるが，開腹手術など侵襲の大きい手術では晶質液を極端に制限してしまうと，循環血液量低下などを起こし術後合併症を増やす可能性がある．このとき，安全域は時間とともに狭まるため，長時間の開腹手術では，出血量に関係なく早めに晶質液輸液に膠質液を

8 ─ 透析患者の輸液

透析患者は，腎からの水や電解質の排泄がないため，必要最小限の輸液にとどめる．基本的には目標指向型輸液管理で行うが，維持・輸液負荷の量は腎障害がない患者と比べ少なめで管理し，血圧維持には積極的に昇圧薬などを使用し，輸液量が過剰にならないようにすべきである．

モニターとして中心静脈圧やSVV（⇨3.4 モニタリング：1.循環モニタリングを参照）が有用である．一般的にはカリウムを含まない製剤（生理食塩液，1号液，サリンヘス®など）で開始するが，その後の電解質検査でK$^+$が低値もしくは正常ならばリンゲル液も使用可能である．生理的食塩水の大量投与は，高Na$^+$血症や高Cl$^-$血症，アシドーシスを引き起こす．逆に，1号液の大量投与は低Na$^+$血症や高血糖を引き起こす．

9 ─ その他の輸液の効果

A. ブドウ糖

手術中は，手術侵襲のため交感神経緊張，コルチゾールやグルカゴン分泌増加，インスリン分泌低下などにより高血糖になることが多かったが（surgical diabetes：手術性糖尿病），レミフェンタニルの出現と硬膜外麻酔併用により，高血糖になる症例が減ってきた．

人体は炭水化物が供給されない場合，筋肉や肝臓から糖新生や分解などでブドウ糖を供給しようとし，遊離脂肪酸やケトン体が上昇する．それらを抑制するために1%ブドウ糖加リンゲル液を血糖値を参考にしながら投与することが多い．逆に，高血糖状態は酸化ストレス状態であり，180 mg/dL以上ではインスリンを使用し血糖コントロールをすることがある．糖化最終産物により活性酸素やサイトカインの分泌が増え，術後感染症や合併症が増える．

5%ブドウ糖液は等張浸透圧であるが，手術中に使用することはほとんどなく，また，糖が代謝されると単なる蒸留水であり，大量投与は電解質異常や高血糖を引き起こし危険である．

B. アミノ酸

アミノ酸製剤の投与は，低体温を予防し体温調節性血管収縮閾値温度を上昇させるといわれ，術後シバリング予防になる可能性もあるため，1パック程度（200～300 mL）投与することもある．また，アミノ酸投与はタンパク質異化（筋肉崩壊）を抑制するため，術前の絶飲食や手術侵襲による異化は亢進に対して理論的には有効である．ただし，アミノ酸は単独投与では有効に利用されない（糖や脂質と一緒に投与する）ことと，肝機能障害や腎機能低下患者（透析患者は除く）では慎重に投与しなければならない．

2. 輸血

1 ─ 輸血は難しい

輸血も輸液同様に確信をもって施行できない処置である．貧血がある場合，赤血球輸血をすればいいのであるが，はたしてどの程度の貧血であれば輸血を開始するのか，どのくらいまで貧血を改善させるべきか，患者の年齢や合併症（虚血性心疾患の有無など）によってどう違うのか，など明確に答えることはできず，実は，経験的に輸血を行っているのが現状である．

2 ─ 血液製剤の種類

主な血液製剤の種類を**表10**に示す．

① 赤血球濃厚液は，血液保存液（CPD液：クエン酸，クエン酸ナトリウム，ブドウ糖，リン酸水素ナトリウム）を28 mL混合したヒト血液200 mLから白血球および血漿の大部分を除去した赤血球層に，赤血球保存

表10 主な血液製剤の種類

一般名	略号	包装	組成	有効期間	貯法
人赤血球濃厚液	RCC-LR Ir-RCC-LR	血液200 mLまたは400 mLに由来する赤血球	赤血球＋MAP液＋CPD液	21日	2〜6℃
新鮮凍結人血漿	FFP-LR	血液200 mLまたは400 mLに由来する血漿	血漿＋CPD液	1年	〜−20℃
人血小板濃厚液	PC-LR Ir-PC-LR	1〜10単位は単位×20 mL 15, 20単位は250 mL	血小板＋ACD-A液 血小板数：単位×0.2×10^{11}個	4日	20〜24℃振盪

（日本赤十字社．血液製剤一覧表）

用添加液（MAP液）を約46 mL混和したものである．

MAP液は，mannitol adenine phosphateの頭文字をとった略語で，赤血球の保存期間を長くするために開発された赤血球浮遊液である．mannitol（マンニトール）は溶血の改善に，adenine（アデニン）とphosphateは赤血球ATPの維持に働く．全血200 mLに由来する赤血球MAPの入っているパック（1単位：140 mL入り）と全血400 mLに由来する赤血球MAPの入っているパック（2単位：280 mL入り）とがある．

輸血後移植片対宿主病（graft versus host disease；GVHD）を避けるため，15〜50 Gyの放射線を照射（Ir）して使用する．照射赤血球MAPのヘマトクリット値は60％（Hb 20 g/dL）前後，有効期間は採血後21日間であり，4〜6℃で保存する．

② 新鮮凍結血漿（fresh frozen plasma：FFP）は，凝固因子の補充を目的として使用する．血液を濃厚赤血球や血小板などの血球成分を除き，透明な血漿を−20℃以下で凍結したものである．使用するときは37℃の温水中で解凍して使用する．

③ 血小板濃厚液は，血小板成分を補充することにより止血を図り，または出血を防止することを目的とする．輸血するまで室温（20〜24℃）で水平振盪しながら保存する．有効期間は採血後4日以内である．

3 ─ 出血量に応じた輸液・輸血

出血量に応じた一般的な対応を図26に示す．すなわち，出血の増加に伴い血液成分量は減少していく．このとき，各血液成分減少のクリティカルレベルは異なるため，成分ごとに投与のタイミングを変えることが重要であり，これが成分輸血の概念である．

図26は横軸に出血量（循環血液量％）を表し，その下に出血量に応じた輸液と成分輸血を示す．縦軸には血管内の残存血液成分量を示している．すなわち，出血量が循環血液量の20％未満であれば細胞外液補充液を投与し，20〜50％の出血では人工膠質液を，それ以上では等張アルブミン製剤を投与する．これら輸液療法に加え，組織酸素供給不足が懸念されるときは，赤血球濃厚液を投与し，循環血液量以上の出血のときは，新鮮凍結血漿や血小板濃厚液の投与も考慮する．

しかし，これは一般的な対応であり，手術内容，患者の年齢や合併症など，それぞれに応じて対応すべきである．

4 ─ 一般的な輸血開始基準

① Hb値7.0 g/dL以上に保つ．
② FFP使用の目安として，凝固因子が正常の20〜30％以下の場合（PT凝固因子活性30％以下，APTT施設基準の1.5倍以上のとき）．
③ 血小板数2〜5万/μLで止血困難な場合は血小板の輸血適応となる．

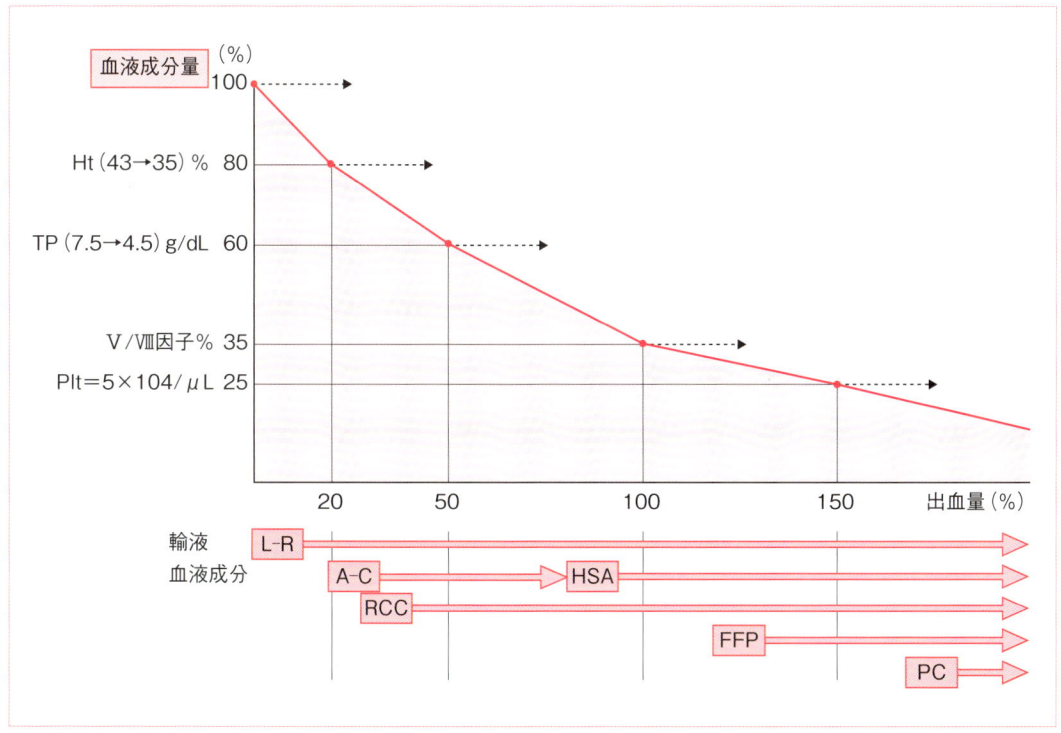

図26 出血患者における輸液・成分輸血療法の適応
TP：血清総タンパク，Plt：血小板数，L-R：細胞外液補充液（リンゲル液など），A-C：人工膠質液，HSA：等張アルブミン製剤，RCC：赤血球濃厚液，FFP：新鮮凍結血漿，PC：血小板濃厚液

（吉場史朗. 血液製剤の使い方：LISA 2012：19：1164-8[2]）より）

ただし，これらは明確なエビデンスがあるわけではなく，合併症や手術状況により変化する．

5 ― 輸血によりどの程度の改善が期待できるかの予測

各種輸血製剤の輸血に関係する計算式
循環血液量＝体重（kg）×70 mL
循環血漿量＝体重（kg）×40 mL
　　　　　＝70 mL×体重×（1－Ht/100）

例えば，RCC（赤血球）の投与によって改善されるHb値の予測値

予測上昇Hb値（g/dL）＝投与Hb量（g）/循環血液量（dL）

例えば，体重50 kgの成人（循環血液量35 dL）にHb値20 g/dLの赤血球濃厚液を2単位輸血する．赤血球濃厚液は，Hb 15～16 g/dLの血液400 mL由来で，最終的に280 mL（2.8 dL）のMAP加赤血球濃厚液1パック中の含有Hb量は20 g/dL×2.8 dL＝56 gとなる．輸血により，Hb値は56/35で約1.6 g/dL上昇すると予想される．

ただし，あくまで予測値であるので，実際に輸血したあとには測定すべきである．

6 ― 輸血に伴う副作用・合併症

A. 溶血性輸血副作用

① **即時型（急性型）副作用**：輸血開始後数分～数時間以内に発症．多くは型不適合による血管内溶血．
② **遅発性副作用**：輸血後24時間以降～数日経過してから発症．輸血歴，妊娠歴の前感作のある患者への赤血球輸血により二次免疫応答を刺激することで，血管外溶血を示す．

B. 非溶血性輸血副作用

① 即時型（急性型）副作用：アナフィラキシーショック，菌血症やエンドトキシンショック，DIC，循環不全，輸血関連急性肺障害，輸血関連循環過負荷などがある．

② 輸血関連急性肺障害（transfusion related acute lung injury：TRALI）：輸血中〜6時間以内に発生する非心原性の肺水腫．白血球抗体などにより肺で炎症反応が起こったものと考えられている．

③ 輸血関連循環過負荷（transfusion associated circulatory overload：TACO）：輸血に伴う循環負荷による心不全．

④ 遅発性副作用：輸血後移植片対宿主病，輸血後紫斑病，ウイルス感染症．

⑤ 輸血後移植片対宿主病（graft versus host disease：GVHD）：輸血後7〜14日に発症．発熱，紅斑，下痢，肝機能障害，汎血球減少症．放射線照射血液の使用が有効．

C. その他

鉄過剰症，高K^+血症，クエン酸中毒（低Ca^{2+}血症，代謝性アシドーシス）など

7 ─ patient blood management

周術期にはしばしば輸血を必要とするが，輸血自体が予後を悪化させたり合併症を増加させることがあり，できるだけ同種輸血を避けるべきである．そのための術前からの取り組みをpatient blood management（PBM）とよぶ（患者中心の輸血医療）（図27）．

その柱は以下の3つである．

① 術前のヘモグロビン量を増やし，止血機能を最適化する．

② 手術手技や手術手技の改善，麻酔管理の工夫などにより術中，術後の出血量を減少させる．

③ エビデンスに基づいた限定的，制限的な輸血製剤の使用．

8 ─ 自己血輸血

自己血輸血には以下の3つがある．

① 貯血式自己血輸血：術前に採血し貯血しておく．1,000 mL程度の貯血が可能であり，手術までに時間があるため，採血による貧

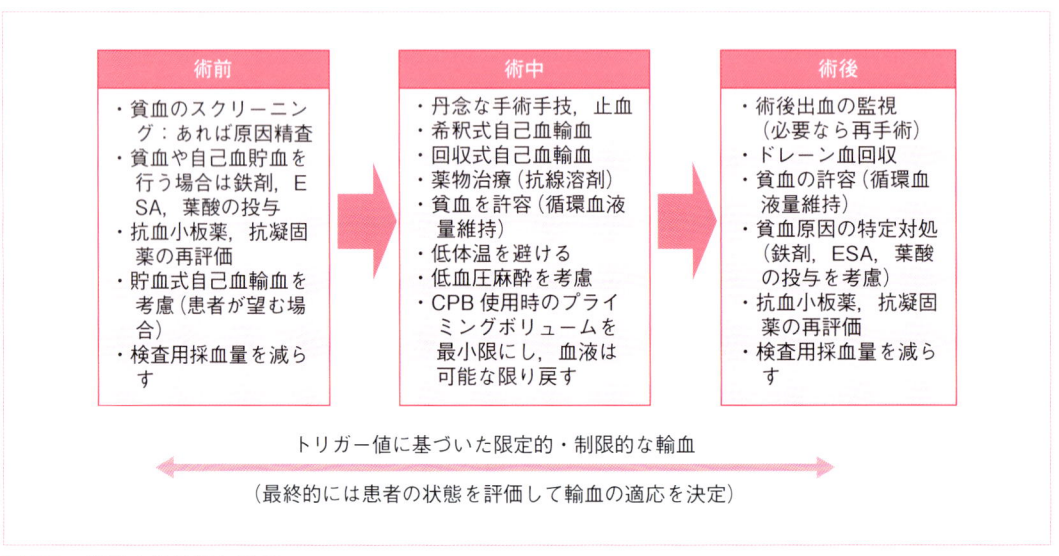

図27 患者中心の輸血医療

（紀野修一．Patient Blood Management（PBM）とは．医学のあゆみ 2012；243：273-8[3]）より）

血の改善が見込まれる.
② **希釈式自己血輸血**：手術時の麻酔導入後に採血, 貯血する. 採血しながら HES 製剤な
どを投与し, 循環血液量を保つ. 脱血速度が速いと血圧低下などをきたしやすいなどの欠点もあるが, 新鮮血輸血なので血小板

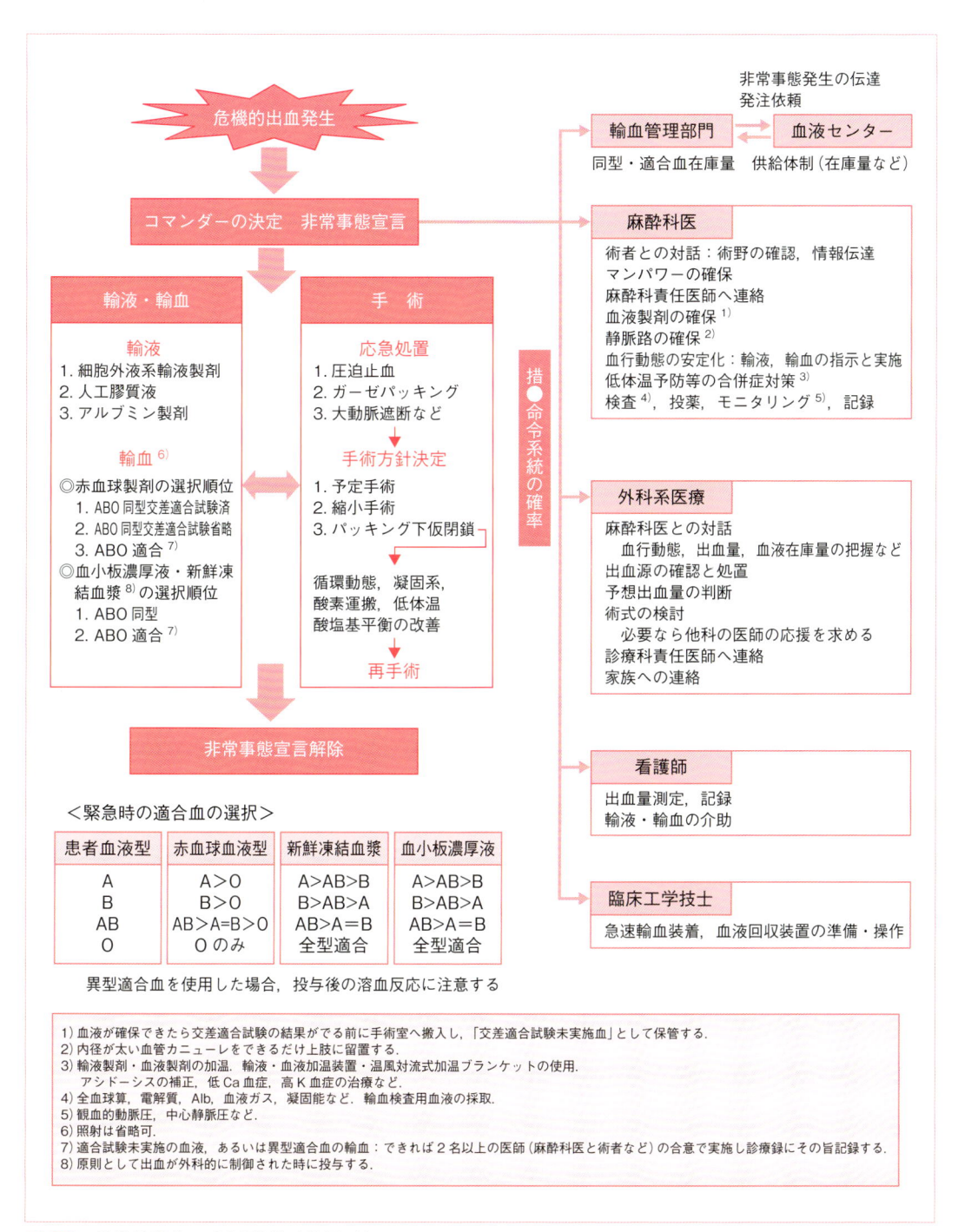

図28 危機的出血への対応ガイドライン

（日本麻酔学会, 日本輸血・細胞治療学会. 危機的出血への対応ガイドライン. 2007[4]より）

機能が温存されているなどの利点がある．
③ **回収式自己血輸血**：術中（場合により術後）に出血した血液を回収したものを輸血する．主に心臓外科手術，整形外科の関節手術などで使用される．洗浄式回収式自己血輸血では赤血球以外は取り除かれてしまうので，血小板や凝固因子は期待できない．

9―術前の輸血準備

術前に血液を用意しても，輸血を行わない場合や，準備したよりも実際の使用量が少ない場合がしばしばあるため，血液の有効利用，業務の省力化，経費の削減，および血液準備の迅速化などを目的とした方法として次のものがある．

A. type and screen（T & S）

待機的手術も含めて直ちに必要でない場合に，患者のABO式血液型，Rh（D）因子，不規則抗体が陰性であることを確認しておく．輸血が必要になった場合には，オモテ検査によりABO同型血であることを確認するか，あるいは交差適合試験（主試験）を生理食塩法により行い，適合血を輸血する．

B. 最大手術血液準備量（maximum surgical blood order schedule：MSBOS）

確実に輸血療法が行われることが予測される予定手術症例では，各医療機関ごとに，過去に行った手術症例から術式別の輸血量と準備血液量を調べ，両者の比（準備血量/輸血量）が1.5倍以下になるような量の血液製剤を交差適合試験を行って事前に準備する．

C. 手術血液準備量計算法（surgical blood order equation：SBOE）

患者の術前Hb値，患者の許容できる輸血開始Hb値（トリガー：Hb 7～8 g/dL），術式別の平均的な出血量の3つの数値から患者固有の血液準備量を求めるもの．

10―大量出血時の対応

出血による危機的状況は，出血量と出血の速度に関係する．例えば同じ1,000 mLの出血でも，5分で失わる場合と1時間で失われる場合はその危険度が違ってくる．その原因は大きく2つ考えられる．1つは，循環血液量減少による循環動態の変動（特に血圧低下）と末梢循環不全であり，もう一つはHb値低下による組織代謝不全（すなわち酸素運搬が減るため，組織で十分なATPができない）である．一般に，大量出血でHb値7 g/dL以下になる場合や出血量が5,000 mLを越えると死亡率が上昇することが示されている．

手術中には，迅速に輸血などの対応を開始しないと，その場で生命が脅かされてしまうような急激な出血に遭遇することもある．日本麻酔科学会と日本輸血・細胞治療学会が出した危機的出血へのガイドライン[4]（図28）にそって迅速に行動しなければならない．また，産科の危機的出血は，その特異な状態のために別のガイドラインが作成されている．

◆ 文献 ◆

1) 小竹良文．術中の輸液管理．循環制御 2012；33：13-9.
2) 吉場史朗．血液製剤の使い方―その特徴だけでなく，管理体制，環境も把握し，予測不能な出血に対応しよう．LiSA 2012；19：1164-8.
3) 紀野修一．輸血医療の新展開―Patient blood management（PBM）とは．医学のあゆみ 2012；243：
4) 日本麻酔科学会，日本輸血・細胞治療学会．危機的出血への対応ガイドライン 2007. http://www.jstmct.or.jp/jstmct/Document/Guideline/Ref4-1.pdf.
5) 飯島毅彦．周術期輸液の考え方の変遷．日本集中治療医学会雑誌 2012；19：578-85.
6) 厚生労働省．血液製剤の使用指針．改定版．http://www.mhlw.go.jp/new-info/kobetu/iyaku/kenketsugo/5tekisei3b01.html.

3.7 術中・術後鎮痛の意義

1. 痛み刺激とは

　全身麻酔中は意識がない（無意識）ため，患者は痛みを自覚しない．しかし，痛み情報は神経を介して脳に伝達されるため，適切な鎮痛処置を施さなければ患者の身体はさまざまな有害な反応を起こすことになる．

　痛み刺激は，侵害受容器から一次求心性線維が脊髄後角へ入力し，シナプスを経たのち脊髄を上行し，視床下部に働いて下行性の神経内分泌反応を活性化（視床下部―下垂体―副腎皮質系を刺激）するとともに交感神経・副腎髄質系を活性化し心血管反応や血液凝固能，代謝機能を亢進させる．その結果として血圧上昇，心拍数増加，発汗などの自律神経症状をみることがある．

　ストレスホルモンが分泌されて肝臓での糖新生が亢進するストレス性高血糖が生じれば，予後を悪化させる可能性がある．また，痛みは免疫能を低下させ，がんの再発率や生命予後に影響を与える．急性痛を放置すると，中枢神経系で記憶が成立し慢性痛へ移行する可能性がある．

2. 急性痛と慢性痛

　急性痛は，痛みの期間が限られていて，一般に，外傷や疾病など時間的，症状的にもつじつまの合う原因が存在する．急性痛はなんらかの危険に対する警告反応でもあり，そのシグナルによって重大な損傷を避けることができる一種の生体防御機構でもある．強い自律神経反応（発汗，散瞳，呼吸数増加，血圧上昇など）を伴うことが多い．

　慢性痛は長期にわたる痛みで，原因が治癒したあとに長期に痛みが残ったり，明確な原因がないままに持続する痛みである．心理的・社会的要因にも左右されるとともに，末梢受容器や中枢神経における痛みに対する感作（sensitization）が大きくかかわっていると考えられており，疼痛過敏（ある疼痛刺激に対して，通常より痛みが強くなった状態）やアロディニア（通常では痛みを引き起こさない刺激によって生じる痛み）を引き起こすことがある．

3. 痛みの伝達経路

　痛み情報は，末梢神経から脊髄後角へ入力されて（1次ニューロン），シナプスを介して視床へと伝達されたあと（2次ニューロン），関連する大脳皮質の領域へ投射される（3次ニューロン）（図29）．これらのいずれかの部位で疼痛情報を遮断もしくは減弱すれば，疼痛による神経内分泌反応の活性化を抑制できる．

　痛みを遮断する手段として，局所浸潤麻酔，区域麻酔（末梢神経ブロック，脊髄くも膜下麻酔，硬膜外麻酔），オピオイドの静脈投与（全身投与）がある．痛みは記憶され，さらにはその程度が変化し増強する（感作）可能性があり，脊髄内に侵害刺激が加わる前に，手術に先立って鎮痛処置を行う先制鎮痛（pre-emptive analgesia）を行うことが，痛みの遷延や増幅を抑えるために有効な可能性があるがヒトでは確立されていない．

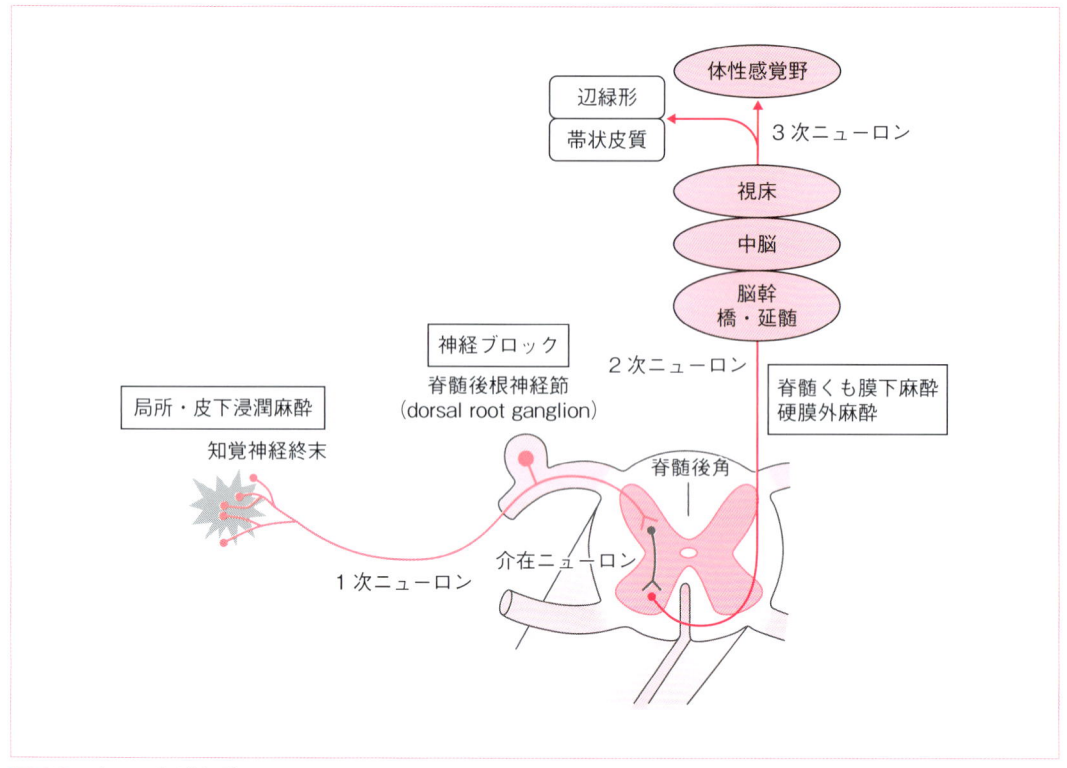

図29 痛みの伝導経路

4. 術中・術後の鎮痛の手段

近年，鎮痛法を含む麻酔管理の違いが，手術後のがんの再発や転移に大きな影響を及ぼすことが認識されだしている．オピオイドは周術期鎮痛の中心薬剤であり，オピオイドを使用しない全身麻酔管理はほとんどありえないが，それ自体が，がんの増殖や転移を促進する可能性が示唆されている．実際，オピオイドを中心とした周術期管理よりも，硬膜外鎮痛や神経ブロックを併用した管理のほうが，がんの再発が有意に低かったとする報告もある．

手術中の鎮痛としては，従来はオピオイドとしてフェンタニルやモルヒネの静注が行われてきたが，最近はレミフェンタニルの持続静注が広く使用されていて，単独もしくは硬膜外鎮痛と併用して使用される．

レミフェンタニルは血中エステラーゼで分解され，血中濃度は投与終了後に急速に（数分で）低下するため，術中高用量での使用が可能であり（呼吸抑制が残らない），手術中のストレスフリーという状態を可能にしたといわれている．実際，痛みによる血行動態の変動が抑えられるばかりでなく，ストレスホルモンの分泌や血糖上昇なども軽微になっている．

しかし，逆に，レミフェンタニル終了後は，オピオイドの濃度が急激に減るため，覚醒後に激痛を訴えることがある．そのために，術後鎮痛として移行期鎮痛（transitional analgesia）を行う必要がある．この目的として，硬膜外鎮痛やフェンタニル持続静脈内投与が用いられるが，硬膜外穿刺にはさまざまな制限がある（⇨ 4.2 硬膜外麻酔を参照）．

フェンタニル持続静脈内投与の最大の副作用は，呼吸抑制である．呼吸数が減るため高 CO_2

表11 硬膜外鎮痛とオピオイド持続静脈投与の比較

	硬膜外鎮痛	オピオイド持続静脈投与
適応	抗凝固・抗血小板療法中や患者の協力が得なければ施行不可	誰に対しても可能
使用薬剤	局所麻酔薬（ロピバカイン，レボブピバカイン）とオピオイド（フェンタニル，モルヒネ）を併用	オピオイド（フェンタニル，モルヒネ）
手技の簡便さ	経験を要する	容易（静脈ラインが確保されてあれば誰にでも可能）
鎮痛効果	体動時の痛みを抑える 質の高い（確実な）鎮痛	体動時の痛みには不十分 オピオイド必要量に個人差あり
副作用（合併症）	血圧低下，下肢麻痺，神経障害（硬膜外血腫）	呼吸抑制，悪心・嘔吐

血症（場合によっては，低換気による低酸素血症を併発する）になり，二酸化炭素がたまることにより意識が低下し（高 CO_2 昏睡）さらに呼吸抑制が増強する，という悪循環をきたすおそれがある．フェンタニルの持続静脈内投与は 1 μg/kg/h が適当とされるが，安全を考慮して 0.5～0.75 μg/kg/h が推奨され，術後鎮痛に必要な効果部位濃度は 0.6～1.5 ng/mL とされている．

1 ― 硬膜外鎮痛法

頭部以外の手術領域に対する術中・術後鎮痛として有用である．特に胸部，上腹部手術に対して有効性が高い．周術期鎮痛のゴールドスタンダードであり，硬膜外鎮痛法はオピオイドの静脈内投与などに比べ，有意に優れた術後鎮痛効果を示す（**表11**）．

さらには最近注目が集まる術後回復強化（enhanced recovery after surgery：ERAS）の点からも硬膜外鎮痛の有用性が指摘されている．術後の早期経口摂取および早期離床を達成するためには，十分な鎮痛が必要で硬膜外鎮痛が有用となる．

硬膜外に投与される代表的な薬物に，局所麻酔薬とオピオイド鎮痛薬がある．局所麻酔薬は Na^+ チャネルを可逆的に抑制し神経伝達を遮断する．硬膜外オピオイドは，くも膜を通り脊髄や脳脊髄液へ拡散するか（モルヒネは水溶性なためこの作用が強い），硬膜外から血液に吸収され血行性に薬液が運ばれる（フェンタニルは脂溶性なためこの作用が主である）ことにより，脊髄，脳幹，末梢神経のオピオイド受容体に作用する．

術後鎮痛として，局所麻酔薬とオピオイドを併用し硬膜外へ持続注入することが多い．これらを併用することにより有効な鎮痛が得られるのみでなく，各々の単独使用に比べ投与量を減らすことができる．このことから，硬膜外麻酔薬投与により交感神経が遮断され末梢血管が拡張されることによる血圧低下や，オピオイドによる呼吸制御などの重篤な副作用発現を低下させることができる．

近年は，PCA（patient controlled analgesia）機能を付加する PCEA（patient controlled epidural analgesia）を施行することにより，より良い術後疼痛管理が行えるようになってきた．PCA は，持続的に一定量の鎮痛薬を投与するだけでなく，疼痛時には患者自身が一定量の鎮痛薬を投与できる回路（ボタン）が付いていて，文字通り患者自身が痛みのコントロールを行うという優れた機能である．

硬膜外鎮痛法は質の高い非常に優れた鎮痛法

である反面，交感神経ブロックによる血圧低下や神経障害，硬膜外血腫による脊髄損傷といった合併症の可能性があるため，適用を十分に吟味することが必要である．特に硬膜外血腫を避けるため，止血・凝固異常患者には使用できない．実際，近年抗血小板薬や抗凝固療薬を使用している患者が増加しており，代替鎮痛手段が求められる機会も多くなっている．

さらには，硬膜外穿刺は全身麻酔下ではなく，起きている間に穿刺することを原則とする（⇨ 4.2 硬膜外麻酔を参照）．十分な説明を行い同意が必要であるが，患者にとっては恐怖感があり同意を得られない場合もある．

また，各施設や麻酔科医の判断にもよるが，痛みが強く予後に大きく影響すると思われる開胸・開腹手術は良い適用であるが，傷の小さな腹腔鏡手術や乳腺手術などの表在性の手術には行わないことが多い．この場合にも代替鎮痛法が必要である．

2 ― 硬膜外鎮痛が使えない，もしくは適用とならない場合の代替鎮痛手段

硬膜外鎮痛が使えない，もしくは適用とならない場合の代替鎮痛手段としては，超音波ガイド下末梢神経ブロック，静脈内持続オピオイド注入や消炎鎮痛薬の使用などがある（⇨ 4.3 超音波ガイド下末消神経ブロック，8章ペインクリニックを参照）．

現在，鎮痛メカニズムの異なる方法（局所/区域鎮痛，非オピオイド鎮痛薬，その他の鎮痛方法）を組み合わせる多様式バランス鎮痛（multimodal balanced analgesia）が主流である．

作用機序の異なる方法を組み合わせることで，鎮痛効果の向上や（相加/相乗効果），個々の薬剤用量を減らすことにより，副作用が軽減し安全性の向上にもつながる．手術術式や患者の基礎疾患を考慮し，危険度-受益度比（risk-benefit ratio）を最適にするように鎮痛手段を選択する．

5. 術後痛の影響

術後痛への不適切な治療により起こり得る結果としては，在院日数の延長，予期せぬ再入院の増加，譫妄や認知障害の増加，健康に関したQOL（quality of life）の低下，日常活動への復帰の遅延，患者満足度の低下などが挙げられる．術後痛が生体に及ぼす影響について挙げる．

1 ― 呼吸器

主に胸部，上腹部手術では，肺活量，機能的残気量，1回換気量などが減少し，痛みによる反射的な腹筋の緊張亢進や横隔膜機能低下が引き起こされる．

開胸手術や上腹部手術後は，強い痛みにより，呼吸運動が抑制される．咳が阻害され，痰の排出が困難となり，術後の無気肺や肺炎に移行しやすくなる．

2 ― 循環器

交感神経の活動亢進により，心拍数増加，血圧の上昇，末梢血管の収縮が起こり，心筋酸素需要が増加する．痛みによる長期臥床は，深部静脈血栓腔の形成因子となる．

3 ― 消化器

交感神経活動が亢進し，腸管の動きが抑制され，術後イレウスの原因となる．

4 ― 内分泌

交感神経の緊張は，カテコラミンや異化ホルモンの遊離を促し，代謝亢進，酸素消費量の増加をもたらす．ストレスホルモンの分泌インスリンの分泌低下により高血糖状態になる．

5 ― 免疫系

外科的侵襲に反応した視床下部からの下行性経路で，コルチゾールやカテコラミンが分泌される．コルチゾールは，骨髄からの白血球の分泌を抑制し，リンパ球や単核球の機能を低下させる．カテコラミンと同様に，細胞破壊性Tリンパ球の機能を抑制し，細胞性免疫機能を低下させる．

6 ― 精神面

痛みによる患者の不安・恐怖は，薬を過度に必要としたり，医療側に対する不信感の引き金となることがある．

◆ 文献 ◆

1) Vadivelu N, Mitra S, Schermer E, et al. Preventive analgesia for postoperative pain control : a broader concept. Local Reg Anesth. 2014 ; 29 : 17-22.
2) 坂口泰子ほか．硬膜外麻酔による術後鎮痛．日本臨床麻酔学会誌 2008 ; 28 : 741-9.
3) 横山正尚．IV-PCA による術後鎮痛．日本臨床麻酔学会誌 2011 ; 31 : 259-67.
4) 赤根亜希子ほか．超音波ガイド下末梢神経ブロックと IV-PCA を併用する術後鎮痛―PONV 対策にも有効．LiSA 2011 ; 18 : 788-93.

4章

区域麻酔の実際

4.1 脊髄くも膜下麻酔

脊髄くも膜下麻酔とは，くも膜下腔に局所麻酔薬を投与し脊髄神経の興奮伝導を遮断する区域麻酔法である．全身麻酔との違いは，意識消失を伴わないことである．

1. 解剖

1─ヒト脊椎の解剖

頸椎は7椎体，胸椎は12椎体，腰椎は5椎体より成り立つ(図1)．脊髄下端は成人でL1-2であり，小児ではもう少し低い．硬膜外腔は大後頭孔から仙骨裂孔を覆っている仙骨靱帯まである．生理的彎曲があり第3腰椎部は最も高く，第5胸椎部は最も低くなる．

2─硬膜外腔・脊髄くも膜下への到達

皮膚から脊髄までは，皮膚→皮下組織→棘上靱帯→棘間靱帯→黄色靱帯→硬膜外腔→硬膜→硬膜下腔→くも膜→くも膜下腔で構成されており，くも膜下腔は髄液で満たされている(図2)．

2. 脊髄くも膜下麻酔の方法

1─使用薬剤

薬剤としては，ジブカイン，テトラカイン，ブピバカインの3種がある(図3)．脳脊髄液は比重が1.006前後であり，これより比重が重

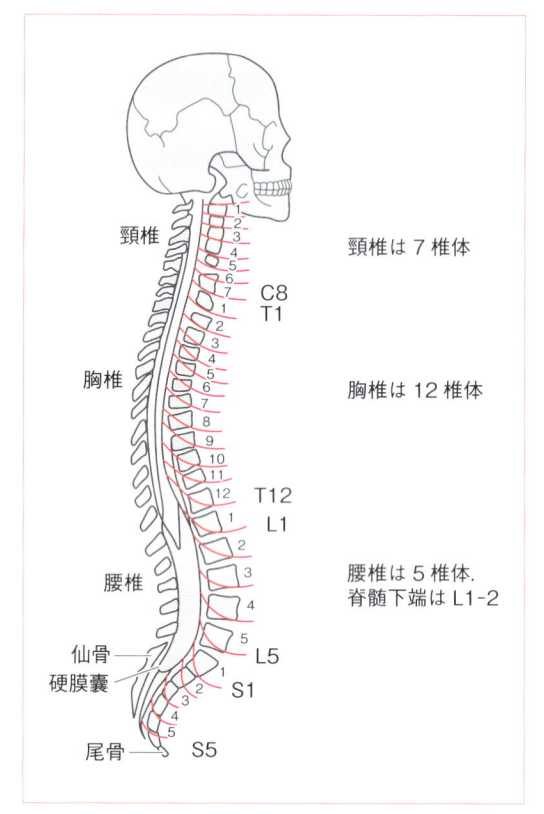

図1 ヒトの脊椎
硬膜外腔は大後頭孔から仙骨靱帯まで仙骨裂孔を覆っている．

いものを高比重，軽いものを低比重，ほぼ等しいものを等比重と称する．これは局所麻酔薬の性質ではなく，その溶媒によって異なる．

- ジブカイン高比重液：長時間作用(2～3時間)．
- テトラカイン結晶(溶媒により高～低比重に調節可能)：中時間作用(1.5～2.5時間)．
- ブピバカイン等比重液：長時間作用(2～3時間)．
- ブピバカイン高比重液：長時間作用(2～3時間)．

※ジブカイン・テトラカインは，末梢神経毒性が強いため現在あまり使用されない．現在は主に，調節性に優れているブピバカインが使用されている．

※オピオイド(フェンタニル5～10μg，モル

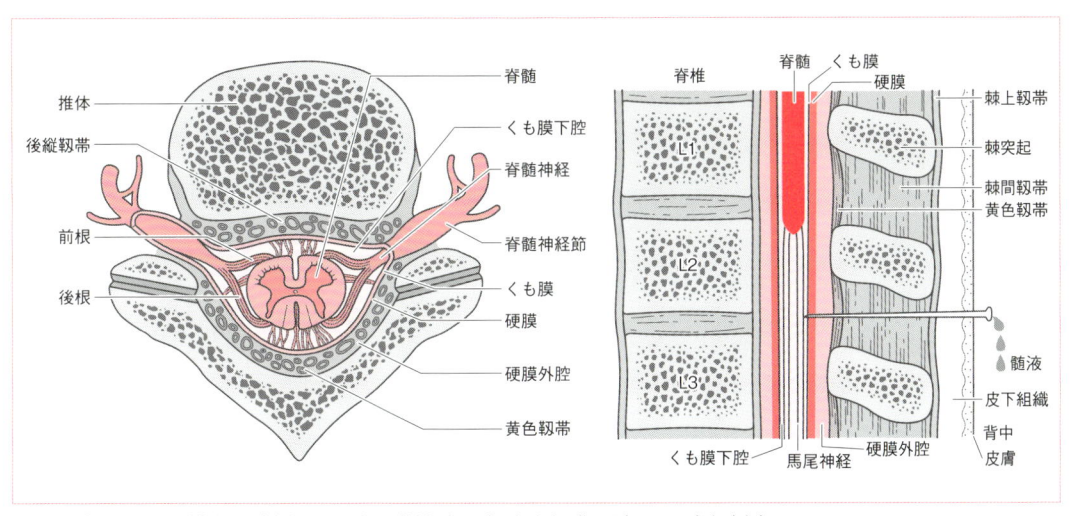

図2 脊髄周辺の横断図（左）および硬膜外腔・脊髄くも膜下腔への到達（右）

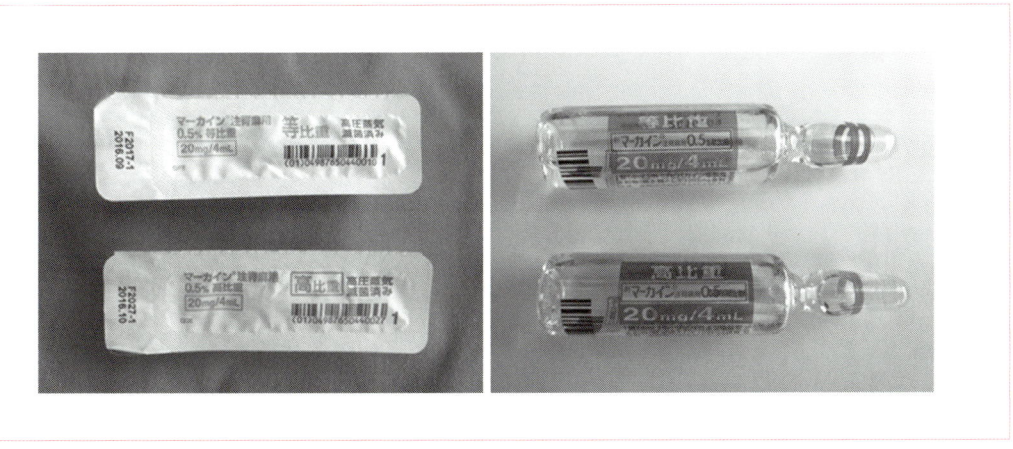

図3 使用する薬剤
上：マーカイン®（ブピバカイン）注脊麻用 0.5％等比重
下：マーカイン®（ブピバカイン）注脊麻用 0.5％高比重
（左：滅菌包装されている，右：中のアンプル）

ヒネ 0.1～0.2 mg）を混ぜることにより，鎮痛効果の増強や効果時間の延長が認められるが，呼吸抑制に対する注意が必要である．

2 ─ 薬液の広がり

高比重の薬剤は体位により広がりが異なり，手術台の傾斜により広がりを調節できる．仰臥位では生理彎曲に応じて広がり，側臥位では下位の部分に広がる（**図4**）．すなわち，高比重液を用いた場合，仰臥位では L2/3 穿刺では頭側に，L3/4 以下の穿刺では尾側に広がりやすい．

等比重のものは，重力に関係なく投与量に応じて薬液が広がり，調節性はあまりよくない．しかし，手術部位を上にする手術や，大腿骨頸部骨折などのように穿刺時に患側を下にしづらい場合などに適応となる．また，高比重と比べて効果発現が遅く血圧低下も緩徐であり作用持続時間が長い．臨床使用での注入量では，広がりより持続時間に関与する．

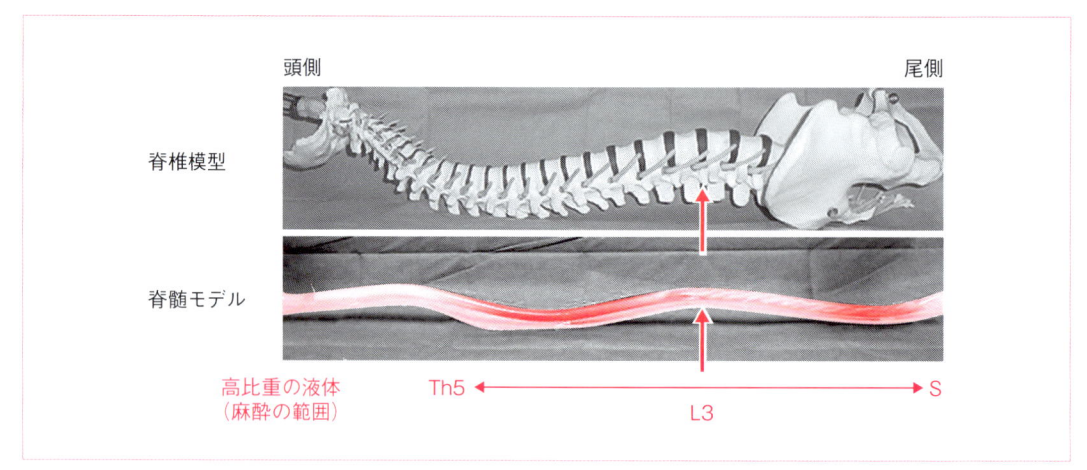

図4 脊髄くも膜下麻酔の原理

表1 脊髄くも膜下麻酔と硬膜外麻酔の違い

	硬膜外麻酔	脊髄くも膜下麻酔
局所麻酔注入部位	硬膜外腔	くも膜下腔
穿刺部位	頸椎～仙骨部まで	L2/3以下（通常 L3/4）
効果発現	緩徐	速い
血圧低下	緩徐	速い
持続時間	カテーテル留置により長時間の鎮痛可能	3時間程度（使用薬剤に依存）
局所麻酔薬使用量	多い	少ない
ブロックの程度	調節できる	強い
手術部位	頸部以下	下腹部以下
持続注入	一般的	一般的でない
術後鎮痛への利用	一般的	麻薬を局所麻酔薬に加えることである程度可能
脊髄くも膜下麻酔後頭痛	硬膜を穿刺しなければ起こらない	起こりうる
局所麻酔中毒	起こりうる	まれ
手技	やや難しい	容易

3. 脊髄くも膜下麻酔と硬膜外麻酔の違い

　脊髄くも膜下麻酔と硬膜外麻酔はともに脊柱管内で行う区域麻酔である．脊髄くも膜下麻酔は，作用発現が速く少量の薬の量で効果を発現し，筋弛緩作用も強いため単独で手術麻酔も可能である．しかし，血圧低下も短時間に強く現れ，循環動態の管理が必要となることが多い．また，効果時間も3時間程度と短く，短時間の手術麻酔にしか使用できない．加えて，効果範囲がTh1～4に及ぶと心臓交感神経枝をブロックし徐脈が生じたり，それ以上の上位脊椎まで及ぶと呼吸停止，意識消失が出現するため手術部位として，下腹部以下の手術に限られる．

　一方，硬膜外麻酔は，作用発現が緩徐でありブロックの程度は脊髄くも膜下麻酔より弱いが，局所麻酔の濃度や量で調整できる．通常は，硬膜外腔にカテーテルを挿入し長期留置が可能であり，長時間の手術や術後鎮痛に対応することができる．また，用量を変えることで遮断する神経レベルを調節することもできる分節麻酔

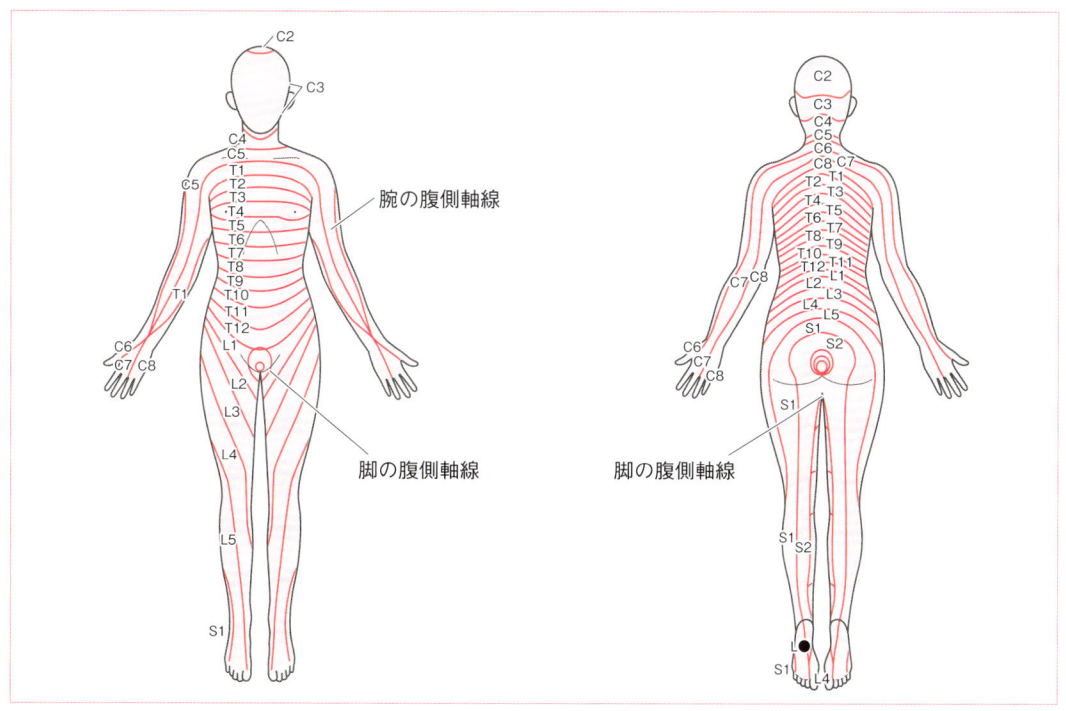

図5 皮膚分節（dermatome）

である．しかし，単独で手術をするためには相当量の局所麻酔薬が必要なため，局所麻酔中毒の危険性もあり，多くは全身麻酔と併用して手術中使用するか，術後鎮痛に用いられることが多い．

脊髄くも膜下麻酔と硬膜外麻酔の違いを**表1**にまとめた．

4. 皮膚分節と麻酔高

皮膚分節（dermatome）とは，脊髄神経の表在（皮膚）感覚の支配レベルを示したもの（図5）であり，麻酔高とは，皮膚分節を指標にどこまで区域麻酔の効果が出現しているかを確認するものである（**表2**）．確認法としては，cold sigh test や pin prick test などがある．目標となるわかりやすい部位として，乳頭：Th4，剣状突起：Th6，臍部：Th10，鼠径部：L1 がある．

cold sign とは，温覚消失の確認法．氷やアルコール綿を皮膚に当て，冷たいかどうかを確認する．正常部位（麻酔の効いていない腕や肩）と比較するとわかりやすい．

pin prick test とは，痛覚消失の確認法．先の尖った物（鈍針などを使用し，皮膚を傷つけないようにする）で痛みがあるかどうかを確認する．触覚は残ることが多く，正常部位との比較が重要である．

表2 手術部位と脊髄くも膜下麻酔に必要な麻酔高

術式	麻酔高
子宮全摘，帝王切開	Th5
虫垂切除	Th5
鼠径ヘルニア	Th10
経尿道的手術	Th10
下肢の手術	Th10
肛門	S2

（日本麻酔科学会・周術期管理チームプロジェクト編．周術期管理チームテキスト．第2版．東京：日本麻酔科学会；2011．p.223[1]より）

5. 適応

脊髄くも膜下麻酔の適応は下腹部・下肢・会陰の手術である．

6. 禁忌

絶対的禁忌としては，次のようなものがある．
- 患者の協力が得られない場合．
- 出血傾向．
- 穿刺部位の皮膚に感染・敗血症がある場合．
- 頭蓋内圧が亢進している場合（脳ヘルニアの危険性があるため）．
- 高度のショック状態．
- 重症心不全．

相対的禁忌としては，次のようなものがある．
- 循環血液量が減少している場合．
- 高度肥満．
- 脊柱の高度の変形．
- 長時間の手術．
- 神経症状があり，後遺症と混同しやすい症例（医学的基準でなく，法律的な問題を避けるため）．

7. 合併症

a. 循環抑制

低血圧，徐脈，迷走神経反射，心停止など．血圧低下がもっとも多い．血圧低下には，エフェドリン（4～8 mg）もしくはフェニレフリン（0.05～0.1 mg）静注で対処する．

＊T4以上の交感神経までブロックされると徐脈が生じる．

b. 呼吸抑制

呼吸筋麻痺，中枢神経作用薬の併用，全脊椎麻酔など．

上位胸髄レベルでは，肋間筋が遮断され，C3～5まで遮断されると横隔神経が遮断され呼吸停止となる．

c. 神経系の合併症

脊髄損傷（脊髄円錐以上での穿刺），post-spinal headache（頭痛），脳神経麻痺（複視など），髄膜刺激症状，髄膜炎，馬尾症候群，尿閉，一過性神経症状（transient neurological symptom：TNS）．

d. 悪心・嘔吐

一番多く認められる合併症で，多くは血圧低下の結果，脳血流が減少することにより生じるため，血圧を下げ過ぎないようにする．

e. 脊髄くも膜下麻酔後頭痛（post dural puncture headache：PDPH）

穿刺針の穴から髄液が漏出して，脳脊髄液が減少することで起こる．細い穿刺針を用いることで予防できる．

f. 脊髄くも膜下膿瘍，血腫

カテーテルを留置する硬膜外麻酔と比べると少ないが，細菌が侵入し膿瘍を形成したり，血腫が生じたりすることがある．

8. 実際の手技

手技は比較的容易である．

1 ─ 準備

脊髄くも膜下麻酔の準備としては，以下のようなものがある．
- 穿刺針（図6）．
- 穴あきドレープ，局麻用注射針，注射器．
- 皮膚・皮下用局所麻酔薬（1％キシロカインかメピバカイン）．
- 消毒液．
- 脊椎麻酔用局所麻酔薬：0.5％高もしくは等比重ブピバカイン（症例に応じて変更する）．
- 昇圧剤（施行後，交感神経遮断による低血圧になることがあるため，エフェドリンもしく

はフェニレフリンを準備しておく).

穿刺用セットは硬膜外とほぼ同じなため, 4.2硬膜外麻酔を参照.

2 ― 末梢静脈路確保

末梢ルートを確保し, 輸液を開始する. 交感神経遮断により急激な血圧低下をきたすことがあるため, 脱水の場合は, 事前に十分な補液をしておくことが重要である.

3 ― 体位作成

通常は側臥位で行う(サドルブロックでは前傾坐位). 介助者のほうを向いて側臥位とし, 大腿部を腹部に屈曲させ背中を丸めてさせる(原則は硬膜外穿刺と同じであり, 4.2硬膜外麻酔の図8参照). 高比重では患側が下, 等比重は患側を上にすることが多い.

4 ― 消毒

キットを開けて清潔野を作成し, 消毒液, 器具, 薬液などを準備する. 穿刺部位を中心に広い範囲を消毒する(2回以上). 2回目の消毒は, 1回目の消毒範囲を超えてはいけない. 消毒が終了したら穴あきドレープをかける.

5 ― 穿刺

一般的にL2/3, L3/4もしくはL4/5から穿刺を行うことが多い. L1/2でも可能だが, 脊髄がL2まで下がっている人もいるため避けたほうがよい.

腸骨稜を結ぶ線上に第4腰椎棘突起があることが多く, L4の指標とするか(Jacoby線), L5より数える. 正中法または傍正中法のどちらでもよい. 一方の手で(利き腕が右の人は左手で)椎間の棘突起を触れ, 他方の手で穿刺針のベベルが患者側方を向くように持ち穿刺する. 硬膜穿刺時に穿通感が得られたら, 内套を抜いて髄液の逆流が得られるところまで針を進める.

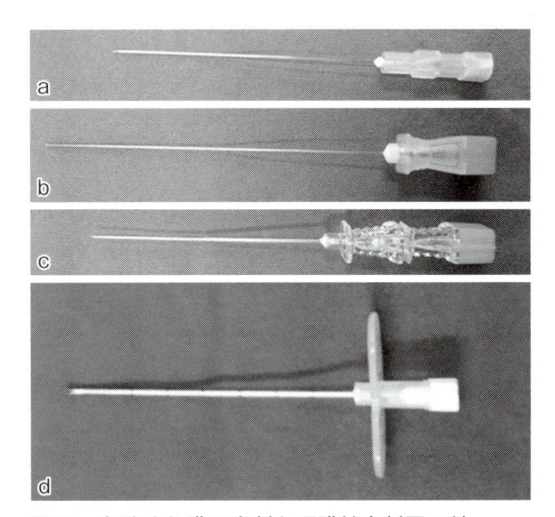

図6 脊髄くも膜下穿刺と硬膜外穿刺用の針
a. 脊髄くも膜下穿刺針(25G, 7 cm), b. 脊髄くも膜下穿刺針(25G, 9 cm), c. ガイド針付ペンシルポイント, d. 硬膜外用 17G Tuohy針.

6 ― 薬液注入

一方の手で穿刺針を固定し, 内套を抜いて薬液の入ったシリンジを接続し, 薬液をゆっくり注入する. 投与量は2〜4 mLとし, 穿刺前に清潔野で吸薬しておく. 注入前後(後はしないこともある)に髄液逆流を確かめる.

7 ― 体位変換

薬液注入が終わったら, 針を抜き, 刺入部に絆創膏をはり, 消毒液を落として背臥位に戻す.

8 ― 麻酔範囲の確認

cold sign, pin prick, 運動機能の3つを組み合わせて麻酔範囲を確認する. 経時的(直後, 5分後, 手術終了後など)に効果判定する.

◆ 文献 ◆

1) 日本麻酔科学会・周術期管理チームプロジェクト編. 周術期管理チームテキスト. 第2版. 東京: 日本麻酔科学会; 2011. p.223.

4.2 硬膜外麻酔

1. 硬膜外麻酔とは

硬膜外麻酔とは，硬膜外腔に局所麻酔薬を投与し，用量・濃度に応じて交感神経遮断・鎮痛・運動遮断を起こさせる区域麻酔法である．

硬膜外麻酔のみで手術することは難しいため，手術目的としては全身麻酔と併用されることが多い．カテーテルを挿入し長期留置が可能なため，術後鎮痛目的やペインクリニックでも使用される．

硬膜外穿刺は，患者の手術前の理解が十分でないこと（見たことはなく，経験者からはとにかく痛いと伝わることが多い），胸椎のかなり上で刺す場合もあること，穿刺時に患者がその手技を見ることができないことなどにより，患者にとり恐怖であることが多い．

しかし，カテーテルによる硬膜外腔の神経の圧迫・障害を避けるため，覚醒下で施行することを原則とする．この恐怖を軽減させるため，術前の十分な説明が必要であり（場合によってはDVDで実際の手技を見せる），施行にあたって少量のオピオイド（フェンタニル）や鎮静薬（ミダゾラム）を使用することもある．

1―解剖

硬膜外腔は大後頭孔から仙骨裂孔に至る（4.1脊髄くも膜下麻酔**図1**）．外壁を黄色靱帯や脊椎骨膜，内壁を硬膜によって囲まれた脊椎管内の腔である（4.1脊髄くも膜下麻酔**図2右**）．腔内には脊髄神経・脂肪組織・静脈叢があり，胸腔内圧を反映し，通常は軽度の陰圧（特に胸椎）となっている．

2―使用薬剤

使用する局所麻酔薬としては，リドカイン，メピバカイン，ロピバカイン，ブピバカイン，レボブピバカインなどがあり，効果発現や持続時間を考慮し選択する（**表3**）．

濃度が濃いものほど太い神経も遮断されるため，術後鎮痛には運動神経ブロックにならないように低濃度のものを選択する．大用量使用による血圧低下にも注意が必要である．

また，麻薬を併用することにより鎮痛効果を増強するとともに，局所麻酔薬の用量を減らすことができ，血圧低下等の副作用を減らすことができる．アドレナリンを添加することにより持続時間が延長し，炭酸水素ナトリウム（メイロン®）を添加することで作用発現を速くすることもできるが，一般的ではない．

3―手術部位と硬膜外麻酔穿刺部位と目標範囲の目安

穿刺部位は，予定されている手術に関与する切開創部の皮膚知覚の神経支配（**図5**）と臓器の神経支配を考慮する（**表4**）．最近では，レミフェンタニルの登場により術中の十分な鎮痛が得られるようになったため，循環変動を起こしやすい硬膜外麻酔は主に術後鎮痛として，術後痛の強い開胸手術や開腹手術で施行することが多くなっている．

2. 適応

上肢・体幹・下肢・外陰部の手術に適応があり，多くの手術で全身麻酔に併用して施行される．

表3　硬膜外麻酔の使用薬剤

一般名	商品名	濃度（％）	作用時間（分）	効果持続時間（分）
リドカイン	キシロカインなど	0.2, 1, 2	15	80〜120
メピバカイン	カルボカインなど	2, 1	15	90〜140
ロピバカイン	アナペイン	0.2, 0.75, 1	20	140〜180
ブピバカイン	マーカイン	0.125, 0.25, 0.5	20	150〜180
レボブピバカイン	ポプスカイン	0.25, 0.5, 0.75	20	150〜180

3. 禁忌

1—絶対的禁忌

① 患者の協力が得られない場合．
② 出血傾向（止血・凝固異常，抗血小板薬や抗凝固薬を使用している場合）．硬膜外腔は血管も豊富であるため，カテーテル挿入に際して予期せず血管を傷つけることがある．この際，出血が止まらない場合は，血腫が増大し，閉鎖腔であるため脊髄を圧迫し，脊髄損傷を引き起こすことがある．実際に，訴訟になっているケースもある．
③ 穿刺部位の皮膚に感染している場合．
④ 頭蓋内圧が亢進している場合．

2—相対的禁忌

① 感染症・敗血症がある場合．
② 循環血液量が減少している場合．
③ もともと神経症状があり，硬膜外麻酔などによる後遺症と混同しやすい症例（医学的基準でなく，法律的な問題を避けるため）．

4. 合併症

- **循環抑制**：血圧低下，徐脈．脊髄くも膜下麻酔と比べたら，緩徐に起こる．
- **硬膜穿破**：硬膜穿破したら，すぐに抜かず生食を注入してから針を抜去することで脊髄

表4　手術部位，硬膜外麻酔穿刺部位と目標範囲の目安

手術部位	穿刺部位	目標麻酔域
胃切除	Th8〜10	Th1〜L2
腎臓・上部尿道	Th9〜11	Th4〜L3
大腸切除	Th10〜L1	Th4〜S4
下行結腸・直腸	L2〜3	Th6〜S4
腹式子宮全摘	L2〜3	Th6〜S5
腹式帝王切開	L2〜3	Th6〜S5
膀胱全摘	L2〜3	Th6〜S5
下股	L2〜3	Th10〜S5

（日本麻酔科学会・周術期管理チームプロジェクト編．周術期管理チームテキスト．第2版．東京：日本麻酔科学会；2011. p.217[1]）より）

くも膜下麻酔後頭痛を予防できる．

- **局所麻酔中毒**：血管内注入や局所麻酔の大量投与により発生する（⇒2.5 局所麻酔薬を参照）．
- **くも膜下投与**：気づかずに，局所麻酔をくも膜下に投与すると全脊髄麻酔になる可能性があるため薬剤注入時は髄液が返ってこないことを必ず確認する．
- **神経損傷**：穿刺針による直接障害もあるが，多くは挿入したカテーテルにより硬膜外腔の神経が持続的に圧迫を受けることによる．そのため，カテーテル挿入は全身麻酔下ではなく，覚醒時に行なうことを原則とする．覚醒状態で行うことで挿入時，カテーテルが神経に当たった場合には患者はそれを自覚することができる．
- **硬膜外膿瘍，血腫**：背部痛，麻痺などの神経

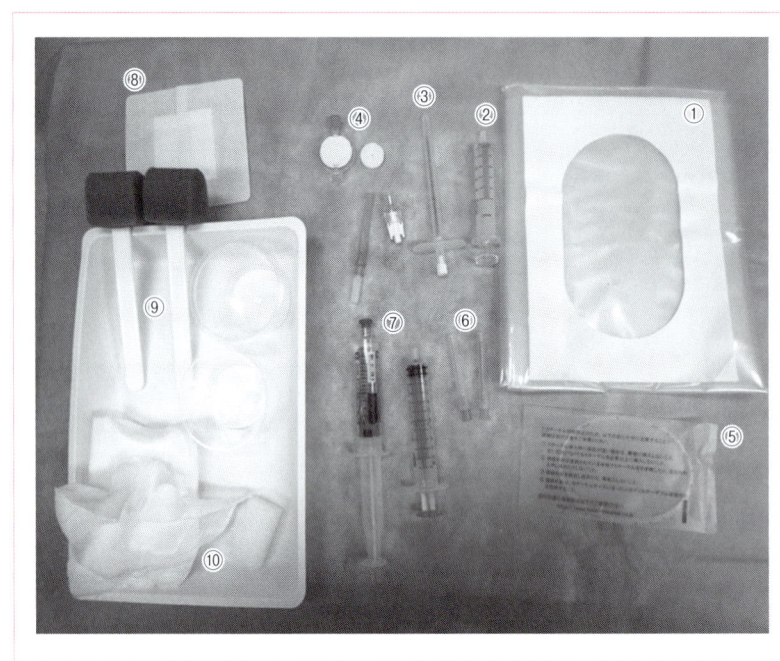

図7 硬膜外麻酔実施時に必要な器具

① 穴あきドレープ（透明）
② ガラスシリンジ
③ 16-18G Tuohy 針
④ フィルタ・コネクタ バイオパッチ
⑤ 硬膜外カテーテル
⑥ 25G 針（局麻用） 18G 針（薬剤吸引用）
⑦ 局所麻酔薬・シリンジ
⑧ テープ（固定用）
⑨ 消毒用・生食用カップ 消毒用スポンジ
⑩ ガーゼ

症状出現に注意．症状が進行する場合，緊急椎弓切除が必要．

5. 実際の手技

手技は確認法など経験が必要であり，研修医は施行しない施設が多い．

1―準備

硬膜外麻酔の準備としては，以下のものが必要である（図7）．
- 硬膜外穿刺用のキット（Tuohy 針，局麻用注射針，カテーテル，フィルター，穴あきドレープなど）．
- 消毒液．
- 局所麻酔薬（1%キシロカインもしくは1%メピバカイン）．

2―末梢静脈路確保

末梢ルートを確保し，輸液を開始する．

3―体位作成

通常は側臥位で行う．介助者のほうを向いて側臥位とし，大腿部を腹部に屈曲させ背中を丸めさせる（図8）．

4―消毒

- キットを開けて清潔野を作成し，消毒，器具，薬液などを準備する．
- 穿刺部位を中心に広い範囲を消毒する．消毒は2回以上を原則とし，2回目の消毒は1回目の消毒範囲を出ないようにする．
- 使用後の消毒液は清潔野に残してはならない（誤注入を防ぐため）．
- 消毒が終了したら穴あきドレープをかける．

5―穿刺

- 穿刺部位は，手術臓器の支配神経や創部皮膚知覚を考慮し，カバーすべき麻酔範囲の中心を選択する．

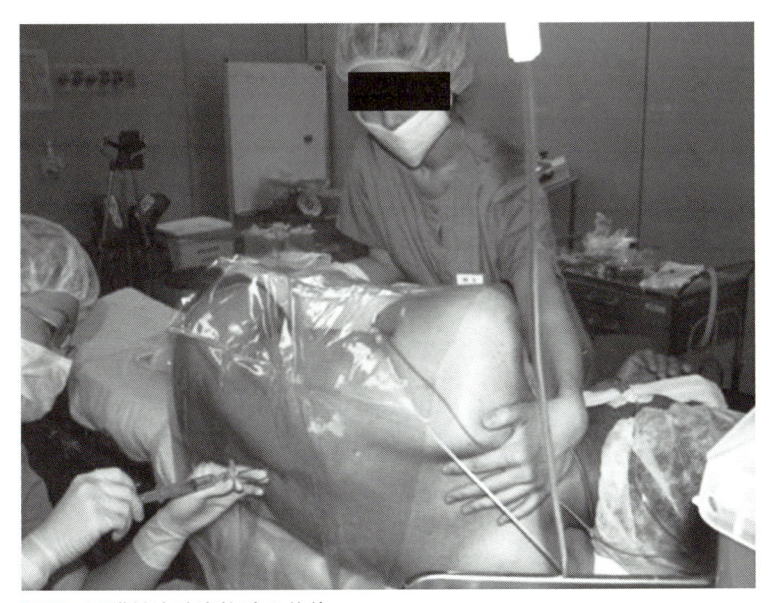

図8 硬膜外麻酔実施時の体位

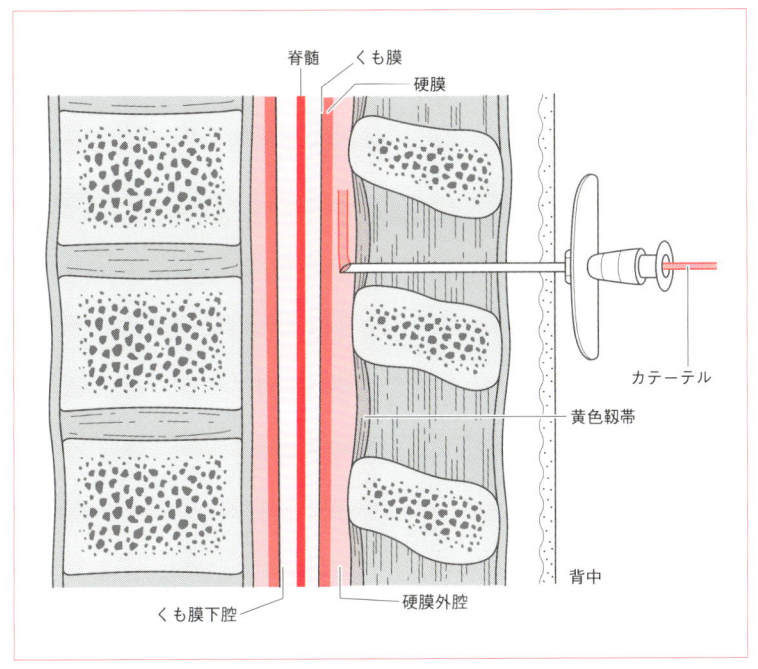

図9 硬膜外麻酔の手技
硬膜外腔へのカテーテル挿入

- 正中法または傍正中法で行う．
- 23〜25G針で局所麻酔をしたあと，Tuohy針を穿刺する．

6 — 硬膜外腔の確認

針先が硬膜外腔に達したかどうかは，抵抗消失法（loss of resistance）や懸滴法（hanging drop）

で知ることができる．抵抗消失法は原則として生理的食塩水を使用し，空気による確認は避けるほうが望ましい．これは，くも膜穿刺となった場合，空気が髄液の中に入り，脳に達して気脳となるおそれがあるからである．

7 ― カテーテルの挿入

硬膜外腔確認後，血液や髄液の逆流がないことを確かめ，カテーテルを挿入する（図9）．留置長は5 cm程度とし，それ以上では真っすぐに上に上がっていない可能性が高くなる．

挿入時に抵抗や異常感覚が出現していないかを確認する．異常感覚がある場合はカテーテルが硬膜外腔の神経を圧迫している可能性が高いので，カテーテル挿入を抜き方向を変えて挿入し直すか，再度穿刺をし直す．

問題なく留置できたら，血液や髄液の逆流がないことを再度確かめる．

カテーテルが硬膜外腔ではなく髄液の中（くも膜下腔）に留置されていないことを確かめるために，テストドースの局所麻酔薬を注入してみる．この目的として，力価が低く作用時間の短い1％キシロカインもしくはメピバカインを少量（例えば3 mL）注入し，異常のないことを確認する．

この際，硬膜外注入であれば変化は起きないが，もし運動麻痺などの症状が出現したら，カテーテルの先がくも膜下腔に入っている可能性が高い．また，カテーテルが硬膜外腔の血管に入っていないことをテストするために，少量のアドレナリン（15 μg）を加える場合もあるが，血管内注入でも，必ずしも血圧上昇や頻脈が現れないこともあり判定があいまいなこと，また少量のアドレナリンでさえ危険なこともあり，実際はあまり行われていないのが現状である．

8 ― 体位変換

テープ固定をし，背臥位とする．

9 ― 効果・合併症の確認

必要に応じてcold signなどの方法で麻酔範囲の確認を行うが，脊髄くも膜下麻酔と異なり作用発現に時間がかかるため麻酔範囲の確認は省略することが多い．術後鎮痛に使用する場合は持続注入容器に接続し，病棟に戻った後，手術終了後数日持続投与する（⇨8章ペインクリニックを参照）．

6. 最近のトピック

最近では，超音波機器の向上により硬膜外麻酔や脊髄くも膜下麻酔を超音波ガイド下で施行することもある．特に，まだ骨の癒合していない小児などは全身麻酔後に超音波ガイド下，もしくは超音波により硬膜外腔・くも膜下腔までの距離を測定してから施行することが推奨されている．

◆ 文献 ◆

1) 日本麻酔科学会・周術期管理チームプロジェクト編．周術期管理チームテキスト．第2版．東京：日本麻酔科学会；2011．p.217．
2) 高崎眞弓．イラスト麻酔科．第2版．東京：文光堂；2003．p.92．

4.3 超音波ガイド下末梢神経ブロック

近年，抗凝固薬や抗血小板薬服用により硬膜外麻酔や脊髄くも膜下麻酔が施行できない患者が増加しているため，超音波ガイド下末梢神経ブロックの施行頻度は増加している．

末梢神経ブロックは，血腫により脊髄が圧迫されることはないため，止血・凝固系の異常患者にも安全に施行できると考えられている．

以前は，末梢神経ブロックはランドマーク法（体表上の解剖学的位置を指標とする方法）や神経刺激器を使用して行われていたが，超音波ガイド下では，神経そのものの穿刺を回避し，神経障害を減らせる可能性があるだけでなく，リアルタイムで針の位置や薬液の広がりを確認することができるので血管穿刺が回避できるだけではなく確実性の向上なども期待できる．

ここでは，手術麻酔において使用頻度が高く比較的容易に施行可能な超音波ガイド下末梢神経ブロックを紹介する（図10）．

1. 腕神経叢ブロック

腕神経叢ブロックは，斜角筋間アプローチ，鎖骨上アプローチ，腋下アプローチと鎖骨下アプローチ4つのアプローチ法がある．それぞれ効果部位に違いがあるため，手術部位によって使い分ける必要がある．ここでは，よく使用される，斜角筋アプローチを紹介する．

1 ― 斜角筋間アプローチ

腕神経叢は第5～8頸神経，第1胸神経前枝から構成され，それぞれの神経根は鎖骨上部で神経幹となる．斜角筋間アプローチは，この神経根から神経幹となるところでブロックする方法である．神経幹は表面から上神経幹（第5，6頸神経），中神経幹（第7頸神経），下神経幹（第8頸神経，第1胸神経）となるが，斜角筋間アプローチでは主に上・中神経幹（第5～7頸神経）がブロックされる（図11）．

● 適応手術：鎖骨遠位～肩～上腕近位の手術．

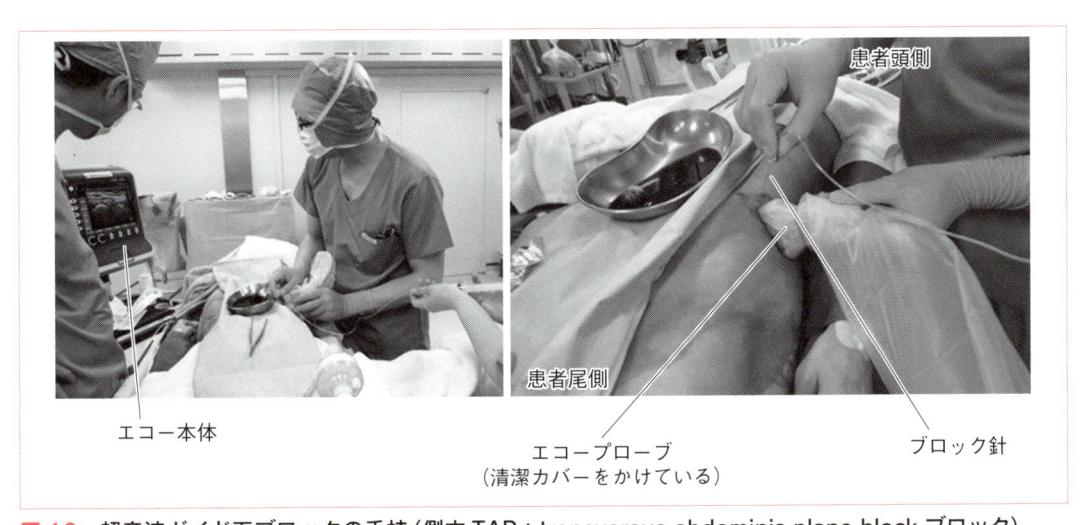

図10 超音波ガイド下ブロックの手技（側方TAP：transversus abdominis plane block ブロック）

- 投与局所麻酔薬：10〜20 mL を投与．

2. 大腿神経ブロック

　大腿神経は第2〜4腰神経から構成される腰神経叢の枝である．鼠径溝あたりでは内側より大腿静脈(V)，大腿動脈(A)，大腿神経(N)の順番で並んでいる(VAN)．大腿神経は大腿動脈の外側で，大腿筋膜と腸骨筋膜の下で腸腰筋の上に位置する．皮膚の神経支配領域は大腿〜膝前面，下腿内側である．大腿神経ブロックだけでは鎮痛域が限られるため，通常，他のブロックや全身麻酔と併用される．

- 適応手術：他のブロックや全身麻酔併用で下肢の手術，特に膝の手術やその術後鎮痛として使用する場合が多い．
- 投与局所麻酔薬：20〜30 mL 投与．

3. 坐骨神経ブロック

　第4腰神経〜第3仙骨神経から構成される仙骨神経叢が各枝を出したあと，坐骨神経となる．坐骨神経ブロックには，傍仙骨アプローチ，臀下部アプローチ，膝窩部アプローチと前方アプローチの4つのアプローチがあり，それぞれ効果部位に違いがあるため，手術部位によって使い分ける必要がある．

　傍仙骨アプローチでは，腰神経叢ブロックの併用で下肢全体の手術，特に股関節〜大腿の手術に適用となる．

4. 腹横筋膜面ブロック

　腹壁は第6胸神経〜第1腰神経に支配され，これらの神経は腹壁の内腹斜筋と腹横筋の間を走行する．腹横筋膜面ブロック（transversus

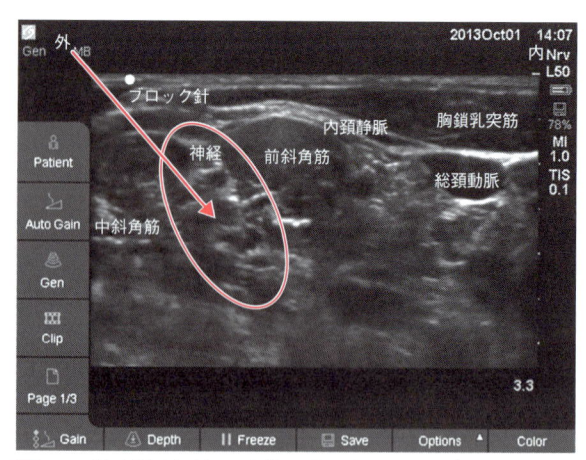

図11 超音波ガイド下腕神経叢（斜角筋間）ブロック
穿刺針を確認し，神経のある斜角筋間溝へ針を進め，血液の逆流のないことを確認した後，局所麻酔薬を注入する．神経根は，円形から楕円形の高エコー性（白い）の陰影に囲まれた，低エコー性（黒い）の陰影が特徴である．血管は低エコー性（黒い）の円もしくは楕円，筋周膜や筋外膜は高エコー性（白く）に，筋線維束は低エコー性（黒く）の構造物として認識できる．

adominis plane block：TAP block）はこの内腹斜筋と腹横筋の間に局所麻酔薬を注入しブロックする方法である．腹直筋鞘ブロック同様，内蔵や腹膜の痛みはとれないので，開腹手術では他の鎮痛の併用が必要である．アプローチは主に4種類あり，それぞれ効果部位に違いがあるため，手術部位によって使い分ける必要がある．

1 — 側方 TAP ブロック

　側腹部で肋骨弓と腸骨稜の間で行う．第(10)11胸神経〜第1腰神経領域がブロックできる（図12）．側方TAPよりさらに背側（腰三角）から穿刺する方法を後方TAPとよぶ．薬液注入部位により，横紋筋膜面ブロックともよばれる．

2 — 肋骨弓下 TAP ブロック

　肋骨弓下で行い，単回投与では第9〜11胸神経がブロックされる．分割投与では第7胸神経からブロックされる．

3 ― 肋骨弓下斜角 TAP ブロック

剣状突起と腸骨稜を結ぶ線上で局所麻酔薬を分割投与してブロックする．適切に施行されれば第 7 胸神経 〜 第 1 腰神経までをブロック可能である．

4 ― 腸骨鼠径・腸骨下腹神経ブロック

腸骨鼠径神経，腸骨下腹神経をブロックする．臍と上前腸骨棘を結ぶ線上で，外側は腸骨の陰影が見える位置にプローブを置き，内側より穿刺する．

- 投与局所麻酔薬：15 〜 40 mL．特に分割投与では薬液の拡がりを確実にするため多くなりやすく，濃度を薄くするなど局所麻酔薬中毒には注意する．

どのブロックでも効果時間を短くしたい場合はリドカインなどの短時間作用性のものを，長時間の場合はロピバカインなど長時間作用性のものを使用する．同一薬でも低濃度では効果時間は短くなる．筋弛緩作用を期待する場合は高濃度で使用し，術後などに運動機能を温存したい場合は低濃度のものを使用する．

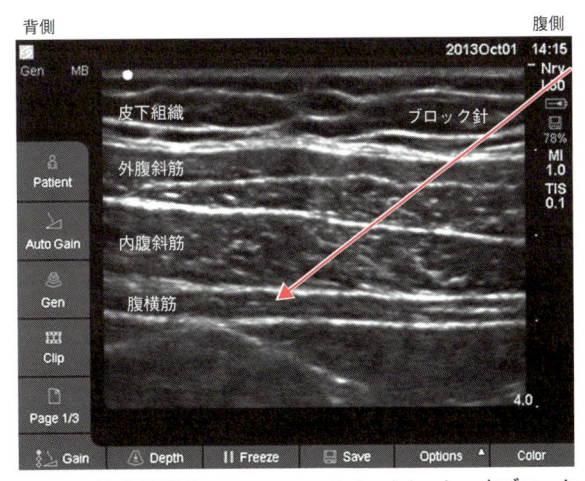

図 12 後方 TAP (transversus abdominis plane) ブロック
穿刺針を確認し，内腹斜筋と腹横筋間に針を進め，血液の逆流がないことを確認した後，局所麻酔薬を注入する．針を少し動かしながら，筋肉の間に薬を広げていく．

ブロックによって違いはあるが，0.3％リドカイン，0.1％ロピバカインくらいでも高齢者やもともと筋力低下のある患者では，筋力低下が起こる．また，術後鎮痛のために，カテーテル留置のうえ，持続神経ブロックをすることもある．

◆ 文献 ◆

1) 佐倉伸一．周術期超音波ガイド下神経ブロック．第 2 版．東京：真興交易；2014．

5章

各手術の麻酔管理

― 実際の麻酔管理と麻酔記録

5.1 上腹部手術の麻酔

1. 定期手術の麻酔

> **症 例**
> 54歳男性．168 cm，55 kg，胃がんに対し胃切除術，既往歴特になし．
> 患者手術室入室後，モニターを装着し，左手背に静脈路確保．

1 ─ 麻酔記録（図1）

A. 硬膜外穿刺

不安を取るためにフェンタニル 0.05 mg 静注後，覚醒下に硬膜外穿刺（Th7-8）し，カテーテルを挿入した．

- 放散痛（−）およびカテーテルから髄液や血液の戻りのないことを確認．
- テストドース：1% メピバカイン 3 mL 注入後，運動麻痺のないことを確認．
- E1：硬膜外注入 0.2% ロピバカイン（アナペイン®）10 mL．
- E2：PCA回路付き 200 mL 持続注入器で硬膜外持続注入開始．持続注入 4 mL/h，1回注入（patient controlled analgesia：PCA）3 mL，ロックアウト時間 30 min，薬剤は 0.2% ロピバカイン 188 mL とフェンタニル 0.6 mg（12 mL）．

B. 全身麻酔開始

100%酸素（6 L/min）を投与し，レミフェンタニル（アルチバ®）0.5 γ（µg/kg/min）を開始．3分後，リドカイン 40 mg 静注（プロポフォールの血管痛を取る）と同時にプロポフォール 100 mg（体重あたり 1.5〜2 mg）静注．

患者の意識消失後，セボフルランの投与を開始．換気ができることを確認したあと，ロクロニウム（エスラックス®）50 mg（体重あたり 0.8〜1 mg）静注．2分後に気管挿管を行い，セボフルラン（セボネス®，セボフレン®など）を 1.5% に下げ，酸素と空気で全身麻酔を維持した．

血圧低下に対しては，さほど頻脈ではなかったためエフェドリン 8 mg を静注．血圧は上昇したが頻脈となる．

手術終了に際し，スガマデクス（ブリディオン®）投与後，意識清明であり自発呼吸が安定していることを確認して抜管した．

2. 緊急手術の麻酔

> **症 例**
> 65歳女性．154 cm，55 kg，外傷性肝臓破裂に対し開腹止血術施行．

1 ─ 麻酔記録（図2）

患者は低血圧でかつ頻脈のプレショック状態で手術室入室（図2）．意識は清明．

患者の状態とフルストマックを考慮し，覚醒挿管も考えたが，ケタミン（ケタラール®）による迅速導入（rapid sequence induction）を選択．モニターを装着し動脈ラインを確保後，100%酸素を3分間高流量で投与し十分な酸素化（動脈血酸素分圧の上昇）を図る．ケタミン 70 mg 静注後ただちにロクロニウム 60 mg を静注し，換気をせずに1分30秒待ち気管挿管．

ケタミンは交感神経を活性化するため，血圧低下が少なく，このような患者の導入に広く使用される．ちなみに，臨床での「導入」とは，患者の意識を取る意味に使い，「2.1吸入麻酔薬」

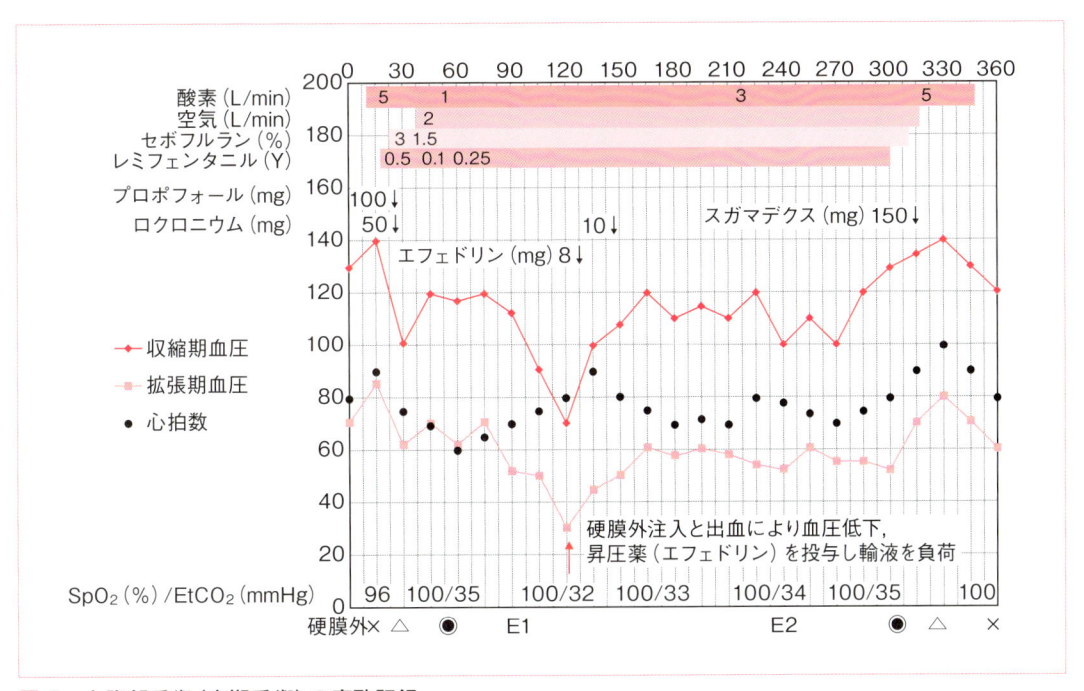

図1 上腹部手術（定期手術）の麻酔記録
×：麻酔開始と終了　△：気管挿管と抜管　●：手術開始と終了
SpO₂：経皮的動脈血酸素飽和度　EtCO₂：呼気終末二酸化炭素分圧，γ：μg/kg/min

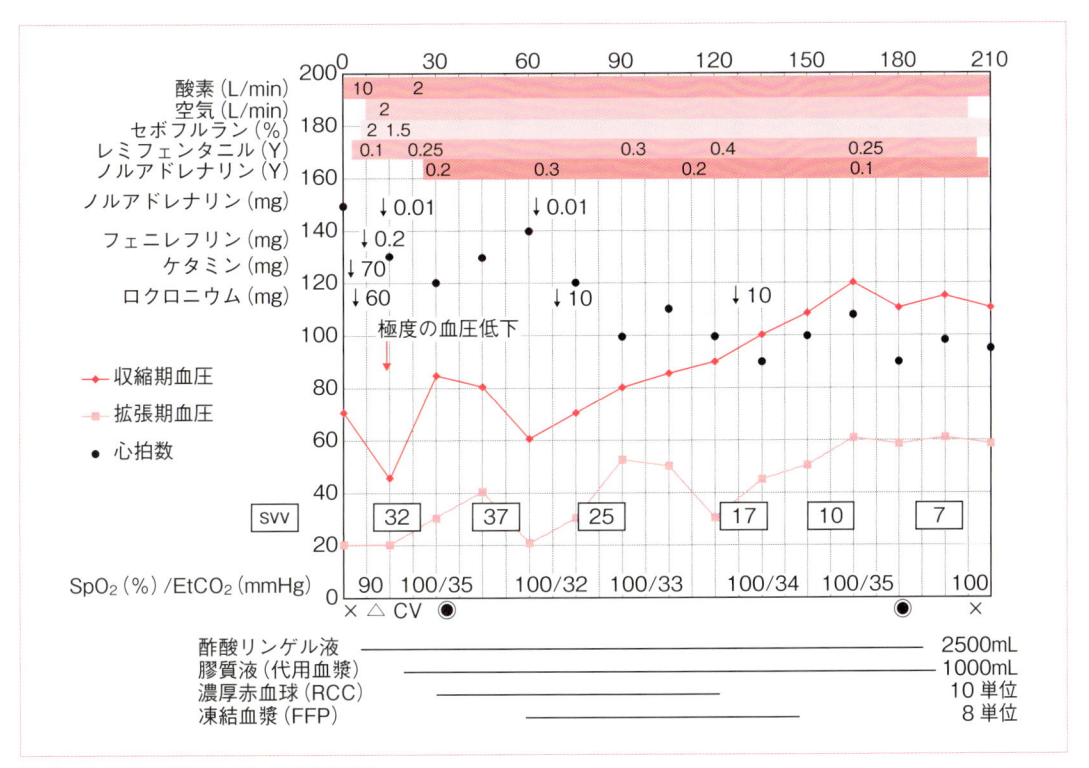

図2 上腹部手術（緊急）の麻酔記録
×：麻酔開始と終了，△：気管挿管，●：手術開始と終了，CV（中心静脈）穿刺
SpO₂：経皮的動脈血酸素飽和度，EtCO₂：呼気終末二酸化炭素分圧，
SVV：stroke volume variation

で説明した「導入」とは若干ニュアンスが違う．

　ケタミン自体が心筋抑制を有すること，患者は出血により極度の循環血液量減少状態であり（人工呼吸後 SVV 37），陽圧呼吸（静脈還流が減る）や麻酔薬（セボフルラン）の影響で，極度の血圧低下をきたした．

　大量の輸液と貧血があるため輸血を開始するとともに，フェニレフリン（ネオシネジン®）を投与した（α作用のみのため，この症例のように頻脈で低血圧の場合には良い適用である）が，反応が悪いため，ノルアドレナリン単回投与のあと，持続静脈内投与を開始した．

　手術後，血行動態（血圧や心拍数）は安定していたが（SVV 7），抜管せずに集中治療室へ移動した．

5.2 肺外科手術の麻酔

1. 胸部外科（一側肺換気）の麻酔

手術側の肺が膨らんだ状態では手術操作がしにくいため，手術に際して手術側の肺を虚脱する必要がある．この換気を一側肺換気（one lung ventilation）という．一側肺換気を行うために，ダブルルーメンチューブ（図3）や気管支ブロッカーを使用する必要があり，気管支鏡を用いてチューブの位置を確認し正しい位置に留置しなければならない．

肺外科手術の麻酔は低酸素血症になることが多い．特に，術側肺を虚脱させる必要がある場合（一側肺換気）には，換気・血流比の不均等分布が増大するため低酸素血症になる（⇨1.2 呼吸生理と病態を参照）．すなわち，虚脱肺側は血流は残るが換気がない（シャント）状態であり，酸素化が行われた健側の肺の血液と，酸素化がなされていない虚脱肺側の血液が心臓で混ざり全身を循環することになる．

肺血管は低酸素にさらされると収縮するという（血流が減るため不均等分布が減る）防御反応があり，これを低酸素性肺血管収縮反応（hypoxic pulmonary vasoconstriction：HPV）という．揮発性麻酔薬（セボフルランやイソフルラン）はこれを抑制し，静脈麻酔薬（プロポフォール）は抑制しないといわれるが，臨床的には問題とはならない．

図4の麻酔記録のように，低酸素血症に対しては，吸入酸素濃度を上げ対処する．重要臓器に十分な酸素を運搬するためには $PaO_2 \geq 60$ mmHg（$SpO_2 \geq 90$）を維持すれば十分である．しかし，酸素解離曲線（⇨1.2 呼吸生理と病態を参照）でわかるように，この PaO_2 の部位では，軽度の PaO_2 の低下により高度に SaO_2 が低下する危険性があることを知っておかなければならない．また，患者の状態（虚血性心疾患や脳虚血）により判断する．

低酸素血症は短時間で細胞傷害（特に脳細胞）が引き起こされ注意が必要であるが，不必要な高濃度酸素投与の長期投与も酸素中毒の恐れがあり注意を要する．

2. 胸部外科（一側肺換気）手術の麻酔記録（図4）

> **症例**
> 58歳男性．170 cm，60 kg．ASA-PS1．
> 喫煙歴（20本/day×38年間）．
> 手術名：胸腔鏡補助下左肺区域切除．

① フェンタニル0.1 mg静注後（呼吸抑制に注意），側臥位でTh6-7で硬膜外カテーテル挿入（頭側5 cm）（図4①）．
  ● 放散痛（−），カテーテルから髄液や血液の返りのないことを確認．
  ● テストドース：1％リドカイン3 mL注入後，運動麻痺のないことを確認．

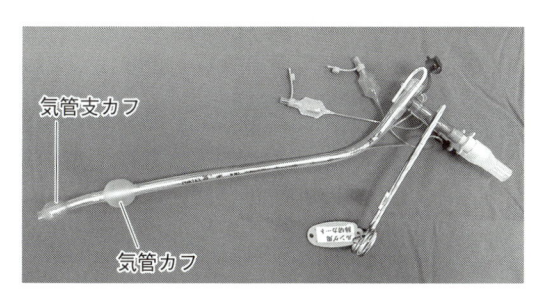

図3　ダブルルーメンチューブ（左用）
左側（気管支側）のルーメンを鉗子でクランプしているところ．

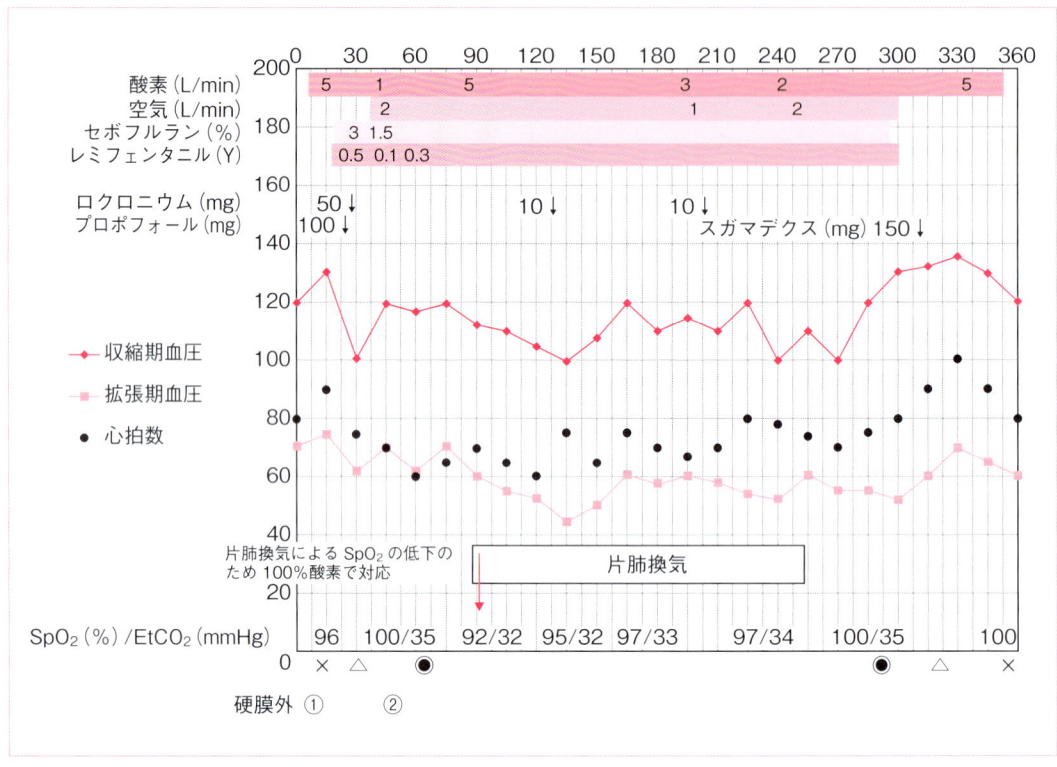

図4 胸部外科の麻酔記録

×：麻酔開始と終了　△：気管挿管と抜管　●：手術開始と終了
SpO₂：経皮的動脈血酸素飽和度　EtCO₂：呼気終末二酸化炭素分圧

② 仰臥位に戻し，100％酸素（6 L／min）吸入を開始し，レミフェンタニル 0.5γ（μg／kg／min）持続静注を開始．3 分後，リドカイン 40 mg 静注（プロポフォールの血管痛を取る）と同時にプロポフォール 120 mg（体重あたり 1.5〜2 mg）静注．患者の意識消失後，セボフルランの投与を開始．換気ができることを確認したあと，ロクロニウム 50 mg（体重あたり 0.8〜1 mg）静注．37 Fr 左用ダブルルーメンチューブを挿管した．気管挿管後は，呼吸音と気管支ファイバーで，ダブルルーメンチューブが適切な位置にあることを確認した．

③ 右下側臥位に体位変換．ダブルルーメンチューブの位置がずれることがあり，体位変換後も気管支ファイバーで位置を確認する．

④ 手術開始に備えてレミフェンタニルを増量する．また硬膜外に局所麻酔薬を投与してもよい．

⑤ 分離肺換気（一側肺換気）にすると SpO₂ が低下することが多く（換気血流比の不均等分布増大），吸入酸素濃度を上げる（場合によっては 100％酸素）．一側肺換気の 1 回換気量は，両側換気のときの 7〜8 割とし（半分ではない），二酸化炭素を飛ばすために換気回数を増やす．

⑥ 血液ガスを測定し（PaO₂≧60 mmHg），もしくは SaO₂ が 90 以上維持できるようならば酸素濃度を下げていってもよい．

⑦ 手術中・後の鎮痛として硬膜外持続注入（0.2％ロピバカイン 188 mL とフェンタニル 0.6 mg，持続注入 4 mL／h，PCA 3 mL，ロックアウト時間 30 分）（図4②）．

5.3 小児の麻酔

1. 小児の生理

1 — 神経

吸入麻酔薬の最小肺胞濃度(minimum alveolar concentration：MAC)は乳児で年長児や成人より高い．肺胞での吸入麻酔薬濃度の上昇速度は年齢が若くなるほど速いため，吸入麻酔導入は乳幼児や小児では成人より急速である．

静脈麻酔薬やオピオイドは新生児，乳児を除いては分布容積が大きいため，体重当たりで投与すると成人よりも小児のほうが血中濃度は低くなる傾向がある．

局所麻酔薬は，新生児，乳児では結合タンパク質である α_1-acid-glycoprotein が少ないことや，肝臓の酵素活性が不十分なことにより，血中濃度が高くなり中枢神経系や心血管系に対する中毒を起こしやすい．このため特に6か月以下では投与量を減じる必要がある(**表1**)．

2 — 呼吸

小児は舌が大きく頭の割合も大きいため気道閉塞をきたしやすい．また喉頭が成人に比して頭側に位置する(成人C4-5〜5-6，小児C3-4，乳児C2-3レベル)．

A. 挿管チューブのサイズ

挿管チューブは年齢・体格に合わせた適切なサイズを選択する必要がある．

年齢による計算式として(2歳以上)

　カフなし　4＋(年齢)/4
　カフ付き　3(または3.5)＋(年齢)/4

などがある．

これはあくまで目安であり，またこの式をチューブの内径に当てはめると，製剤により外径が異なるため注意が必要である．術前に胸部写真や挿管前に超音波エコーで，気管支径を測定しておくとよい．

以前，小児は輪状軟骨部が最狭窄部位であるといわれていたが，今では大人同様に声門であると考えられている．挿管の際，スムーズに声門・声門下を通過し，20〜25 cmH$_2$Oの加圧によりリークが生じるものが適切である．4歳以下の小児では一般的にカフなしチューブを使用するが，口腔内の手術，開心術，腹腔鏡手術など，カフ付きチューブが有利な場合もあるため，個々の症例に応じて使い分ける．

カフによる気道粘膜の浮腫や(カフの厚みがあるため)サイズを下げなければならないなどの理由により，以前はカフなしが推奨されたが，

表1 局所麻酔薬の最大投与量

局所麻酔薬	商品名	単回量 mg/kg	持続投与量 mg/kg/h	持続投与量(6か月未満) mg/kg/h
ブピバカイン	マーカイン	3	0.4〜0.5	0.2〜0.25
レボブピバカイン	ポプスカイン	3	0.4〜0.5	0.2〜0.25
ロピバカイン	アナペイン	3	0.4〜0.5	0.2〜0.25
リドカイン*	キシロカインなど	5*	1.6	0.8

*アドレナリン添加リドカインの場合は7 mg/kg

表2　年齢別挿入管チューブサイズ目安

年齢	サイズ（内径 mm）
早産児	2.5〜3.0（カフなし）
新生児（満期産児）	3.0〜3.5（カフなし）
2か月〜1歳	3.5〜4.0（カフなし）
2歳	4.5（カフなし）
4歳	5.0（カフなし）
6歳	5.5（カフなし），4.5（カフあり）
8歳	5.0〜5.5（カフあり）
10歳	5.5〜6.0（カフあり）

（有井貴子．気道．上園晶一編．小児麻酔 Q & A．麻酔科学レクチャー 2010；2(1)：64[1]）より）

表3　ラリンジアルマスクのサイズ目安

体重（kg）	サイズ	カフ用量（mL）
<6.5	1	2〜4
6.5〜20	2	<10
20〜30	2.5	<15
>30	3	<20
成人	4	<30

（有井貴子．気道．上園晶一編．小児麻酔 Q & A．麻酔科学レクチャー 2010；2(1)：64[1]）より）

表4　機能的残気量（FRC）と酸素消費時間

	体重（kg）	FRC（mL/kg）	酸素含量（mL）	酸素消費量（mL/kg/min）	消費時間（sec）
成人	50	50	500	4	150
小児	10	20	42	8	32
新生児	3	17	10	10	20

ソフトカフや非常に薄いカフの出現により，特に海外ではかなりの低年齢までカフ付きを使用している施設もある（**表2**）．

B. 挿管チューブの深さ

チューブの深さの計算式として

年齢／2＋12

気管チューブの内径（mm）／3

早産児〜新生児では体重（kg）＋6 cm

などがある．

実際に挿管後胸部聴診で左右差がないことを確認する．術後も人工呼吸管理が必要な場合は胸部X線写真や気管支ファイバーで確認する．

頸部の前後屈でチューブの先端は容易に移動し，深くなると気管支挿管になり，浅くなった場合にはチューブが抜ける恐れがある．一般的に頸部前屈で深くなり，後屈で浅くなる．術者が児の体位を整えたあと，再度チューブの位置を再確認する．

C. 声門上器具

声門上器具（ラリンジアルマスクなど）も小児に利用される（**表3**）．体表・四肢の手術，検査の際の全身麻酔などが良い適応である．気道確保困難時のデバイスとしても有用であり，挿管チューブへの入れ替えが可能なものもある．反射，特に喉頭痙攣を予防するために，揮発性麻酔薬やプロポフォールを使用し深麻酔下に挿入することが多いが，proseal® の出現により，筋弛緩薬を使用し挿入することもよく行われる．

D. 機能的残気量

小児は機能的残気量が少なく容易に低酸素に陥る（**表4**）．

E. かぜの場合

感冒合併で全身麻酔を行うと小児は成人と比べて肺炎になりやすい．かぜスコア（**表5**）で5点以上は手術延期が望ましい．

3 ― 循環

A. 小児の注意点

小児は体重当たりの心拍出量が多く，これは主に心拍数の増加による．徐脈の原因は低酸素血症が最も多い．それ以外には麻酔薬の過量投

表5　かぜスコア

項目（各1点）
① 鼻閉・鼻汁・くしゃみ
② 咽頭発赤・扁桃腫脹
③ 咳嗽・喀痰・さ声
④ 呼吸音異常
⑤ 発熱（乳児38.0，幼児37.5℃以上）
⑥ 食思不振・嘔吐・下痢
⑦ 胸部X線写真異常
⑧ 白血球増多（乳児12,000，幼児10,000/mm^{3}以上）
⑨ かぜの既往（入院前2週間以内）
⑩ 年齢因子（生後6か月未満）
0～2点：健常群，3～4点：境界群，5点以上：危機群

（水嶋章朗ほか．かぜスコアによる乳幼児かぜ症候群の評価．臨床麻酔 1989；13：28-34[2]）より）

表6　小児年齢別循環血液量

年齢	血液量（mL/kg）
早産児	90～100
正期産児	80～90
3か月～1歳	70～80
1歳以上	70～75

表7　小児の維持輸血量

体重	時間当たりの水分必要量	一日当たりの水分必要量
最初の10 kg	4 mg/kg/h	100 mL/kg/day
次の10 kg	2 mg/kg/h	50 mL/kg/day
20 kg以上	1 mg/kg/h	20 ml/kg/day

表8　小児の術前絶飲・絶食時間の目安

摂取物	絶飲時間（時間）
清澄水	2
母乳	4
人工乳・牛乳	6

清澄水とは，水，砂糖水，茶，アップルあるいはオレンジジュース）（果肉を含まない果物ジュース）やコーヒー（ミルクを含まない）など．固形物は大人同様6時間前まで．

与，迷走神経反射などがある．1回使用量のアトロピンを必ず用意しておく．低血圧の原因は循環血液量減少が多い．体重に占める水分量が多く，容易に脱水に陥る（**表6**）．

B. 輸液

維持輸液量の計算には4-2-1ルールを用いる（**表7**）（⇒3.6 輸液・輸血も参照）．

術前の絶飲・絶食時間は可能な限り短くする．**表8**に示す時間で，通常は胃の中は空になる．術前絶飲食に対する補液は絶飲食時間分の維持輸液を手術開始1～2時間で補液する．術前絶飲食による欠乏量，維持量，補充量（出血，サードスペース移行分）を総合して輸液する．出血量に対しては3倍量の輸液が必要．補充量は小手術で2 mL/kg/h，中手術で4 mL/kg/h，大手術で6～8 mL/kg/h以上を目安とする．

輸液は10 kg以下では定量筒を用いて体重×10 mL量を入れておくか，輸液ポンプを使用すると過量投与を防げる．新生児以下ではシリンジポンプを使用する．術前からルートキープされている場合，可能な限り自然滴下，逆血を確認し，漏れ閉塞がないか確認してから麻酔導入を行う．

輸液は等張電解質液を基本とする．新生児，乳児は糖の補充も必要である（1～5%程度，術前の状態や手術侵襲により異なる．高血糖にも注意）．大量輸液が必要な場合は小児でも人工膠質液（HES製剤など）を使用することがある．

循環血液量の20%以上の出血では輸血を考慮する．大量輸血時は高K$^+$血症，低Ca^{2+}血症，低体温に注意する．

4 ― 体温

小児では体重に比べて体表面積が大きいことから熱を喪失しやすい．特に新生児ではふるえによる熱産生ができず，褐色脂肪組織による非ふるえ熱産生に依存している．早産児では非ふるえ熱産生も不十分であり，容易に低体温になる．酸素消費量が増大しアシドーシスとなり呼吸不全へ進行する恐れもある．

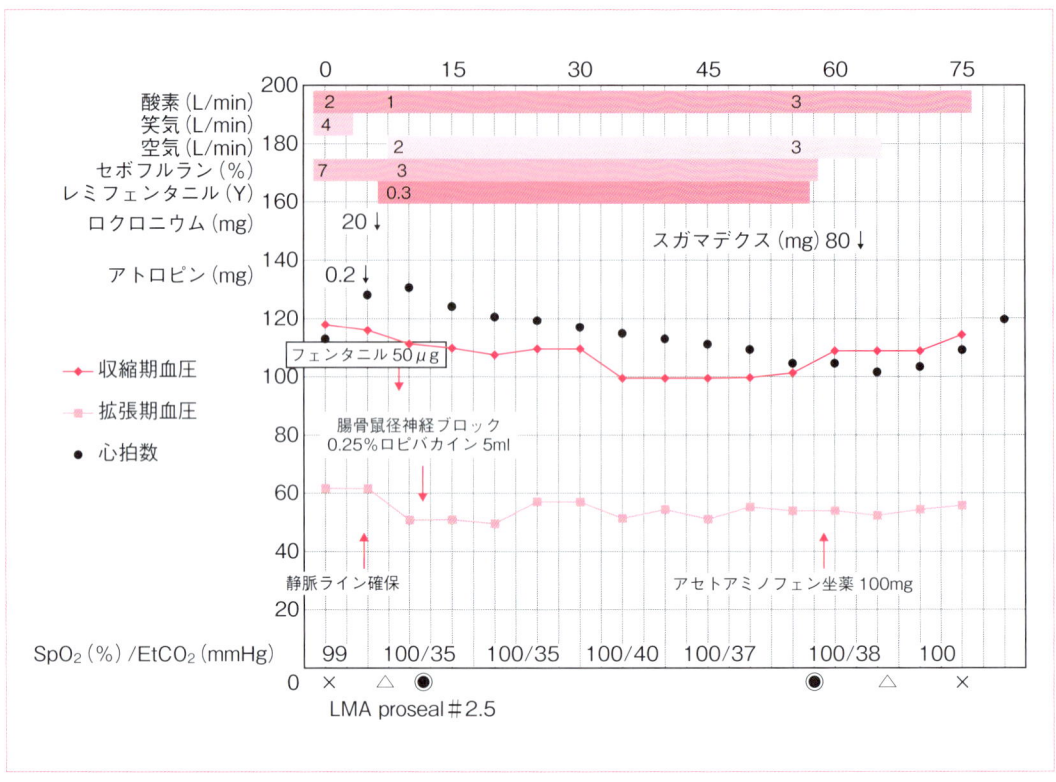

図5 小児の麻酔記録
×：麻酔開始と終了　△：ラリンジアルマスク挿入と抜去　●：手術開始と終了
SpO₂：経皮的動脈血酸素飽和度　EtCO₂：呼気終末二酸化炭素分圧
γ：μg/kg/min

　いったん体温が下がってしまうと回復が難しいので体温維持が重要である．手術室の温度や湿度を上げる，強制送風式加温器を使用する，体をラップやタオルで包む，輸液を温める，新生児では人工呼吸器に加湿加温器を併用する，といったことなどを考慮する．
　逆に乳幼児以降ではうつ熱による体温上昇をきたす場合もある．脱水，覆布による不感蒸泄が原因となることが多い．室温を下げたり，強制送風式加温器の設定を送風にする，可能であれば一部覆布をはがす等の対処をする．

2. 小児の麻酔記録（図5）

症例
5歳，男児，110 cm，20 kg，鼠径ヘルニア根治術．

① 患児が静脈路確保（注射）を嫌がったので，モニター装着後（心電図とパルスオキシメータのみ，マンシェットによる血圧測定は痛いため，起きているときは通常しない），酸素・亜酸化窒素（麻酔導入が早まる）と高濃度セボフルランで緩徐導入を行った．幼児以降では，図6のように，自分でマスクを持つことも可能である．
② 患者が眠ったら静脈路確保（利き腕と反対が

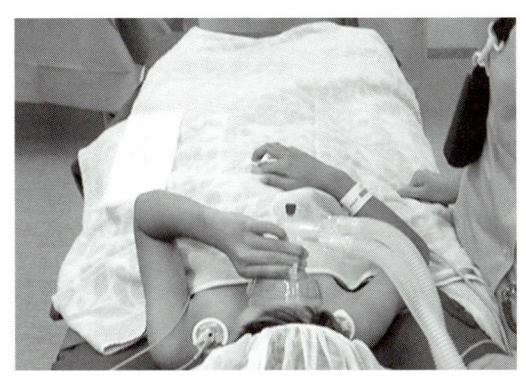

図6 小児麻酔導入

望ましい).血圧測定開始.静脈から筋弛緩薬(ロクロニウム)投与後,#2.5のラリンジアルマスク・proseal® を挿入した.亜酸化窒素は導入にのみ使用し,麻酔維持には使用しない(悪心・嘔吐が増える).術後鎮痛のため,超音波ガイド下腸骨鼠径神経ブロックを行い,手術終了前にはアセトアミノフェン坐薬を使用した(ライ症候群の危険性を考え,小児ではアスピリンなどのNSAIDsは使用しない).

近年,ラリンジアルマスク・proseal®(胃管挿入ができる)が使用できるようになったこと,術中レミフェンタニルを使用することが多いこと(呼吸抑制が強い),喉頭痙攣の危険性を回避するために筋弛緩薬を使用し調節呼吸にすることが多い.

③ スガマデクスを投与し,筋弛緩を戻してから,ラリンジアルマスクを抜去した.

◆ 文献 ◆

1) 有井貴子.気道.上園晶一編.小児麻酔Q&A.麻酔科学レクチャー 2010;2(1):64.
2) 水嶋章朗ほか.かぜスコアによる乳幼児かぜ症候群の評価.臨床麻酔 1989;13:28-34.
3) Davis PJ, et al. Smith's Anesthesia for Infant and Children. 8th edition. Philadelphia:Elsevier Mosby;2011.
4) 上園晶一編.小児麻酔Q&A.麻酔科学レクチャー 2010;2(1).
5) 香川哲郎ほか編.臨床小児麻酔ハンドブック.改訂第2版.東京:診断と治療社;2008.
6) 宮坂勝之,山下正夫訳.小児麻酔マニュアル.改訂第6版.東京:克誠堂;2012.

5.4 産科の麻酔

1. 妊婦の生理

1―神経

妊娠中は硬膜外麻酔・脊髄くも膜下麻酔の局所麻酔薬必要量は減少する．理由としてプロゲステロン上昇による麻酔感受性上昇，仰臥位での脊柱管内の脳脊髄液減少などが挙げられる．吸入麻酔薬，静脈麻酔薬への感受性も上昇している．吸入麻酔薬のMACは25～40％減少する．

2―呼吸

妊娠子宮により横隔膜が挙上するため機能的残気量が減少する．換気量は増加しているため$PaCO_2$は低下する．酸素消費量は増加しており無呼吸となれば急激に低酸素血症が進行する．呼吸器系粘膜の毛細血管の充血，気道浮腫によりMallampati分類は増加する（気管挿管困難が予想される）．

3―循環・血液

循環血液量増加が赤血球増加を上回るので生理的貧血となる．心拍出量，動脈血中酸素飽和度は増加し，酸素ヘモグロビン解離曲線は右方向へ移動する．血液凝固能が亢進しており，分娩時の出血に対応しなければならない一方で，血栓塞栓症リスクは増大している．妊娠子宮により仰臥位の際，下大静脈圧迫により静脈環流量が減少し血圧が低下する（仰臥位低血圧症候群）．

4―腎臓

腎血流量が増加し糸球体濾過率は増加する．BUNやクレアチニン濃度は40～50％まで減少する．つまり非妊娠女性の正常値のBUN（尿素窒素）やクレアチニン値の場合は，妊娠高血圧症候群など腎機能障害を考える必要がある．

5―消化器

妊娠子宮による圧迫胃内圧上昇，食道下部括約筋圧低下，胃液分泌亢進，分娩時の胃内容排出時間の延長が起こり，全身麻酔導入時の誤嚥リスクは高い．

6―帝王切開術の麻酔

予定手術の場合は情報収集，麻酔計画を立てて余裕をもって準備できるが，緊急手術では，申し込みの連絡と同時に手術室入室という場合もある．英国のNICE（National Institute for Health and Clinical Excellence）により帝王切開の緊急度分類が提唱されている（**表9**）．

各施設により手術室状況やマンパワー等が異なるため，普段から産科，新生児科などと話し合いをし，カテゴリーを決めておくとよい．sleeping babyの問題（全身麻酔薬は脂溶性なため，胎盤を容易に通過する），妊婦のフルストマックや困難気道の問題，さらには生まれた子供を母親が見ることができる，などより区域麻酔（脊髄くも膜下麻酔や硬膜外麻酔）が好まれるが，超緊急の場合や特殊な状況のときには全身麻酔を選択することもある．区域麻酔による交感神経遮断などで血圧が低下した場合には，フェニレフリン0.05～0.1 mg，もしくはエフェドリン4～8 mgを静注する．今はフェニレフリンが第一選択薬である．

表9 英国のNICE（National Institute for Health and Clinical Excellence）による帝王切開の緊急度分類

カテゴリー1 （超緊急）	母体あるいは胎児に生命の危険が差し迫っている状態
	・急激かつ重度の胎児徐脈
	・臍帯脱出，子宮破裂
	・常位胎盤早期剥離（重症）
	・母体のショック，心停止
カテゴリー2 （緊急）	母体あるいは胎児に生命の危険が差し迫っているわけではないが危機的な状況
	・分娩前の出血（母体の循環動態が安定している場合）
	・万全の状態にない母体や胎児が分娩停止となった場合
	・胎児機能不全（遅発一過性徐脈，変動一過性徐脈，遷延一過性徐脈，基線細変動の消失など）
	・常位胎盤早期剥離（重症でないもの）
カテゴリー3 （準緊急）	母体あるいは胎児が危機的な状況ではないが，早期の分娩が望まれる状況
	・予定帝王切開のはずの妊婦が陣発前に破水した場合
	・母体および胎児の状態は万全であるが分娩停止となった場合
カテゴリー4 （予定手術）	母体およびスタッフの都合に合わせて分娩すればよい状況
	・すべての予定帝王切開

（角倉弘行．緊急帝王切開の緊急度の分類を麻酔法の選択．臨床麻酔 2012；36（臨増）：333-43[1]より）

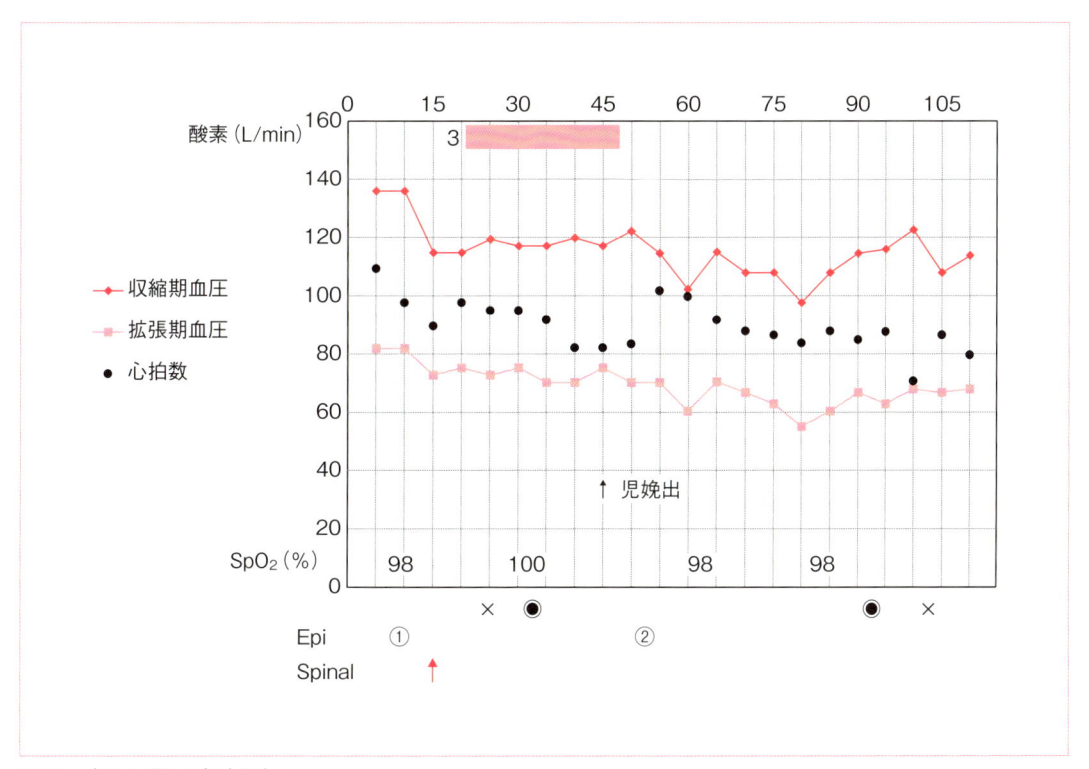

図7 帝王切開の麻酔記録
×：麻酔開始と終了　●：手術開始と終了
SpO₂：経皮的動脈血酸素飽和度

2. 帝王切開の麻酔(図7)

症例
32歳 女性，162 cm，65 kg．前回帝王切開のため今回も帝王切開を施行した．

脊髄くも膜下硬膜外併用法(combined spinal epidural anesthesia：CSEA)で麻酔．

右下側臥位で行う．仰臥位低血圧症候群の回避のため，右下穿刺を勧める教科書が多いが，実際は患者の向きやすいほうを選択することもある．

麻酔記録 ①

硬膜外カテーテル挿入(Th12-L1)後，脊髄くも膜下穿刺(L3-4)を行い，0.5％高比重ブピバカイン(マーカイン®注脊麻用0.5％高比重) 2.3 mLを注入した．等比重ブピバカインでも可能であるが，われわれは，体位による調節性が良く作用発現時間の早い高比重(作用持続時間は短い)を好んで使用している．

また，高比重の場合，この症例では，仰臥位に戻したとき，増大子宮により下大静脈が圧迫されて血圧が下がる．いわゆる仰臥位低血圧症候群に対し左側を下げることも可能である．酸素投与は母体や胎児に問題がなければ投与は必要ない．

麻酔記録 ②

術後痛のため，硬膜外持続注入を開始した．PCA(patient control analgesia)回路付き持続注入器，0.2％ロピバカイン持続 4 mL/h，PCA 3 mL，ロックアウト時間30分．

ミニ知識 Apgar スコア

新生児の状態評価にApgarスコア(様子：appearance，心拍数：pulse，刺激反応：grimace，筋緊張：activity，呼吸：respiration)を出生後1分後(出生時前の状態を反映)と5分後(出生後の予後を反映)に測定する．

Apgarは単なる頭文字と思われがちだが，実は，このスコアは，米国コロンビア大学教授の麻酔科医のVirginia Apgarにより開発されたものである．

◆ 文献 ◆

1) 角倉弘行．緊急帝王切開の緊急度の分類と麻酔法の選択．臨床麻酔 2012；36：333-43．
2) 角倉弘行．産科麻酔ポケットマニュアル．東京：羊土社；2012．
3) 照井克生編．産科麻酔Q＆A．麻酔科学レクチャー 2010；2．
4) 武田純三監．ミラー麻酔科学．東京：Medsi；2007．

5.5 脳外科手術の麻酔

脳外科の手術は，頭蓋内圧（ICP）と脳血流の管理が重要である．脳血流は自動能（autoregulation）のため脳灌流圧が 50〜150 mmHg では一定であるが（⇨1.3 中枢神経系の生理と病態を参照），頭蓋内病変がある場合この autoregulation は破綻していることが考えられる．

したがって血圧の上下はそのまま脳血流を反映する可能性があるため，血圧低下は脳虚血になることを念頭に入れておく．また，$PaCO_2$ の増加により脳血管は拡張し脳血流が増え，$PaCO_2$ の低下により脳血流は低下する（⇨1.3 中枢神経系の生理と病態を参照）．

さらに，脳は頭蓋という閉鎖腔にあるため，ICP は脳血管が拡張（脳血流が増える）すると上昇し，脳血管が収縮すると低下する．そのため，原則として，脳虚血がなく ICP が上昇していると推測される疾患（脳腫瘍や頭蓋内出血）では，軽度の過換気で $PaCO_2$ を 30〜35 mmHg に保つように，逆に脳虚血が予想される場合（内頸動脈狭窄に対する血栓・内膜剝離術や脳梗塞予防に対する浅側頭動脈-中大脳動脈吻合術）では，$PaCO_2$ を 35〜40 mmHg に保ち，血圧低下を防がなければならない．

麻酔薬は何を選択してもよい．ただし，揮発性麻酔薬（セボフルランやデスフルラン）は脳代謝を低下させるが，脳血管は拡張し脳血流が増えている状態であり（ICP が高いと予想される患者では，軽度の過換気が望ましい），プロポフォールなどの静脈麻酔薬は，脳代謝を低下させるとともに脳血管を収縮させ脳血流も低下させるという特徴を知っておくべきである．一方，静脈麻酔薬のケタミンは，脳血流と脳代謝ともに増加させる．

1. 脳腫瘍

a. 手術の概要
天幕上腫瘍や後頭蓋窩などいろんな部位に腫瘍ができる．皮膚切開，開頭し腫瘍を除去する．

b. 体位
血腫の位置により異なる．体位による気道内圧の上昇や座位での空気塞栓症に注意が必要である．

c. 筋弛緩
術中の維持には特に必要としないが，バッキング防止のために使用するときもある．覚醒下脳腫瘍手術や MEP（経頭蓋的運動誘発電位），SEP（体性感覚誘発電位）を施行時は，麻酔維持で筋弛緩薬は投与しない．

d. モニター
標準的モニター（心電図・非観血的血圧計・パルスオキシメータ・体温・尿量・終末呼気 CO_2 メーター），観血的血圧計，場合によっては中心静脈圧．

e. 麻酔
気管挿管による全身麻酔．

f. 鎮痛
開頭中は脳実質には痛覚がないため鎮痛薬の必要量は減らすことができる．

g. 注意点
術前評価でICPの上昇があるか，頭痛，嘔吐，高血圧，徐脈，意識レベルの変化，画像上病巣が大きい，midline shift，脳浮腫，脳室圧排などがないか評価しておく．

脳灌流圧は，

脳灌流圧 = 平均血圧 − 頭蓋内圧

で定義されるため，ニトログリセリンのような血管拡張薬を投与すると平均血圧低下，頭蓋内圧上昇により脳灌流圧が虚血レベルまで低下する危険性がある．

h. 術後鎮痛

術後すぐ抜管をする場合，フェンタニル2〜4 μg/kgを手術終了30〜60分前に投与する．術後すぐ覚醒状態を確認するときは，少なめにする．大量出血，著明な脳浮腫，調節呼吸を要する場合は挿管したまま帰室．

i. 最近のTOPIC

覚醒下脳腫瘍手術やMEP，SEPによるモニター評価で，術後に麻痺や言語障害が生じないか術中から確認している．

2. 開頭・動脈瘤クリッピング

a. 手術の概要

開頭し，動脈瘤の基部にクリップをかける．安全のために脳動脈瘤に向かう動脈にテンポラリークリップをかける場合もある．

b. 体位

脳動脈の位置による．

c. 出血量

通常300〜400 mLであるが，術中に動脈瘤が破裂した場合には数分で500〜1,000 mLの出血が生じる．急速に輸液・輸血できるように太い静脈路は必須．また，抗凝固療法後の手術でも出血量の増加を認める．

d. 筋弛緩

術中の維持には特に必要としない．バッキング防止のため，持続投与するときもある．

e. モニター

標準的モニター（心電図・非観血的血圧計・パルスオキシメータ・体温・尿量・終末呼気CO_2メーター），観血的血圧計，症例により中心静脈圧，MEP，SEP，筋弛緩モニター．

f. 麻酔

気管挿管による全身麻酔．

g. コツ

気管挿管時も含め，血行動態の管理が重要．テンポラリークリップをかけたときは血圧を正常かやや高めに保つ．

h. 注意点

術中・術後に高血糖を放置すると脳神経障害を悪化させるため，血糖コントロールも重要である．

i. 術後鎮痛

術後すぐ抜管をする場合は，フェンタニル2〜4 μg/kgを手術終了30〜60分前に投与する．術後すぐに覚醒状態を確認するときは，少なめにする．

j. 最近のTOPIC

最近では術中にMEPや術中インドシアニングリーンビデオ脳血管造影で余計な血管をクリップしていないかを確認している．

3. 内頸動脈剥離術

a. 手術の概要

内頸動脈（ICA）が有症状で70〜99％狭窄があり，狭窄部の手術が可能で内科的神経症状が安定している症例が手術適応である．頸動脈を露出，遮断し血管を切開し病変部位の血管内斑を除去する．

b. 体位

仰臥位．

c. 筋弛緩

術中の維持には特に必要としない．バッキング防止のために使用するときもある．

d. モニター

標準的モニター（心電図・非観血的血圧計・パルスオキシメータ・体温・尿量・終末呼気CO_2メーター），観血的血圧計．脳内酸素飽和度モニター．

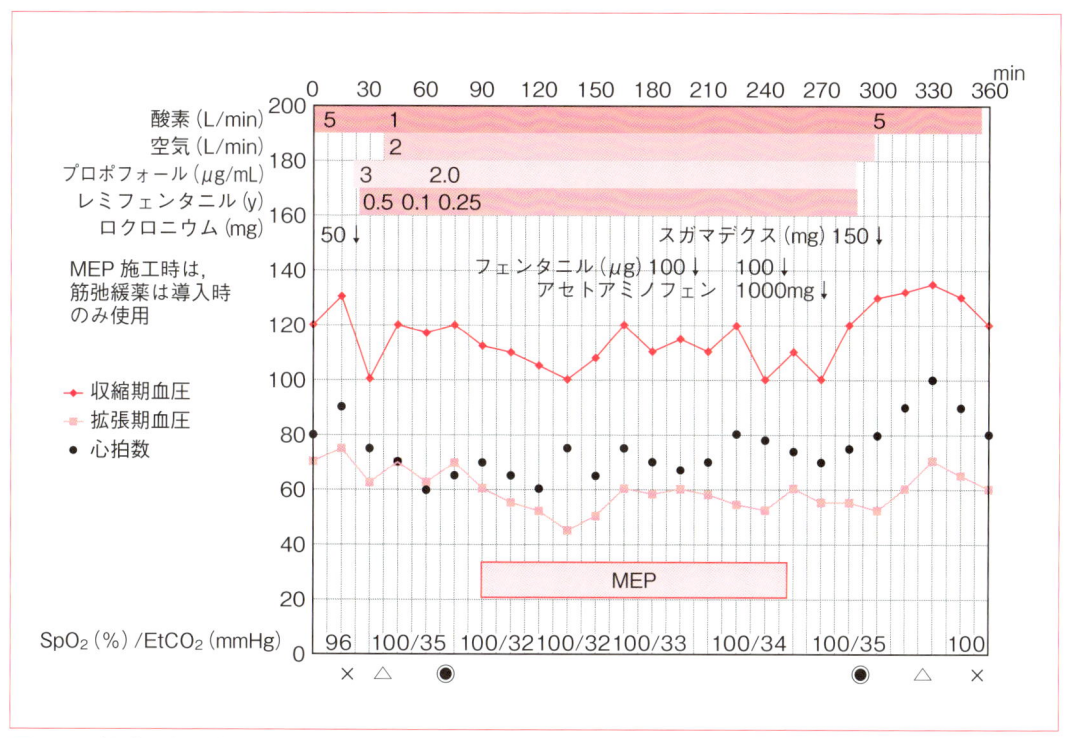

図8 脳外科手術の麻酔記録
×：麻酔開始と終了　△：気管挿管と抜管　●：手術開始と終了
SpO$_2$：経皮的動脈血酸素飽和度　EtCO$_2$：呼気終末二酸化炭素分圧

e. 麻酔

浅頸神経叢ブロックと深頸神経叢ブロックによる局所麻酔もしくは気管挿管による全身麻酔．

f. コツ

血圧は術前正常値に維持する．ICA遮断時は収縮期血圧を正常より10〜20％上昇させる．遮断解除は高血圧にならないように注意する．

g. 注意点

心疾患などの他の虚血性疾患を合併していることが多い．術野に頸動脈洞があり，この部位の圧迫により頸動脈洞反射によって除脈と低血圧の発生に注意が必要．

h. 術後鎮痛

局所麻酔で十分だが，フルルビプロフェンアキセチル（ロピオン®）やアセトアミノフェン，もしくは少量のフェンタニルを投与してもよい．

i. 最近のTOPIC

局所麻酔の場合は，覚醒しているため術中最高のモニターとなるが，全身麻酔の場合は，ICA遮断時の脳虚血発生の危険を神経系モニターとして，脳波（EEG）・頸動脈断端圧計（STP）・経頭蓋ドプラー（TCD）・脳酸素分圧計（NIRS），SEP・MEPでモニタリングしている．

4. 脳外科手術の麻酔記録（図8）

症例
67歳，女性，160 cm，50 kg．
未破裂脳動脈瘤に対し，脳動脈瘤クリッピング施行予定．

① 術後の運動麻痺を防ぐため，MEPをモニターした．揮発性麻酔薬はMEPを強く抑

制するため，プロポフォール麻酔（target controlled infusion：TCI 法）を選択した．
② 術後に神経症状を確認できるように，速やかな覚醒が得られるように麻酔管理をする．術中はレミフェンタニルによる十分な鎮痛の元で麻酔を維持し，フェンタニルの使用は最低限とする（2〜4 μg/mL）．
③ MEP をモニターする場合，ロクロニウム（筋弛緩薬）は導入時のみ使用し，必要があれば筋弛緩モニターで効果を確認する．

5.6 心臓血管外科手術の麻酔

1. 成人の心臓血管外科手術の一般的な準備

1 ― 末梢ルート2本

- 導入用ルート（20 G～24 G）

  導入後は薬剤投与ルート（レミフェンタニル，プロポフォール）としても使用.

- ボリューム投与ルート（18 G～14 G）

  大量出血にも対応できるよう，全身麻酔導入後に太めの末梢ルートを確保する．適当な末梢静脈血管がない場合，中心静脈ルートをトリプルルーメンでとり，そのうちの一つをボリューム投与ルートとして代用する．

2 ― 動脈ライン（20～22 G）

基本は橈骨動脈．上行・弓部大動脈置換術など，術中脳分離送血を行うときは左右両側とる．

3 ― 中心静脈ルート確保

基本的に右内頸静脈をエコーを用いて穿刺．中心静脈圧（CVP）測定というより，血管作動薬注入のため確保する．ダブルもしくはトリプルルーメンカテーテルを使用．一つを昇圧剤系（ドパミン・ノルアドレナリン），もう一つを血管拡張剤系（ニトログリセリン・カルペリチド・PDE Ⅲ阻害薬など）投与ルート，トリプルの場合は残りをCVP測定として使用する．

4 ― 肺動脈カテーテル

経食道心エコーやフロートラック®の使用により，その重要度は減っている．しかし，いまだ日本では心臓外科医からの要請により使用することが多い．右内頸静脈より穿刺．中心静脈圧，肺動脈圧，肺動脈楔入圧（PCWP），心係数や$S\bar{v}O_2$などを測定する．

5 ― 経食道心エコー（TEE）

術中の心機能評価，弁逆流の有無，人工物の挿入ガイド，心内異物（空気や血栓）発見などに有用．TEEは弁形成術では必須．

2. 小児の心臓血管外科手術の一般的な準備

1 ― 末梢ルート

- 20 G～24 G.
- 大量出血が予想される場合は2本とる．

2 ― 動脈ライン（24 G）

- 問題なければ橈骨動脈（超音波ガイド下）．
- 大動脈縮窄症などがある場合には右側にとる．
- その他，後脛骨動脈や足背動脈，上腕動脈など．

3 ― 中心静脈ルート

基本的に超音波ガイド下に右内頸静脈を穿刺する．体格に合わせたダブルルーメンカテーテルを使用．循環作動薬持続投与ルートやCVP測定に使用する．超低出生体重児の場合はPI（peripherally inserted）ルートで代用．

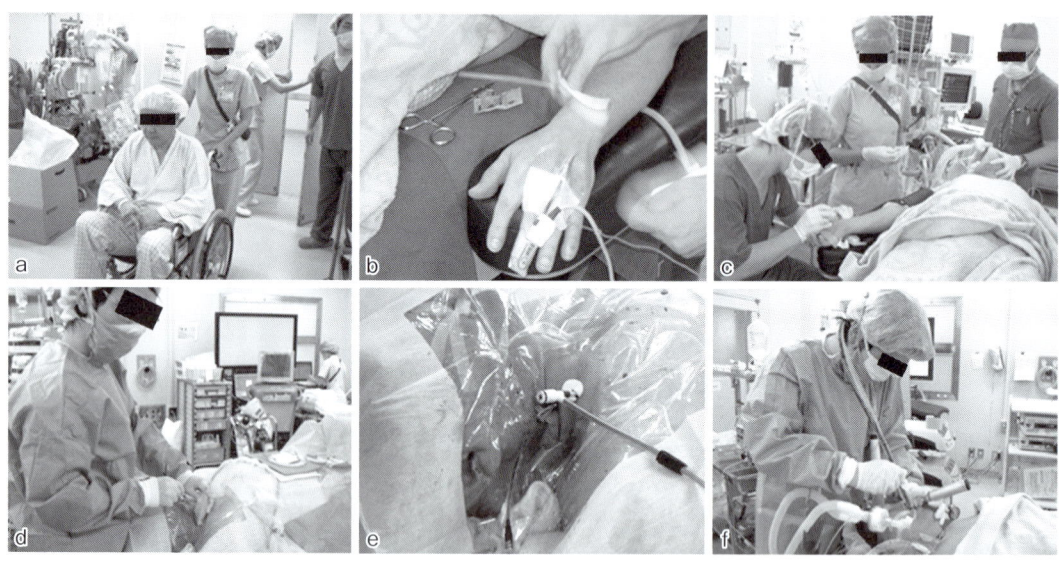

図9 心臓血管外科手術の麻酔導入

3. 心臓血管外科手術の麻酔の流れ

症例
67歳，男性，163 cm，53 kg．大動脈弁および僧帽弁狭窄に対して大動脈弁および僧帽弁置換術施行．

① 患者入室：徒歩入室も可能であるが，症例によっては負荷の少ないよう車イスで入室（図9a）．原則として前投薬は使用しない．
② 末梢静脈ルートの確保（図9b）．
③ 挿管時の変動に対処できるよう，麻酔導入前，もしくは入眠直後に動脈ラインをとる（図9c）．
④ 内頸静脈穿刺（超音波ガイド下）し（図9d），頭側にCVカテーテル（ダブルルーメン），尾側に肺動脈カテーテル用シースを挿入（図9e）．
⑤ シースより肺動脈カテーテルを挿入
⑥ TEEを挿入して麻酔導入は完了（図9f）．

1—心臓血管外科手術の麻酔記録
—麻酔導入から麻酔維持（図10）

　ミダゾラム（ドルミカム®）5 mg（プロポフォールでもよいが，血圧低下に注意），フェンタニル0.3 mg静注で意識消失後，ロクロニウム50 mgを静注し気管挿管を行った．

　大動脈弁狭窄症であるため過度の頻脈を避けるように注意が必要である．軽度の冠動脈狭窄もあったため，人工心肺前からニトログリセリンを使用．血圧低下に対しては，心拍数を上げないようにノルアドレナリン持続静注を開始．人工心肺中も灌流圧を維持するために，ノルアドレナリン持続静注を続けた．呼吸停止時には吸入麻酔薬は無効であるため，麻酔薬としてプロポフォールを持続静注した．

　人工心肺離脱後，もともと軽度の心収縮力低下と腎機能障害があり，心係数（CI）のやや低下と心エコーにより軽度の心収縮力低下が認められたため，カルペリチド（ハンプ®）とオルプリノン（コアテック®）を使用した．

　手術後は，鎮静・鎮痛薬（プロポフォールと

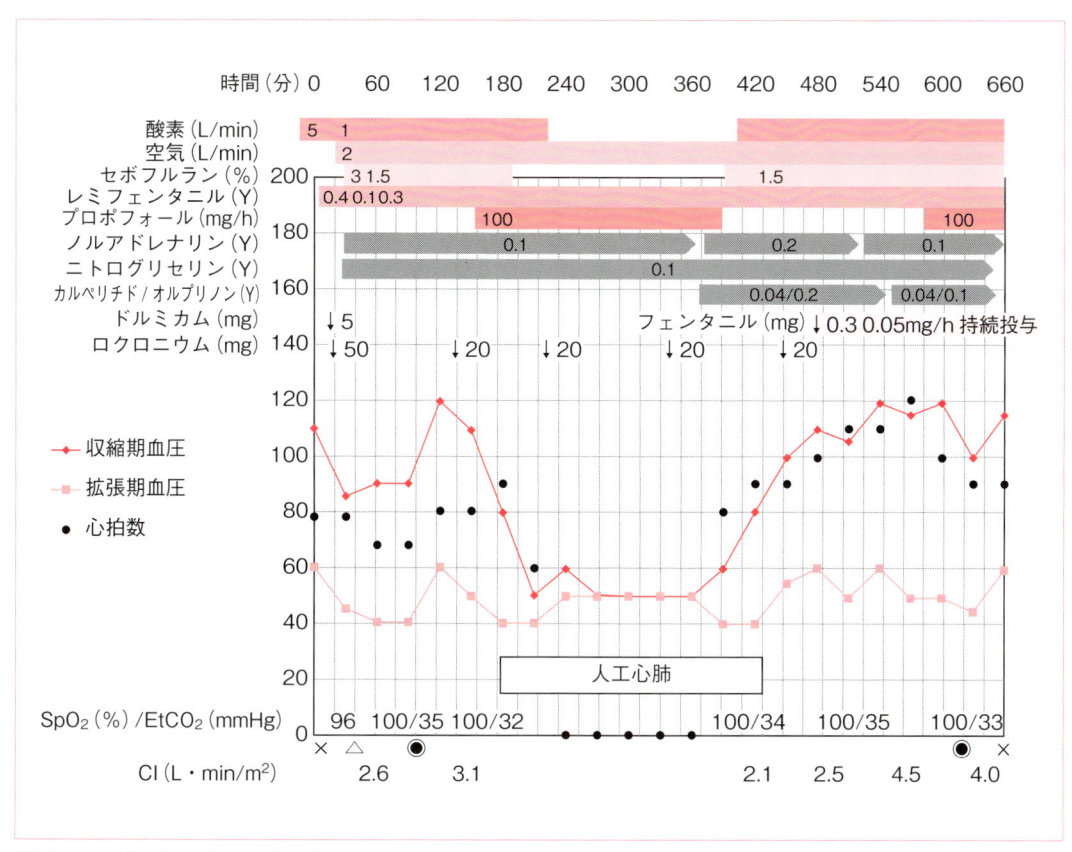

図10　心臓血管手術の麻酔記録
×：麻酔開始と終了　△：気管挿管と抜管　●：手術開始と終了
SpO₂：経皮的動脈血酸素飽和度　EtCO₂：呼気終末二酸化炭素分圧
CVP：中心静脈圧，　CI：心係数，　γ：μg/kg/min

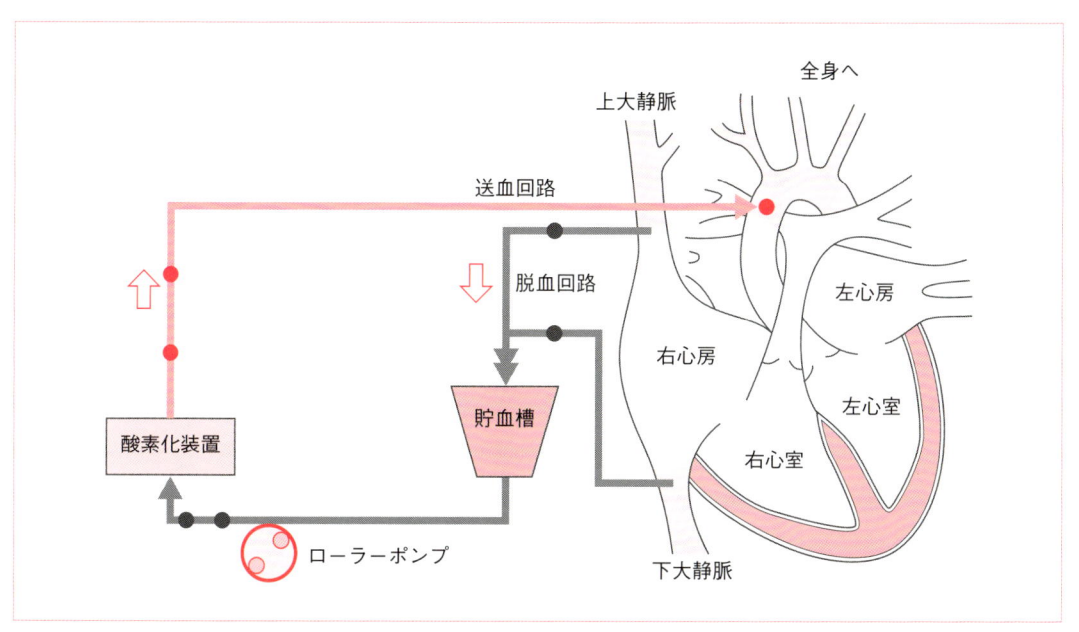

図11　人工心肺

フェンタニル持続静注)を加え，抜管せず人工呼吸下に集中治療室へ入室した．

2 ― 人工心肺

開心術では，心臓の代わりに酸素化した血液を全身に送る補助手段が必要であり，これが体外循環であり人工心肺ともよばれる．体外循環回路は，体内から血を抜く脱血管と血を送る送血管の間の回路であり，貯血槽（リザーバー），人工肺，熱交換器，血液ポンプと動脈側フィルターなどで構成される（図11）．

A. 体外循環成立（人工心肺回路）のために挿入する管

① 送血管（図12）

一般的には上行大動脈（大動脈遮断部より末梢側）に挿入する．上行大動脈置換術などでは，大腿動脈より挿入することが多い．

② 脱血管

一般的には右心房（一本脱血）もしくは上・下大静脈（二本脱血）に挿入する．低侵襲手術（MICSなど）では大腿静脈より穿刺し，右心房まで挿入する．

③ 心筋保護液（心停止液）投与回路（図11）

開心術では心臓の動きを止め，手術がしやすいように無血術野をつくることが必要になる．心臓の電気的機械的仕事を速やかに停止させ，心筋細胞内のエネルギーを温存することを目的とした溶液が心筋保護液である．心臓を停止させるため，高カリウム液（カリウム濃度8～10 mEq/mL）を基本とする．

順行性投与回路：冠動脈に流れるようにするために，心筋保護液を上行大動脈（大動脈遮断部より中枢側）に挿入する．心肺離脱時に空気

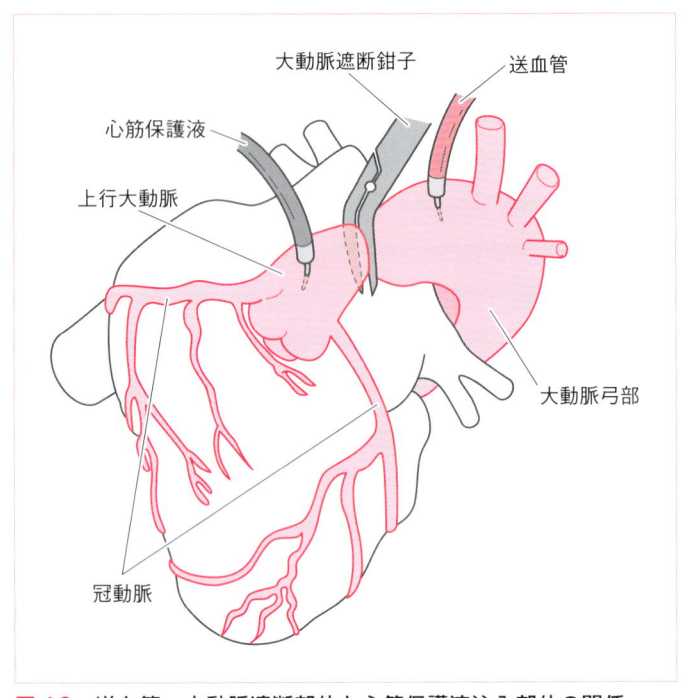

図12 送血管，大動脈遮断部位と心筋保護液注入部位の関係

抜き用のベントとして用いることもできる．

逆行性投与回路：冠静脈洞に挿入し，逆行性に静脈側から心筋保護液（心停止液）を注入する．上行大動脈置換術や大動脈弁置換術など上行大動脈にカニュレーションできない場合や，順行性投与では十分な心筋保護が得られない場合（左室肥大や大動脈弁狭窄症など）に用いる．

④ 左心ベント

人工心肺中の左房や左室内の空気や血液を吸引するのに用いる．肺静脈より左房・左室へ挿入する．

B. 抗凝固薬

人工心肺は体にとり異物なため血液が凝固してしまう．血液の凝固を抑えるため人工心肺中は抗凝固薬の投与が必要である．通常は調節性が良く拮抗薬（プロタミン）のあるヘパリンを用いる．

① ヘパリン

ムコ多糖類の一種で，人工心肺使用時や血管吻合時など血液の凝固を一時的に防ぐために使

用する．人工心肺使用時は 3 mg/kg，動脈再建術（腹部大動脈置換術，心拍動下冠動脈手術など）では 1 mg/kg の静脈内投与が一般的な投与量である．

確実に凝固能が抑制されていることを調べるために，簡便な活性化凝固時間（activated coagulating time：ACT）を測定し，人工心肺時では 400 秒以上に延びているかを確認する．また，ヘパリン自体には抗凝固作用はなく，糖タンパク質アンチトロンビン III（ATIII）を活性化することで抗凝固作用を発揮する．

② **プロタミン**

ヘパリンの拮抗薬である．人工心肺離脱後や血管吻合終了後など速やかに凝固能を戻す際に使用する．原則的に投与したヘパリンと同量（ヘパリン 10 mg に対しプロタミン 10 mg）で拮抗できる．急速に静脈内投与すると血圧低下を起こす（ヒスタミン等遊離）ため，緩徐に投与する必要がある．

3 ― 人工心肺使用開心術の麻酔管理

A. 開心術の麻酔

麻酔（血管拡張や心抑制）や手術の侵襲（痛み刺激や術野操作）による循環変動が最小になるようにコントロールするのが基本である．

麻酔薬の選択は特にほかの手術と変わりなく，原則として何を使用しても構わない．しかし，人工心肺中で完全に肺血流がなくなった場合や心臓が止まっている場合は，吸入麻酔薬は肺から吸収されないため，静脈麻酔薬のプロポフォール持続や人工心肺回路に気化したイソフルランやセボフルランを投与することが必要である．

さらに，大動脈弓部置換の手術では，超低体温下に循環停止を行うことがあり，この場合は麻酔薬が全く脳に達しないことを認識しておかなければならない．

心臓麻酔は，心臓の管理が重要であるが，実は人工心肺中など特殊な循環動態となるため，他臓器の保護，特に中枢神経系の保護を心がけなければならない．

B. 人工心肺中の管理

麻酔薬，筋弛緩薬の維持を心がける（体循環が保たれている限り，肝・腎臓による代謝は行われている）．

吸入麻酔薬が使用できないときは，静脈麻酔薬（ミダゾラム 5～10 mg 単回投与の繰り返しやプロポフォール 1～4 mg/kg/h）で鎮静を維持する．人工心肺回路に揮発性麻酔薬（セボフルランやイソフルラン）を気化して投与することも可能である．

体温にもよるが，臓器血流（特に脳）を保つため，人工心肺の灌流圧を 50～60 mmHg（脳の血流自動能の下限）もしくはそれ以上に保つように昇圧薬（フェニレフリンやノルアドレナリン）を使用する．

C. 人工心肺離脱時

大動脈遮断解除後，自己心拍が再開してから循環作動薬（多くはカテコラミン）の投与を開始する．循環作動薬は心拍数を上げて心筋収縮力を増強させる目的で使用され，日本ではドパミンが頻用される．自己心拍がない場合は，体外ペースメーカー（60～90 bpm）でバックアップする．

低体温にしていた場合は，原則的に体温が 33 度以上になったのを確認してから昇圧薬・心筋収縮増強薬の投与を開始する．心拍の安定していない状態や低体温状態での不用意なカテコラミン投与は致死的な不整脈を誘発させる恐れがある．

心拍が再開したら，術者とコミュニケーションをとりながら適度なタイミングで呼吸を再開させる．無気肺のないよう，何度か十分に加圧させ，肺を膨らませる．肺に圧をかけてやることで肺静脈内の血液を左房へ押し出し，左房内の空気を押し出すこともできる．左心系の空気

がベントチューブから十分排出されたか経食道心エコー（TEE）で確認する．

人工心肺中は末梢血管が収縮していることが多い．心拍再開〜心肺離脱前に血管拡張薬の投与を行い，血管床を広げると同時に心肺側から血液を体内に戻してもらい，十分な循環血液量を確保する．

心肺離脱時に橈骨動脈で十分な動脈圧が得られない場合，術者と協議し，中心動脈（上行大動脈や大腿動脈）に圧ラインを挿入する．末梢動脈圧より中心動脈圧のほうが高いことが多い．末梢動脈と中心動脈に圧較差が生じる要因には諸説あるが，末梢血管の拡張が不十分であるか，もしくは血管の拡張に対し循環血液量が不十分であるためと考えられている．

循環動態や基礎疾患に適した，循環作動薬（昇圧薬・強心薬や血管拡張薬）の使用が必要である．心拍数を上げるとともに，心筋収縮力を増強させたいときにはドパミン，心拍数を上げずに血圧のみを上げたいときにはノルアドレナリン，心拍数や血圧上昇は軽度で心筋収縮力のみを増強させたいときはドブタミンなどと，疾患や症状により薬を使い分けることも必要である．

また，カテコラミンのように受容体を介する薬剤は，長期の使用により薬剤の脱感作がある．β受容体刺激薬は，心筋（β_1受容体）も血管や気管平滑筋（β_2）も，細胞内cAMPを増やすことにより作用を発揮するため，心筋のcAMPの分解を抑制するホスホジエステラーゼIII阻害薬は，脱感作を起こさずβ受容体刺激薬と同じ効果を得ることができる．

薬剤で対処できない場合は，無理をせず早めに他の（特に機械的な）手段を考慮する．

4 — 機械的補助循環

A. 心拍数低下やブロックには ペースメーカー

開心術，特に人工心肺後には，高度の徐脈や房室ブロック（特に完全房室ブロックでは絶対的適用）を起こしていることがあり，この場合カテコラミン等の薬剤を過剰に使用するよりも，一時的ペーシングを行ったほうが良い場合が多い．薬剤はそれ自体が心臓に負担であり心筋傷害となることもあるうえ，人工心肺後のよ

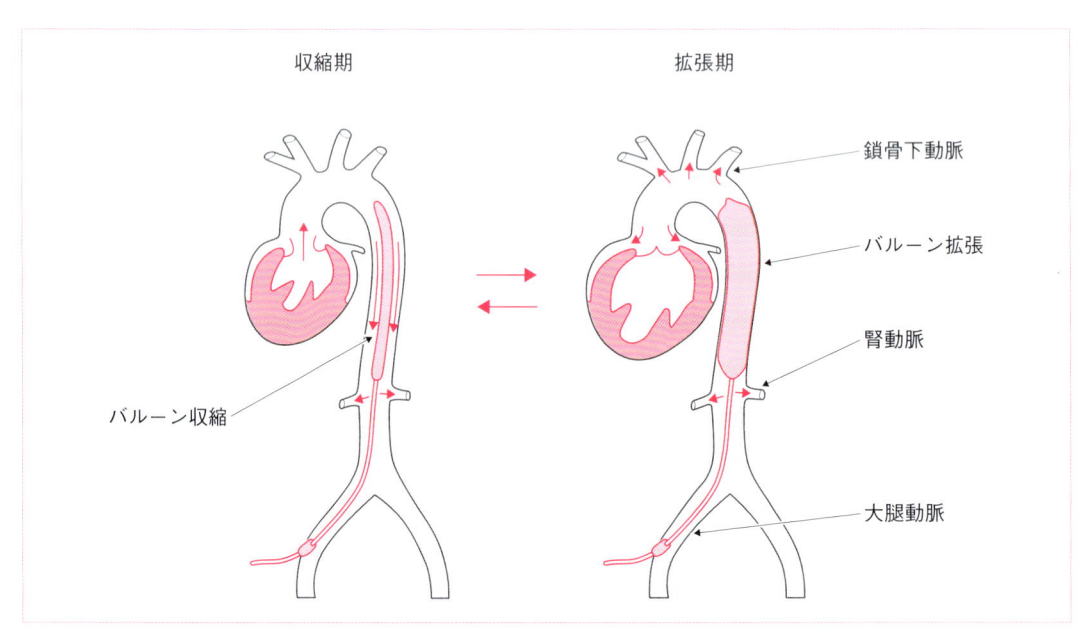

図13 大動脈内バルーンパンピング（intra-aortic balloon pumping：IABP）

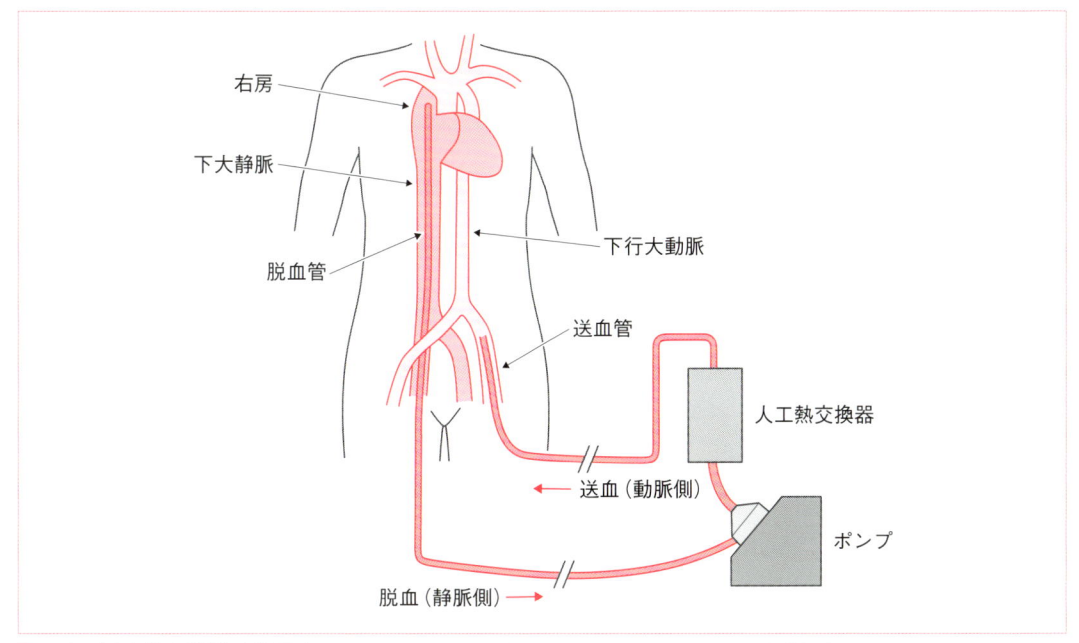

図14 経皮的心肺補助装置（percutaneous cardiopulmonary support：PCPS）

うに障害を受けた心臓では効果が減弱していることもある．ペーシングワイヤーは術野より直接心房や心室に装着でき，ペースメーカー本体は体外にあるため，ペーシングのレートや出力，様式を容易に変更できることも利点である．

B. 大動脈内バルーンパンピング（図13）

大動脈バルーンパンピング（intra-aortic balloon pumping：IABP）とは，大腿動脈からバルーン付きカテーテルを挿入し，その先端を左鎖骨下動脈分岐部直下におき，心電図（もしくは動脈圧）に同期させ，拡張期にバルーンを膨らませ冠動脈血流の増大を，収縮期にバルーンを虚脱させ後負荷を軽減させる方法である．

目的は，心拍出量増大，拡張期圧の上昇（冠動脈血流の増大），後負荷減少，脳・腎などの臓器血流量増大である．適応の一例を次に挙げる．

① 心係数＜2.0 l/min/m^2，収縮期血圧＜80 mmHg，左房圧（PCWP）＞20 mmHg，中心静脈圧＞20 cm H$_2$O，尿量低下＜30 mL/h．
② 広範な左室収縮機能低下による心原性ショック．

ミニ知識　プレコンディショニング

致死的な侵襲の前に非致死的な侵襲を前もって加えておくと，その後の致死的な侵襲に対して細胞（臓器）が抵抗性を獲得する現象をいう（プレは前を意味し，前にコンディション，すなわち慣らしておくこと）．心臓や脳など重要臓器で認められている．

例えば，心筋梗塞前に狭心発作があると却って死亡率が減ることや，一過性脳虚血を伴った脳梗塞のほうが，ないものより脳梗塞容積は減少すること，などが知られている．

虚血によるプレコンディッショニングが最も強力であるが，ヒトで人為的に虚血（血圧を下げたり低酸素にする）にすることは，やりすぎると本当に細胞が死んでしまう可能性があり，程度が足りないと効果がないため実際にはできない．

しかし，この現象にはATP感受性K$^+$チャネル（シグマート®はこれを開く）が中心的な役割を果たしていて，セボフルランやデスフルランなどの揮発性吸入麻酔薬もこのチャネルを開き，プレコンディショニング作用があることが報告されている．

現在，最も安全で確実な方法に，遠隔プレコンディショニングがある．これは，上腕や大腿をマンシェット（血圧測定の細長い布）で5分間3回締めると（虚血にする），離れた臓器の心臓や脳がその後の虚血に対して抵抗性を獲得する．

③ 開心術後の低心拍出量症候群で，人工心肺離脱困難時薬剤抵抗性心不全．
④ 虚血に基づく難治性不整脈．

C. 経皮的心肺補助装置（図14）

経皮的心肺補助装置（percutaneous cardiopulmonary support：PCPS）とは，カニューレ（管）を経皮的に挿入し（脱血管は大腿静脈から先端は右房へ，送血管は大腿動脈），人工心肺装置を使用して補助的に酸素化と血流量の改善のために行う方法である．

ポンプを使って右心房から脱血した静脈血を人工肺で酸素化し，大腿動脈を通して逆行性に送血することで全身灌流を維持する．右心系の前負荷は軽減されるが，大腿動脈から送られる血液は患者の心収縮による血流とは逆行するため，左心系の後負荷は増える．心機能の悪いときは，IABPと併用することが多い．

心肺蘇生時，心原性ショック（急性心筋梗塞，重症不整脈，広汎肺塞栓），心臓手術後で薬物やIABPに反応が悪い場合，肺や気管支の手術，などに使用される．

5 ― 全身麻酔をかけるうえでのポイント

心・血管病変を有しているため，それに気を使った麻酔を心がける

例

- **虚血性心疾患**

  心拍数や血圧を上げすぎない（心筋の酸素需要を上げないため）．血圧を下げすぎない（冠動脈の血流を保つため）．

- **動脈瘤疾患**

  血圧を上げすぎない．

- **逆流性疾患**（僧房弁閉鎖不全症や大動脈弁閉鎖不全症など）

  逆流が増えるため，末梢血管を締めない，心拍数を下げすぎない．

- **狭窄疾患**（僧房弁狭窄症や大動脈弁狭窄症など）

  十分な収縮期・拡張期の時間を確保するため，頻脈を避ける．

- **シャント疾患**（心室中隔欠損症やファロー四徴症）

  PaO_2 や $PaCO_2$ により肺/体血流が変化することに注意．特にチアノーゼ疾患（右―左シャント）では空気の混入は厳禁．

◆ 文献 ◆

1) 新見能成監訳．心臓手術の麻酔．第3版．東京：Medsi；2004．
2) 奥村福一郎編．心臓・血管麻酔ハンドブック．改訂第3版．東京：南江堂；1998．
3) 白井希明．心・血管麻酔管理マニュアル．東京：南江堂；1999．
4) 小柳 仁監．心臓外科ハンドブック．東京：シュプリンガー・フェアラーク東京；1999．

5.7 日帰り手術の麻酔

1. 日帰り手術の概用

日帰り手術（day surgery）は，近年増加傾向であり，米国麻酔科学会（American Society of Anesthesiologist：ASA）でも卒後サブスペシャリティーのトレーニングプログラムと認識されている．

日帰り手術や麻酔が可能になった背景には，腹腔鏡手術を含む低侵襲手術手技の発達，短時間作用型麻酔薬や拮抗可能な筋弛緩薬の登場がある．

日帰り麻酔の利点としては，小児や高齢者で好まれる（病院に泊まるというストレスがない），病床の空きを待たなくてもよい，手術予定を組みやすい，感染が起きにくい，呼吸器合併症が少ない，コストが少ない，などがある．特に，医療費の高いアメリカでは好まれている．

日本麻酔科学会のホームページ（http://www.anesth.or.jp/）では，「日帰り麻酔の安全のための基準」[1]が紹介されている．

2. 日帰り麻酔の安全のための基準

日本麻酔科学会の「日帰り麻酔の安全のための基準」[1]から抜粋すると，日帰り麻酔の選択にあたっては，次のような条件を満たす必要がある．

① 事前に，麻酔科医による診察，術前検査の評価を行うこと．
② 患者や家族へ日帰り麻酔の主旨とリスクについて十分説明し，了解を得ること．
③ 帰宅時の付き添いや自宅で介護できる人がいること．
④ 緊急事態が生じたときに速やかに受診できる範囲に居住していること．
⑤ 帰宅にあたっては，意識状態，呼吸機能，循環機能，運動能力，出血や疼痛などについての基準を設け，麻酔科医が診察・評価を行うこと．

3. 患者の選定については

ASA physical status による術前状態の選定を行う．

ASA physical status classification とは，アメリカ麻酔科学会が，患者の手術前の全身状態を以下の6段階で評価したものであり，その重症度により術後の死亡率や合併症のリスクが高くなる．簡単にできる評価であるが，主観的かつ術前の評価だけであり，手術の要因が入っていないなどの制約がある．

クラス1：正常健康患者，クラス2：コントロール良好な軽度の全身疾患がある患者（例として軽度の糖尿病患者や高血圧患者），クラス3：中程度から高度の全身疾患があり，日常生活に制限がある患者，クラス4：生命を脅かす全身疾患があり，手術をしないと死に至る患者，クラス5：手術をしても24時間以内に死亡する可能性がある患者（例として心筋梗塞のショックや大動脈破裂），クラス6：脳死．緊急手術は，患者の術前の十分な検査や把握ができないため危険度が高くなり，番号の後にEをつける（例えば3E）．

日帰り手術の適用はクラス1，2を原則とするが，クラス3に分類される患者であっても日帰り手術は行われていて死亡率に有意差は認めない．

4. 抗不安効果としての前投薬

原則として，前投薬は行わない．

5. 日帰り麻酔施行可能な手術例

日帰り手術には，術後合併症が少ない体表の手術や体液の変動の少ないものが好まれる．手術時間は90分以内のものが望ましいといわれているが，最近では3～4時間のものも可能となっている．

日帰り手術の対象となる手術を以下に挙げる．

- 外科（生検，内視鏡検査，腫瘍切除，痔核手術，鼠径ヘルニア手術，腹腔鏡下胆囊摘出，静脈瘤手術など）．
- 婦人科（円錐切除，D＆C,子宮鏡検査，診断的腹腔鏡検査など）．
- 眼科（水晶体摘出，霰粒腫摘出など）．
- 整形外科（前十字靱帯修復，膝関節鏡検査，手根管開放など）．
- 耳鼻科（アデノイド切除，喉頭微細手術，乳突開放術など）．
- 形成外科（瘢痕切除,口唇裂手術,脂肪吸引法,乳房形成術など）．
- 泌尿器科（包皮環状切除，膀胱鏡検査，砕石術など）．

◆ 文献 ◆

1) 日本麻酔科学会，日本臨床麻酔学会．日帰り麻酔の安全のための基準．2009年改訂．http://www.anesth.or.jp/guide/pdf/higaerimasui_20090323150405.pdf
2) 白神豪太郎．日帰り麻酔．麻酔科学レクチャー 2009；1；224-229．

6章

麻酔中の合併症とその対処

6.1

悪性高熱症

悪性高熱症（malignant hyperthermia：MH）は，骨格筋における代謝の異常亢進により発熱，筋崩壊などの症状を呈し，進行すると心室性不整脈，DIC（播種性血管内凝固症候群），中枢神経障害や腎不全などにいたり致死的となりうる．治療の3本柱は，①純酸素，②冷却，③ダントロレン（ダントリウム®），である．

1. 病因

骨格筋の筋小胞体のリアノジン受容体（RYR1）やCa^{2+}チャネルの変異によるカルシウム代謝異常であり，すべての揮発性吸入麻酔薬（セボフルラン，デスフルラン，イソフルラン）や脱分極性筋弛緩薬（スキサメトニウム）によって誘発される．

逆に，それ以外の麻酔薬は，全身麻酔薬および局所麻酔薬ともに安全に使用できる．MHは，常染色体優性遺伝の筋疾患であり，日常生活ではほとんど症状が現れることはない．

2. 症状

発症を最も早期に捉える鋭敏なモニターは，$EtCO_2$の測定である．早期は$EtCO_2$の上昇，低酸素血症，呼吸性および代謝性アシドーシス，頻脈，心室性期外収縮が現れ，最後に異常な体温上昇，赤褐色尿，血清K，CPK，ミオグロビン値上昇，心停止を含む心室性不整脈，DICが認められる．

3. 臨床診断

盛生らの臨床診断基準[1]（**表1**）と clinical grading scale（CGS）が用いられる．盛生らの基準は体温を数値指標として，劇症型と亜型に分類される．CGSは欧米で用いられており，症状別のカテゴリーで得点をつけ，総得点からMHの確からしさを6段階で評価する．

治療後に症状が改善したとしても，筋生検による素因診断や遺伝子診断で確定診断を行うことが望ましい．

4. 鑑別疾患

MHを引き起こす原因としては，不十分な麻酔，感染症，敗血症，不十分な換気，麻酔器の動作不良，アナフィラキシー，褐色細胞腫，甲状腺クライシス，脳虚血，神経筋疾患，腹腔鏡下手術での呼気CO_2の上昇，悪性症候群などが考えられる．

表1　盛生らの悪性高熱症の臨床診断基準

体温基準
A．麻酔中，体温が40℃以上
B．麻酔中15分間に0.5℃以上の体温上昇で最高体温が38℃以上
その他の症状
1）原因不明の頻脈，不整脈，血圧変動 2）呼吸性および代謝性アシドーシス（過呼吸） 3）筋強直（咬筋強直） 4）ポートワイン尿（ミオグロビン尿） 5）血液の暗赤色化，PaO_2低下 6）血液K^+，CK，AST，ALT，LDHの上昇 7）異常な発汗 8）異常な出血傾向
劇症型（f-MH）：AかBを満たし，その他の症状を認める
亜型（a-MH）：体温基準を満たさないが，その他の症状がある

（盛生倫生ほか．悪性高熱症診断基準の見直し，麻酔と蘇生 1988：80：104-10[1]より）

5. 治療

1 ─ 最初の対応

- 誘発薬剤の中止.
- 揮発性吸入麻酔薬の投与を中止し完全静脈麻酔（TIVA）による鎮静に変更.
- 時間を浪費するので，麻酔器の交換はしない.
- 高流量の純酸素で過換気にする.
- 可能なら手術中止を要請.

2 ─ ダントロレン

ダントロレン（ダントリウム®）初回量 1～2 mg/kg を 10～15 分かけて静注投与．ダントロレンは難溶性で温めると溶けやすいので，1 バイアル 20 mg を温めた蒸留水 60 mL 以上で溶解する．単独ルートから投与する．呼吸・循環動態が安定するまで随時追加投与する（最大 10 mg/kg）．ダントロレンは骨格筋の筋小胞体リアノジン受容体を抑制し，Ca 放出を抑制するので，代謝亢進状態を急速に正常化できる可能性がある.

3 ─ モニタリング

- 太い末梢静脈路を確保.
- 観血的動脈ライン，中心静脈ルート確保.
- コンパートメント症候群の徴候がないかチェックする.
- 動脈ガス分析，血液検査（K, CK, AST, ALT, LDH, ミオグロビン, 血糖, PT, APTT, FDP）.
- 集中治療室で最低 24 時間は監視する.

4 ─ 対症療法

- 4℃に冷やした生理的食塩水 2,000～3,000 mL を輸液する.
- 体表を濡らす．アイスパックを腋下や鼠径部に置くなどにより体表冷却を行う.
- 中枢温が 38.5 度になるまで冷却する．38 度以下に冷却するとかえってシバリングが生じ，体温上昇を招くことがあり注意を要する．生命予後には体温が最も関係している.
- 尿量の確保＞2 ml/kg/h．フロセミド 0.5～1 mg/kg, マンニトール 1 g/kg, 晶質液の輸液.
- アシドーシスの治療　pH 7.2 未満なら重炭酸を投与.
- 高 K^+ 血症の治療.
- 不整脈，頻脈には，アミオダロン（アンカロン®）や β 遮断薬（プロプラノロール/ランジオロール〈オノアクト®〉/エスモロール〈ブレビブロック®〉）を使用する．Ca 拮抗薬はダントロレンとの併用で心停止の危険性があり禁忌.

6. MH 発症後の対応

MH 症状が改善していても再燃することや，ミオグロビンによる腎不全，DIC の発生の可能性があるため，24～48 時間は ICU で管理する.

体温上昇や異常頻脈が再度みられたときは，ダントロレン 1 mg/kg 追加投与．再燃予防のためのダントロレン投与は MH 発症後 24 時間までは，6 時間度に 1 mg/kg 静脈内投与，あるいは 0.25 mg/kg/h で持続静脈内投与する.

本疾患の確定診断には筋生検や遺伝子検査が必要であり，また遺伝疾患であることから家族や親類が今後手術を受ける際に MH 発症の危険性があるため，患者家族の同意を得て，MH の検査を行っている．また広島大学や埼玉医科大学へ連絡すること，悪性高熱症友の会への登録など，情報を共有することが非常に重要である.

◆ 文献 ◆

1) 悪性高熱症ホームページ（埼玉医科大学麻酔学講座）．http://www.saitama-med.ac.jp/uinfo/masui/MH-Index.html
2) 悪性高熱症の説明（広島大学大学院麻酔蘇生学教室）．http://home.hiroshima-u.ac.jp/anesth/MH/MHmenu.htm

6.2 アナフィラキシーショック

1. 症状

- 説明のつかない急激な循環虚脱，場合によっては心停止．
- 喘鳴・気管支痙攣・喘息様呼吸器症状．麻酔中の多くは気管挿管されているため，咽頭・喉頭粘膜浮腫による上気道閉塞の影響は少なく，末梢気道の狭窄が主症状となる．
- 全身の蕁麻疹・紅潮等の皮膚所見，口唇・舌等の浮腫といった粘膜所見．

2. 原因

抗原（アレルゲン）が，感作された肥満細胞や好塩基球のIgE抗体と結合すると脱顆粒が起こり，さまざまなケミカルメディエーター（ヒスタミン，プロスタグランジン，トリプターゼ，キニン類，血小板活性化因子）が放出されることにより起こる．

3. 治療

① 可能ならば，人を集める．
② 気管挿管を含む気道の確保．
③ 急速輸液．
④ アドレナリン0.2～0.5 mg筋注（小児では0.01 mg/kg）もしくは0.2 μg/kgをモニターを監視しながら静注（必要に応じ繰り返し投与）．アナフィラキシーショックの治療時には，アドレナリン投与の禁忌はない．アドレナリンを第一選択薬とする理由は，α_1作用による血管収縮と粘膜浮腫減少作用，β_1作用による心筋収縮力増強作用，β_2作用による気管支拡張作用に加え，脱顆粒抑制作用もあることが大きい．
⑤ 血圧低下が改善されないときは，ノルアドレナリン0.05～5 μg/kg/minの点滴静注やバソプレシン2単位を静注もしくは持続静注する（2～3単位/h）．

4. 治療にあたっての注意点

全身麻酔中のアナフィラキシーショックの原因の多くは筋弛緩薬，ラテックス，抗生物質であるため，麻酔導入時に起こることが多い．また，多くは気管挿管され，モニターは充実し静脈路も確保できている．さらに，患者の既往歴なども把握できているため，対処はしやすい状態にあるわけである．

通常は筋注が適用であるアドレナリンも，麻酔科医はその作用・副作用にも通暁しているため，静注することが多々ある．あせらず人を集めて治療する．治療の中心はあくまで輸液とアドレナリンである．

◆ 文献 ◆

1) 光畑裕正．全身麻酔中のアナフィラキシー．日本臨床麻酔学会誌 2012；32：479-87．

6.3 心筋虚血
─狭心症・心筋梗塞

1. 心筋虚血を起こさせないために

最も重要なのは，血圧，心拍数と血管内容量の管理であり，心筋の酸素供給を保ち酸素需要を抑える，つまり心筋の酸素需要供給バランスを保つことである．

心筋の酸素需要は，この簡単な指標である
rate pressure produce（RPP）＝
収縮期血圧 × 心拍数

で示されることからわかるように，心筋虚血を起こさせないためには過度に血圧（収縮期圧）や心拍数を上げないことが重要である．虚血性心疾患者では，RPP 12,000 で心筋虚血が起こることがあり，20,000 以上では危険であるといわれている．

一方，冠動脈血流は拡張期に流れるため，血圧を過度に下げないことも重要である（⇨1.1 循環生理と病態を参照）．

2. 症状

心筋虚血が起こると心電図上 ST-T の変化，血圧低下や不整脈を感知する．手術中の心電図は通常（名目上の）II 誘導をモニターしているが，本来左足の電極を V₅ 付近に貼るため実際の計測値は V₅ に近い．

全身麻酔中は胸痛の訴えを聴取できないので，心電図変化は重要である．もともと虚血部位がわかっている場合は，その誘導もモニターする（⇨3.4 モニタリングを参照）．

通常，心内膜下の虚血ではその部位の ST-T は低下するが（労作性狭心症），冠動脈攣縮の場合は太い冠動脈が攣縮し，貫壁性虚血になるため ST-T の急激な上昇が認められることが多い．経食道心エコーでは，虚血部位の局所の壁運動異常として検知することができる．

3. 検査

直ちに 12 誘導心電図，心エコーで壁運動異常，血液検査で CK-MB（creatine kinase MB）（心筋梗塞 4 時間後），トロポニン（心筋梗塞後 12 時間後），電解質，血算などの検査を行う．

4. 対応

1─心筋への酸素供給改善

- 呼吸性アルカローシスの回避（冠動脈が収縮する）．
- 循環血液量減少ならば輸液，重症貧血なら輸血を行い Hb 7～9 g/dL に保つ．
- 必要に応じて血管作動薬を使用し，血圧（冠動脈灌流圧）を上げる．大動脈内バルーンパンピングも考慮する．
- 術前に冠動脈狭窄が認められている症例や術中に ST-T 変化が認められた場合には，冠拡張薬としてニコランジル（シグマート®）や硝酸薬（硝酸イソソルビドやニトログリセリン）を使用する．これらの薬剤の予防的投与は，実はエビデンスはないとされるが，日本人には冠動脈攣縮が多いため，血圧低下に留意しながらわれわれは使用する．
- 異型狭心症を含む冠動脈攣縮性狭心症に対しては，カルシウム拮抗薬ジルチアゼム（ヘルベッサー®）やニコランジル（シグマート®）も

しくは硝酸製剤を予防として使用し，発作が起きた場合には硝酸薬を使用する．

2―心筋酸素需要を減らす

- 頻拍ならば，β_1選択制遮断薬であるランジオロール（オノアクト®）50〜200 μg/kg/min を投与し，60〜80回/min の心拍数にコントロールする．
- 痛みで血圧上昇や頻脈が誘発さている可能性もあり，鎮痛薬の併用も考慮する．
- 高血圧ならばジヒドロピリジン系カルシウム拮抗薬ニカルジピンやニトログリセリンを使用する．

◆ 文献 ◆

1) 日本循環器学会ほか．非心臓手術における合併心疾患の評価と管理に関するガイドライン（2008年改訂版）．http://www.j-circ.or.jp/guideline/pdf/JCS2008_kyo_h.pdf．
2) 三尾 寧，上園晶一．虚血性心疾患．横山正尚編．麻酔科医のための循環管理の実際．東京：中山書店；2014．p.38-44．

6.4 肺血栓塞栓症

1. 病因

急性肺血栓塞栓症の発症数は，日本では人口100万人あたりに換算すると62人であり，米国の約1/8であるが，高齢化や食生活の欧米化などにより近年増加傾向にある．

塞栓子として，血栓のほか，空気，脂肪，羊水や腫瘍などがある．肺血栓塞栓症は下肢の深部静脈血栓に由来するものが大部分である．

肺血栓塞栓症および深部静脈血栓症の診断，治療，予防に関するガイドライン（2009年改訂版）：2008年合同研究班報告は，インターネット上でも参照可能である[1]．

2. 急性肺血栓塞栓症

急性肺血栓塞栓症（pulmonary thrombo embolism：PTE）は，致死性の高い疾患であり，心筋梗塞よりも死亡率が高く，早期の診断と適切な治療が必要となる．

術前に，深部静脈血栓症の危険因子（加齢，下肢骨折，脊髄損傷，肥満，妊娠，女性ホルモン，抗リン脂質抗体症候群，そして長期臥床や手術など）を把握し，その有無を確認しておくことが重要である．

最近では，明らかな深部静脈血栓が認められない場合でも，手術中は必ず弾性ストッキングの着用と間欠的空気圧迫法を施行し，危険度の高い患者や手術においては術前にヘパリン投与を行うことが多い．

1─病態生理

肺血管床の予備力は大きく，50％以上の閉塞で初めて肺動脈圧が上昇するといわれている．しかし，このような物理的な閉塞に加え，肺低酸素性血管攣縮などにより各種メディエータ（セロトニン，ヒスタミン）が出て血管収縮を起こし，肺動脈圧はさらに上昇する．

2─症状

覚醒時であれば頻脈，頻呼吸，呼吸困難，胸痛が主要症状である．

全身麻酔中は，急激な低酸素血症（血流途絶部位は死腔となり，健常部位は血流が過剰に増加しシャント効果となる），肺高血圧により，右心室の拡大や右心室の心筋虚血，心室中隔偏位による左室充満量の減少や血圧低下などが認められる．

体位変換や下肢の手術で肢位の変化やタニケット操作のタイミングでの急激な血圧低下，呼吸状態の悪化の原因にPTEを疑うことは重要である．

3─診断

胸部X線，心電図（SI，QII，TIII）の変化，心エコーなどは確診率が低い．肺血流シンチグラフィや肺動脈造影は診断率が高い．$PaCO_2$（動脈血酸素分圧）と$EtCO_2$（呼気終末二酸化炭素分圧）の乖離が大きくなる．

4─治療

- 重症度（と手術の進行）によるが，抗凝固療法（ヘパリン）や血栓溶解療法（遺伝子組み換え組織プラスミノゲンアクチベーター）を考慮するとともに，心肺停止例や薬物療法に反応が悪い例は，ためらうことなく経皮的心肺

補助(PCPS)を導入し，直視下血栓摘出術も考慮する．
- 呼吸管理はSpO_2 90％以上を目標とし，1回換気量は7 mL/kgと低目に設定し胸腔内圧を上昇させないようにする．
- 循環管理は強心作用と肺血管拡張作用を有する薬剤の使用が望ましい．ドパミン，ドブタミンは第一選択であり，低血圧例ではノルアドレナリンが有効である．ホスホジエステラーゼIII阻害薬やNO吸入により肺血管抵抗を下げることもある．

◆ 文献 ◆

1) 日本循環器学会ほか．肺血栓塞栓症および深部静脈血栓症の診断，治療，予防に関するガイドライン（2009年改訂版）．http://www.j-circ.or.jp/guideline/pdf/JCS2009_andoh_h.pdf．

6.5 喘息発作

「喘息予防・管理ガイドライン 2012[1]」の喘息発作（急性増悪）の強度に対応した管理法に準拠する．

1. 徴候

- 気道内圧の急激な上昇（たいてい麻酔器のアラームで気づく）．
- カプノグラムが閉塞性パターンに変化．

2. 確認

- 機械換気をやめ自分でバッグを揉んで換気を行い，気道内圧の上昇が本当に起こっているかを確認．
- 配管を含む麻酔器の異常，気管チューブの折れ曲がりがないかを確認．
- 可能であれば聴診を行い，分泌物による閉塞がないか，喘鳴（wheeze）が聞こえないかをチェックする．

3. 治療

- 低酸素血症があれば吸入酸素濃度を上げる．
- 吸入麻酔薬の濃度を上げる．イソフルラン（フォーレン®など）やセボフルラン（セボフレン®など）は，エビデンスはないが，気管支拡張作用があるため前述のガイドラインの重篤例でも推奨されている．
- プロテカノール（メプチン®），サルブタモール（ベネトリン®）等のβ_2刺激薬をスペーサーを用いて，気管チューブ内へ2プッシュ投与する．
- アミノフィリン2～5 mg/kgを静注する．アミノフィリンは，非特異的ホスホジエステラーゼ阻害薬であり，気道平滑筋細胞内cAMPを増やし弛緩させるが，上記β_2刺激薬で拡張した以上には拡張しない可能性がある．心臓にも働き不整脈を誘発する理由で避ける医者もいる．
- ヒドロコルチゾン200～500 mg，あるいはメチルプレドニゾロン40～125 mgを静注．
- アドレナリン0.1～0.3 mgを皮下注射する（20～30分ごとに反復可）．しかし，麻酔中は，静脈路があること，モニターが装着されていること，患者の既往歴が把握できていること，さらに麻酔科医は薬物使用に通暁し救急事態への対処のエキスパートであることなどにより，投与量と投与時間を考えて静注することもある．アドレナリンのもつβ_2作用（気管支拡張作用）が重要である．虚血性心疾患や甲状腺機能亢進症では禁忌．

◆ 文献 ◆

1) 日本アレルギー学会喘息ガイドライン専門部会. 喘息予防・管理ガイドライン 2012. 東京：協和企画；2012.

7章

集中治療医学，心肺蘇生

7.1 集中治療

1. 集中治療の意義と目的

集中治療医学(intensive care medicine：ICM)は，侵襲管理学であり重症患者管理学である．生体へ，感染，外科手術，外傷などの侵襲が加わると，炎症などの生体防御反応が起こり，その炎症が進行すると全身性炎症反応症候群(systemic inflammatory response syndrome：SIRS)という状態になる(表1)．

SIRSが進行した場合には，いわゆる敗血症から心筋梗塞・重症不整脈・呼吸窮迫症候群・急性腎不全・劇症肝炎・播種性血管内凝固症候群などの多臓器障害・多臓器不全になる可能性がある．

集中治療医学とは，内科系・外科系を問わず，呼吸・循環・代謝などの重要臓器に急性臓器不全をきたした患者に対して総合的・集中的に治療・看護を行い，回復させることが主題の学問である．それら患者を収容し，強力かつ集中的に治療・看護を行うことにより，その効果を期待される部門がintensive care unit(ICU)である．

ICUの種類としては，一般ICU(general ICU)のほかに，心臓・大血管など循環器を対象としたCCU(coronary care unit)，脳を対象としたSCU(stroke care unit)，呼吸器疾患の人工呼吸管理を対象としたRCU(respiratory care unit)，小児を対象としたPICU(pediatric ICU)，未熟児・新生児を対象としたNICU(neonatal ICU)などがある．

ICUの管理・運営については，主治医制度をとるOPEN ICUと専従医・専任医制度をとるCLOSED ICUがある．またICUは医師，看護師以外に臨床工学技士，理学療法士，薬剤師，

表1　SIRSの診断基準と関連病態

1. SIRSの診断基準
原因疾患によらず，侵襲に対する全身性炎症反応で，以下の2項目以上を満たした状態 1. 体温＞38℃または＜36℃ 2. 脈拍＞90回/分 3. 呼吸数＞20回/分またはPaCO$_2$＜32 mmHg 4. 白血球数＞12,000/μLまたは＜4,000/μL 　または未熟顆粒球(桿状核球)＞10%
2. セプシス(sepsis)の定義
感染に対するSIRSで，SIRSと同一の診断基準を満たすもの
3. 重症セプシス(sepsis)の定義
臓器機能障害，循環不全(乳酸アシドーシス，乏尿，急性意識障害)あるいは，低血圧(収縮期圧＜90 mmHg)または平時の収縮期圧より40 mmHg以上の低血圧)を合併するセプシス
3. セプティック・ショック(septic shock)の定義
重症セプシスの一つであり，適切な輸液でも低血圧(収縮期圧＜90 mmHgまたは平時の収縮期圧より40 mmHg以上の低血圧)が持続する状態．血管作動薬で血圧が維持されている状態でも，臓器機能障害，循環不全(乳酸アシドーシス，乏尿，急性意識障害)があれば，セプティック・ショックとする

(American College of Chest Physicians／Society of Critical Care Medicine Consensus Conference：definitions for sepsis and organ failure and guidelines for the use of innovative therapies in sepsis. Crit Care Med 1992；20：864-74[1])より)

管理栄養士，歯科衛生士などがかかわるチーム医療の最前線であり，最良の医療が実践できる場でもある．

2. 全身性炎症反応症候群

1992年に American College of Chest Physicians（ACCP）/Society of Critical Care Medicine（SCCM）合同カンファレンスで全身性炎症反応症候群（SIRS）という概念が提案されると同時に，セプシスの定義も感染による SIRS と定められた．SIRS は，感染だけでなく侵襲の強い術後，外傷，熱傷，膵炎などさまざまな重篤な臨床的侵襲が加わった際に，全身性に拡がる炎症により引き起こされた高サイトカイン血症の病態のことで，その診断基準と関連病態を**表1**に示す．

表2 ショックの分類

I. 血液分布異常性ショック（distributive shock）
感染症・アナフィラキシー・神経原性
II. 循環血液減少性ショック（hypovolemic shock）
出血性・体液喪失
III. 心原性ショック（cardiogenic shock）
心筋性・機械性・不整脈
IV. 閉塞性ショック（obstructive shock）
心タンポナーデ・肺塞栓症・緊張性気胸

3. ショックの分類

ショックの分類は**表2**に示すとおりで，敗血症性ショックは血管分布異常性ショックに含まれる．

難治性敗血症性ショックという多臓器障害の病態が改善しないと，ついには多臓器不全症候群（multiple organ dysfunction syndrome：

ミニ知識　セプシスとゼプシスの違い

セプシスとゼプシスの混同に注意！　英語の sepsis はセプシスであり，SIRS の概念に由来する感染による SIRS 状態を意味する．一方，日本で使われてきた（ている）ゼプシス＝敗血症は，一般に「菌血症で重症の全身症状を伴う状態」を表し，用語の混同があるので注意が必要である．ちなみに菌血症とは，血中に細菌が存在することであり，ウイルス血症や真菌血症とも区別される．SIRS とセプシスの関係を**図1**に示す．

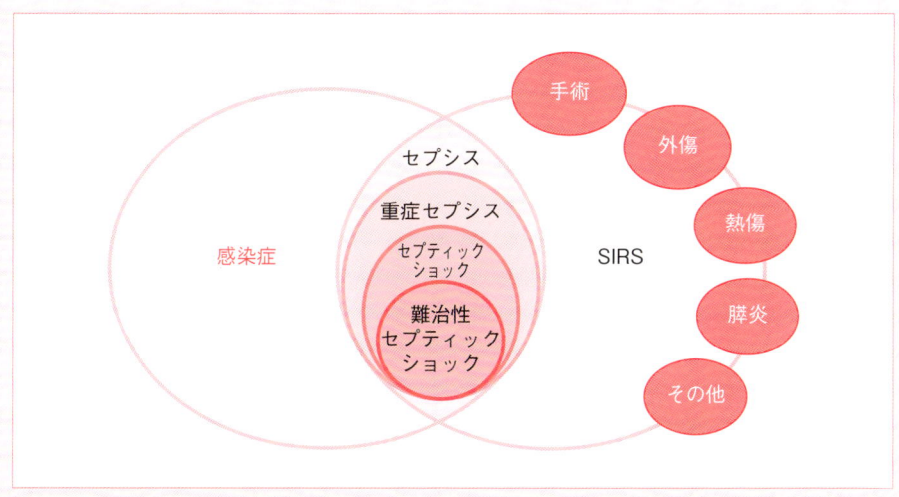

図1　SIRS とセプシスの関係

表3 急性期 DIC 診断基準

スコア	SIRS	血小板数 (/μL)	PT 比	FDP (μg/mL)
1点	3項目以上	8万以上12万未満，あるいは24時間以内に30%以上の減少	1.2以上	10以上25未満
2点				
3点		8万未満，あるいは24時間以内に50%以上の減少		25以上

（丸藤 哲ほか：急性期 DIC 診断基準―他施設共同前向き試験結果報告．日救急医会誌 2005；16：88-202[2] より）

MODS）になる．MODS は，中枢神経，心臓，肺臓，肝臓，腎臓，消化管，凝固系，免疫系などの重要臓器や系が，同時あるいは短期間のうちに次々と機能不全に陥る病態であり，高サイトカイン血症により起こる血管内皮細胞の障害，末梢血管の微小血栓などが臓器低灌流を引き起こした結果である．

表4 DIC の治療薬物

1. 未分画ヘパリン
2. メシル酸ガベキサート，メシル酸ナファモスタット（タンパク分解酵素阻害薬）
3. ATIII 活性値：70%以下 ・ATIII 製剤が第一選択薬 ・トロンボモジュリン ・ダナパロイド
4. ATIII 活性値：70%以上 ・トロンボモジュリン ・ダナパロイド

4. 抗菌薬の使用

SIRS の状態から重症セプシス・セプティックショックに進行していくと，治療に難渋するケースが数多く認められることから，そのガイドラインが数年ごとに出されている．セプシス治療法の最も重要で基本的なものは，抗菌薬治療である．

ガイドラインでは，重症敗血症と診断して
① 6時間以内に抗菌薬を投与する前に血液培養を2セット採取すること，
② 広域抗菌薬を1時間以内に投与すること，
となっている．

その後は，喀痰・血液・尿・便・ドレーン排液・CVP カテーテルなどの検体の培養と抗菌薬感受性試験を行い，菌を絞り込み，広域ではない特定の抗菌薬を使用し，耐性菌の出現を抑えなければならない．

また，患者の体温・呼吸回数・心拍数などの経時的な評価ならびに白血球数・CRP・プロカルシトニン・血清アミロイド A (SAA)・KL-6（間質性肺炎の指標）・β-D-グルカン（真菌症の指標）などの血液検査の定期あるいは随時の評価が大切である．

抗菌薬をより有効に使用するために薬物動態 (pharmacokinetics：PK) と薬力学 (pharmacodynamics：PD) の理論が用いられる．この理論は，抗菌薬の有効性や安全性を評価する考えであり，最適な用法・用量を設定するための手段となる．

抗菌薬は時間依存性と濃度依存性に分類することができ，時間依存性抗菌薬は1日の回数を増やし，濃度依存性抗菌薬は1回量を多くする．

5. 播種性血管内凝固症候群

SIRS の状態では，さまざまなサイトカインが放出され，血管内凝固系が活性化され血管内血栓を形成する．その結果，血栓が各主要臓器の血流障害を引き起こし，多臓器不全をきたす．それと同時に，凝固因子や血小板の消費低下と二次線溶系亢進により，著明な出血傾向を示す．

表5 ヘパリン起因性血小板減少症の分類と病態

	I型	II型
発症	ヘパリン投与2～3日後	ヘパリン投与5～14日後
機序	非免疫性機序	ヘパリン依存性（HIT）抗体の出現
血小板数	10～20％の減少	15万以下の減少，50％の減少
合併症	無	動静脈血栓
頻度	約10％	0.5～5％
経過	ヘパリン継続可，自然に回復	ヘパリンの中止で回復
治療	不要，基礎疾患によりII型に準じる	代替薬による抗凝固療法アルガトロバン

表6 ARDS診断基準（Berlin基準）

発症様式	既知の臨床的侵襲もしくは呼吸症状の憎悪または新たな出現から1週間以内
胸部画像	胸水，肺葉/肺の虚脱または結節では十分に説明できない両側肺透過性低下
浮腫の原因	心不全や容量過多で十分に説明できない呼吸不全．危険因子が存在しなければ，静水性浮腫を除外するため客観的評価（心エコーなど）が必要
酸素化脳	mild：200 mmHg < PaO_2/FiO_2 ≦ 300 mmHg　　PEEP/CPAP ≧ 5 cmH_2O moderate：100 mmHg < PaO_2/FiO_2 ≦ 200 mmHg　　PEEP ≧ 5 cmH_2O severe：PaO_2/FiO_2 ≦ 100 mmHg　　PEEP ≧ 5 cmH_2O

PaO_2：動脈血酸素分圧
FiO_2：吸入酸素濃度
（Ranieri V, et al. Acute respiratory distress syndrome：the Berlin Definition. JAMA 2012；307：2526-2533[3]）より）

これが播種性血管内凝固症候群（disseminated intravaseular coagulation：DIC）の病因である．DICを引き起こす原因病態の多くはセプシスであり，セプシスではDICの発症がないかを調べることが必要である．

DICの診断基準としては，旧厚生省DIC研究班の診断基準（1998年度改定）があるが，ICUでは早期に診断し治療を開始できる急性期DIC診断基準[2]（表3）を用いて診断するのが一般的である．急性期DIC診断基準では，4点以上がDICと診断されるが，4点未満でも今後DICへ進行していくと考えられる症例ではpre-DICという概念で，早期に治療を開始したほうがよい．

治療薬物を表4に示す．治療として使用したヘパリンが原因で血小板数が減るヘパリン起因性血小板減少症（heparin-induced-thrombocytopenia：HIT）（表5）があるので，治療や血小板投与にもかかわらず血小板数が改善しないときは鑑別診断が重要である．

6. 急性呼吸窮迫症候群

急性呼吸窮迫症候群（adult respiratory distress syndrome：ARDS）は，先行する基礎疾患をもち，急性に発症した低酸素血症である．胸部X線写真では両側性の肺浸潤影を認め，かつ心原性肺水腫が否定されるもので，その本態は肺胞領域の非特異的炎症による透過性亢進型肺水腫であり，広範な肺損傷を特徴とするいまだ死亡率の高い疾患である．

ARDSは，1994年に診断基準が統一され，急性肺損傷（acute lung injury：ALI）とARDSに分類診断されるようになったが，その後2012年に再度国際会議が開催され，Berlin基準として公表され統一された（表6）．

ARDS は，肺炎などの直接損傷に起因するものと，敗血症などの間接損傷に起因するものとに大別される．ARDS の原因はいまだ不明であり，ARDS 事態が現象であって多くの疾患を含んでいるため，特異的な治療法はない．治療の基本は，呼吸管理療法と薬物療法や栄養管理療法である．

◆ 文献 ◆

1) American College of Chest Physicians / Society of Critical Care Medicine Consensus Conference：definitions for sepsis and organ failure and guidelines for the use of innovative therapies in sepsis. Crit Care Med 1992；20：864-74.
2) 丸藤 哲ほか．急性期 DIC 診断基準—多施設共同前向き試験結果報告．日本救急医学会雑誌 2005；16：188-202.
3) Ranieri V, et al. Acute respiratory distress syndrome：the Berlin Definition. JAMA 2012；307：2526-33.

7.2 人工呼吸

1. 呼吸管理療法

呼吸管理療法としては，酸素マスクによる酸素療法，非侵襲的陽圧換気療法（non-invasive positive pressure ventilation：NPPV），気管挿管あるいは気管切開による人工呼吸管理療法がある．軽症の ARDS では酸素マスクによる酸素療法で十分であるが，重症の ARDS では人工呼吸管理療法が必要になる．NPPV は，酸素マスクによる酸素療法と人工呼吸管理療法との中間的な呼吸管理療法である．NPPV の使用目的と適応，その長所と短所を理解したうえで患者に対応しなければならない．

2. 鎮静・鎮痛の重要性

多くの ARDS 患者では，人工呼吸管理療法が必要になる．人工呼吸管理療法を行う患者管理のうえで大切なことは，鎮静と鎮痛である．鎮静・鎮痛が十分でなければ，患者にストレスがかかり身体的な回復が遅れるだけでなく，脳の高次機能障害を残してしまうことがある．

逆に，過度に深すぎる鎮静・鎮痛も脳の高次機能障害を残す可能性がある．実際，人工呼吸下でも，昼間は家族と意思の疎通ができる程度の鎮静・鎮痛で，夜は睡眠状態にするというような概日リズム（サーカディアンリズム）を考慮した鎮静・鎮痛をすることができる．

また，鎮静だけでなく鎮痛が必要な理由は，傷の痛みだけではなく，気管挿管や気管切開そのものが気道刺激（気管粘膜は感覚神経の宝庫である）を引き起こしている．そのために患者の鎮静度と鎮痛度を評価し，鎮静薬・鎮痛薬の持続静注投与量を調整することが必要となる．

鎮静度評価としては，Richmond agitation-sedation スコア（RASS）（表7）を使用するのが一般的である．鎮痛度評価としては，患者の状況に応じて face scale, prince-Henry pain scale,

表7 Richmond agitation-sedationスコア（RASS）

+4	極度の興奮・緊急状態
+3	高度興奮状態
+2	不穏：頻回の無目的な動き，あるいは人工呼吸器との不同期
+1	不安状態：不安であるが，動きは活発ではない
0	覚醒し，静穏な状態
−1	眠くうとうとした状態：完全に覚醒していないが，声に反応し目を開けて（10秒以上）覚醒する
−2	軽度鎮静状態：声に反応し目を開けて一時的（10秒以内）に覚醒する
−3	中等度鎮静状態：声に反応して動くが，目を開けない
−4	深い鎮静状態：声に反応しないが，刺激に反応し動く
−5	覚醒不能状態

表8 人工呼吸中に使用する鎮静・鎮痛薬

1) 鎮静薬	種類	適用
・塩酸デクスメデトミジン	α2 アゴニスト	持続静注
・プロポフォール	静脈麻酔薬	持続静注
・ミダゾラム	ベンゾジアゼピン	持続静注
・フェンタニル	オピオイド	持続静注
・塩酸モルヒネ	オピオイド	持続静注
・ブプレノルフィン塩酸塩	オピオイド	持続静注
2) 鎮痛薬		
・フェンタニル		持続静注
・塩酸モルヒネ		持続静注
・塩酸デクスメデトミジン		持続静注
・フルルビプロフェンアキセチル		静注
・アセトアミノフェン		静注
・ジクロフェナクナトリウム		挿肛

表9　換気を決める2つの方法

方法	特徴	注意
従来式 VC (volume control)	・**換気量を設定**し管理 ・圧損傷の危険性がある	設定された換気量だけガスを送る ➡ **気道内圧**の変化に注意
従圧式 PC (pressure control)	・**上限気道内圧を設定**し管理 ・低換気になる危険性がある	設定された上限気道内圧を維持するようにガスを送る ➡ **換気量**の変化に注意

表10　換気モード

1. IPPV (intermittent positive pressure ventilation)	
間欠的陽圧換気：従量式	
2. SIMV (synchronized intermittent mandatory ventilation)	
同調性間欠的強制換気：従量式	
3. CPAP (continuous positive airway pressure)	
持続的気道陽圧（自発呼吸下における呼気終末陽圧呼吸を表す，PEEP は調節呼吸換気の場合の呼気終末陽圧呼吸に用いる）	
4. BIPAP (biphasic positive airway pressure)	
二相性気道陽圧：従圧式	

behavior pain scale を使用すると便利である[1]．

鎮静薬と鎮痛薬については，**表8**に示すが，鎮静薬については，少量持続静注の軽い鎮静（ライトセデーション）をベースに概日リズムや鎮静の中断（セデーションバケーション）を意識して投与量を調整することが大切である．

具体的な投与方法としては，まず鎮静・鎮痛薬のデクスメデトミジン（プレセデックス®）と鎮痛薬のフェンタニルを持続静注する（意識の低下は軽度）．さらに鎮静を深くしたり睡眠を促したりしたいときには，プロポフォールを追加投与する．デクスメデトミジンは呼吸抑制と意識低下が少ないのが最大の利点であるが，徐脈や血圧低下を引き起こす．プロポフォールの併用による低血圧に注意しながら投与量を増加するとよい．

オピオイドは，循環変動が少なく強力な鎮痛効果だけでなく，多幸感（外界の嫌なことが嫌ではなくなる）もあり良い適用である．しかし，人工呼吸器からの離脱の際には，呼吸抑制に注意が必要である．

3. 人工呼吸の換気様式

換気様式（モード）は大きく2つに分類される．1つ目は量規定換気（従量式）である．1回換気量（分時換気量）または流量を決めてガスを送り，吸気時間が終了すると呼気へ変わるので，決められた換気量が確実に患者に供給される．

2つ目は，圧規定換気（従圧式）である．設定された気道内圧を決めて，吸気時間の間その圧を維持する．圧を設定することで，2次的に換気量が決定されるが，吸気時間が終了すると呼気へ変わる．それぞれのメリット・デメリットを**表9**に示す．

人工呼吸器の換気モードの表示・機能や設定項目は，メーカーによって異なるので，十分に理解して設定する必要がある．代表的な換気モード（**表10**）と従量式換気モードにおける呼吸条件設定の一例を示す（**表11**）．

表 11　従量式換気モードにおける呼吸条件設定の一例

1 回換気量	6～8 mL/kg
吸気時間	IE（吸気：呼気時間）比が 1.5～2 になるように決定
呼吸回数	10～15 回/min
酸素濃度	30 (40) ％以上；PaO_2 で決定
吸気/呼気制限圧	20 (30) cmH_2O 以下
プレッシャーサポート圧	10 cmH_2O 前後で調節
PEEP	5 cmH_2O 以上で調節

表 12　人工呼吸器関連肺炎

・気管挿管・人工呼吸管理の導入後 48 時間以降に発症する肺炎 ・早期の発生では一般細菌による肺炎を，4 日目以降は耐性菌を考慮する ・ARDS との鑑別が難しく，併発することも多い ・VAP は予防が重要である．可能な予防策を厳重に講じて，それを乗り越えて乗じた VAP は抗菌薬で対処していく
臨床的診断
・発熱・白血球増多・PaO_2 低下・胸部 X 線写真で異常陰影・膿性気道分泌物
細胞学的診断
・気道分泌物，BAL，PSB，肺生検で細菌培養
VAP を誘発するもの
・口腔内分泌物・胃液の誤嚥・抗菌薬の予防的投与 ・H_2 ブロッカーの投与（胃内 pH の上昇）・再気管挿管
VAP を予防するもの
・口腔内ケア・気管チューブのカフ上，声門下の吸引 ・ベットの頭位を 30 度から 40 度に上げる・鎮静評価に基づき鎮静，鎮痛薬の投与量を調節する ・人工呼吸器からの離脱ができるかどうか，毎日評価する ・ストレス潰瘍の予防策

4. 酸素化と換気

呼吸の重要な役割は血液のガス交換であり，人工呼吸管理療法の成果は，血液の酸素化能（PaO_2）と換気（$PaCO_2$）で評価される．一般的に血液の酸素化能として，動脈血酸素分圧（PaO_2：動脈血を採血しなければならない）や酸素飽和度（パルスオキシメータで連続測定が可能）を測定するが，これらは吸入酸素濃度によって変わるため，肺の機能として評価するには PaO_2/FiO_2（吸入酸素濃度：割合）が必要である．

もし血液酸素化能が悪いときには，肺内で肺胞低換気，拡散障害，シャント率の増加，換気血流比不均等分布の増加が起こっていることになり（⇨ 1.2 呼吸生理と病態を参照），換気モードの変更，終末呼気陽圧（positive end-expiratory pressure：PEEP）の上昇，原疾患の治療，肺水腫の治療や換気血流比不均等分布の増加をきたさないような薬物の使用などを考慮する必要がある．そのなかで最も簡単で即効性のあるのは吸入酸素濃度の上昇である．一方 $PaCO_2$ は，呼吸数 x（1 回換気量－死腔）に反比例するため，人工呼吸管理中の $PaCO_2$ の調節は分時換気量（1 回換気量×呼吸回数）により決定される．

実は，人工呼吸は患者を救うために必須の操作であるが，管を気管に挿入し非生理的な陽圧呼吸を行うため，それ自体で有害なさまざまな

表13　人工呼吸器関連肺障害

・肺胞の虚脱，開通の繰り返しに伴う肺胞損傷や高い気道内圧に伴う肺胞の過膨張が原因 ・PEEPの使用や気道内圧の抑制が対策
biotrauma：肺にとって障害となるような条件のもとに人工呼吸を行うことによって，肺の免疫担当細胞がshear stress（ずり応力）などの刺激を受けてサイトカインなどの液性因子を大量に産生し，その液性因子が更なる肺傷害を引き起こしたり，あるいは血中に吸収され全身を循環することにより肺以外の遠隔臓器の傷害を発症する病態．ARDSから他臓器不全への進展のメカニズムと考えられる
volutrauma：容量損傷（1回換気量）
atelectrauma：無気肺損傷（肺胞の閉鎖・開放による）
◇ VALI予防のための人工呼吸管理法の一例 　1. pressure support ≦ 15 cmH$_2$O 　2. tidal volume = 6 mL/kg 　3. peak airway pressure < 30 cmH$_2$O 　4. F$_{IO_2}$ < 0.5

事象を引き起こす．その代表的なものとして，人工呼吸器関連肺炎（ventilator associated pneumonia：VAP）と人工呼吸器関連肺傷害（ventilator associated lung injury：VALI）があり，**表12**と**表13**に示す．

◆ 文献 ◆

1) 濱口眞輔，永尾　勝．術前からの痛みの評価．川真田樹人編．麻酔科医のための周術期の疼痛管理．東京：中山書店；2014. p. 36-43.
2) 丸山一男．人工呼吸の考え方．東京：南江堂；2010.

7.3

心肺蘇生

1. 麻酔科医と心肺蘇生

麻酔科医は危機管理医であり，さまざまな危機的状態に対し適切な処置ができなければならない．その重要な項目の一つが心肺蘇生である．

麻酔状態そのものが，人為的に意識を取り，呼吸を止め，多くの反射を抑制している状態であり，また，手術中には心停止に至るさまざまな原因（出血，不整脈，心筋虚血，低酸素血症など）が存在している．

さらに，重症患者を管理する集中治療室においても心肺停止は起こりうることであり，全身管理を旨とする麻酔科医が，歴史的にも救急に携わることも多い．

2. 心肺蘇生法
―成人の二次救命処置

心肺蘇生法（cardioplumonary resuscitation：CPR）は，アメリカ心臓協会（American Heart Association：AHA）が5年ごとに出すガイドラインがスタンダードとなっている．これには，心肺停止の現場に居合わせた一般の人（バイスタンダー）が行う一次救命処置（basic life support：BLS）と，資格を有する医療従事者が行う二次救命処置（advanced life support：ALS）に分けられる．

一次救命処置（胸骨圧迫，口対口人工呼吸もしくはバッグ・バルブ・マスクによる人工呼吸，AEDによる電気的除細動）により自己心拍再開がない場合，薬剤投与や器具を用いた二次救急処置が必要となる．ここでは2010年のガイドライン[1]に基づいた，成人の二次救命処置について概説する．

1 ― 心肺停止

心肺停止（cardioplumonary arrest）は，心臓のポンプ機能が失われた状態であり，① 心室細動（ventricular fibrillation：VF）もしくは無脈性心室頻拍（pulseless ventricular tachycardia：pulseless VT），② 心静止（asystole）と③ 無脈性電気活動（pulseless electrical activity：PEA）の3つに分けられる．

VFは，心電図上特徴的な不規則な波を呈し，心臓が小刻みに震えポンプとして機能しない状態をいう．心静止は心電図上波形が全く認められない状態であり，PEAは心電図上何らかの波形は認められるが，脈が触知できない（心臓のポンプ機能が失われている）状態を表す．心室頻拍はそれ自体で心停止とはならないが，過度な頻脈などでは心臓から全身へ血が押し出されず心停止となり，これをpulseless VTという．

このうち，電気的除細動もしくは非医療従事者でも簡単に操作できる自動体外式除細動器（automated external defibrillator：AED）の適用となるのはVFとpulseless VTのみであり，心静止やPEAに対しては効かないばかりか，禁忌であるので注意が必要である．

VFとpulseless VTに対しては，できる限り早く電気的除細動を行うことが重要であるが，以下の心肺蘇生法はすべての心停止に適用となる．図2にACLSの環状アルゴリズムを示す．

2 ― 心肺蘇生法の実際

まず，応援を呼ぶことである．CPRは質が重要であり，次のようなことに注意する必要がある．

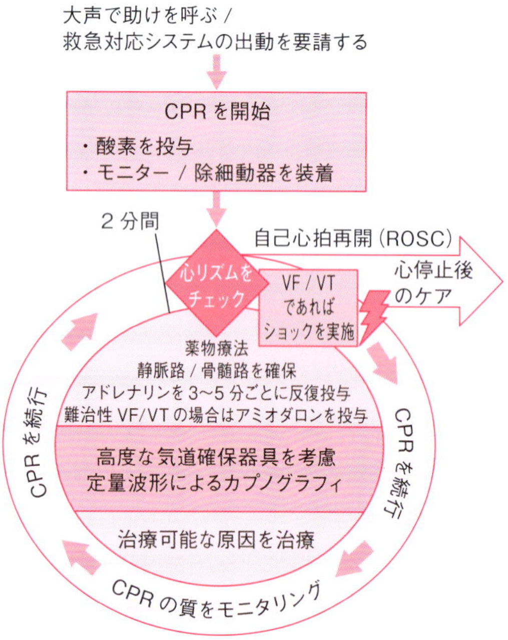

CPR の質
- 強く（2インチ［5cm］以上）速く（100回/分以上）押し，胸壁が完全にもとに戻るまで待つ
- 胸骨圧迫の中断を最小限にする
- 過剰な換気を避ける
- 2分ごとに圧迫担当を交代する
- 高度な気道確保器具を使用しない場合は，30：2の圧迫・換気比
- 定量波形によるカプノグラフィ
  ― P_{ETCO_2} が10mmHg未満の場合は，CPRの質の向上を試みる
- 動脈内圧
  ― 弛緩期（拡張期）圧が20mmHg未満の場合は，CPRの質の向上を試みる

自己心拍再開（ROSC）
- 脈拍と血圧
- P_{ETCO_2} の突発的および持続的な増大（通常は40mmHg以上）
- 動脈内圧モニタリングで自己心拍による動脈圧波形を確認

ショックのエネルギー
- 二相性：製造業者の推奨エネルギー量（120～200 J）．不明な場合は使用可能な最大エネルギー量を使用する．2回目以降のエネルギー量は初回と同等とし，より大きなエネルギー量を考慮してもかまわない．
- 単相性：360 J

薬物療法
- **アドレナリン静注/骨髄内投与**：3～5分ごとに1mgを反復投与
- **バソプレシン静注/骨髄内投与**：初回または2回目のアドレナリン投与の代わりに40単位を投与してもよい
- **アミオダロン静注/骨髄内投与**：初回投与量：300mgボーラス．2回目投与量：150mg．

高度な気道確保器具
- 声門上気道確保器具または気管内挿管
- ETチューブの位置を確認しモニタリングするためのカプノグラフィ波形
- 胸骨圧迫を続行しながら1分あたり8～10回の人工呼吸

治療可能な原因
- 循環血液量減少（Hypovolemia）
- 低酸素症（Hypoxia）
- 水素イオン（Hydrogen ion）（アシドーシス）
- 低/高カリウム血症（Hypo-/hyperkalemia）
- 低体温（Hypothermia）
- 緊張性気胸（Tension pneumothorax）
- 心タンポナーデ（Tamponade, cardiac）
- 毒物（Toxins）
- 血栓症，肺動脈（Thrombosis, pulmonary）
- 血栓症，冠動脈（Thrombosis, coronary）

図2 環状のACLS（二次救命処置）アルゴリズム
（「アメリカ心臓協会．心肺蘇生と救急心血管治療のためのガイドライン2010」のハイライト．p.14[1]より）

- 胸骨圧迫は，5cm以上胸骨が沈み込むよう強く100回/min以上の速い速度で行い，押した後は胸骨が完全に元に戻るまで待つ．
- 胸骨圧迫の中断を最小限にする．
- 過剰な換気を避ける（過換気は脳血管や冠動脈血管を収縮させ血流を減らす）．
- 2分ごとに圧迫担当を交代する．
- 高度な気道確保器具を使用しない場合は，30：2の圧迫・換気比．
- 定量波形によるカプノグラフィ：終末呼気二酸化炭素分圧（P_{ETCO_2}）が10mmHg未満の場合は，CPRの質の向上を試みる．「3.4モニタリング」で述べたように，P_{ETCO_2} は肺血流，すなわち心拍出量を反映し，良い心臓マッサージかどうかの指標になる．
- 動脈圧：弛緩期（拡張期）圧が20mmHg未満の場合は，CPRの質の向上を試みる（冠動脈の灌流圧を上げるため）．

自己心拍再開（return of spontaneous circulation：ROSC）については，次のことを確認する．
- 脈拍と血圧．
- P_{ETCO_2} の突発的および持続的な増大（通常は40mmHg以上）．

- 動脈内モニタリングで自己心拍による動脈圧波形を確認.

3 ─ 電気的除細動（electrical defibrillation）

　電気的除細動は，正常の心拍リズムへの回復を目的に行うものであり，VFとpulseless VTが適用となる．除細動波には単相性（直流波）と二相性があり，以前は単相性のみであったが，現在では，手動式の多くやAEDでは二相性となっている．AEDは自動で心電図解析を行い，VFとpulseless VTのときのみ除細動を行う．

A. ショックのエネルギーは

- 二相性：製造業者の推奨エネルギー量（120〜200 J）．不明な場合は使用可能な最大エネルギー量を使用する．2回目以降のエネルギー量は初回と同等とし，より大きなエネルギー量を考慮してもかまわない．二相性は，単相性に比べて低いエネルギーで除細動が可能である．除細動後の心静止の時間が短いなどの利点から，最近ではほとんどが二相性である．
- 単相性：360 J.

B. 同期か非同期か

　電気的除細動は非同期で行う．一方，頻拍性不整脈（無脈性ではない心室頻拍や心房細動など）に対して行うものをカルディオバージョン（cardioversion）といい，R on Tを避けるため心電図のQRSに同期させて行う．

4 ─ 薬物療法

　心肺停止に際して，実際は一次救命処置のみでは電気的除細動や自己心拍の再開ができないことが多い（特に心静止）．その際には薬物の投与が必要となり，以下の薬物が適用であり，CPRを行いながら投与する．薬物投与により，心静止では電気活動の再開が期待でき，除細動の可能性が上がる．

① **アドレナリン静注／骨髄内投与**
　3〜5分ごとに1 mg（ボスミン®1A）を反復投与．

② **バソプレシン静注／骨髄内投与**
　初回または2回目のアドレナリン投与の代わりに40単位を投与してもよい．

③ **アミオダロン静注／骨髄内投与**
　初回投与量：300 mgボーラス．2回目投与量：150 mg.
　投与経路は静脈内がベストであるが，どうしても取れないときは骨髄内投与であることを覚えてくべきである．

　アドレナリン投与の目的は，末梢血管を収縮させ心臓に血流を戻すとともに，血圧（冠動脈灌流圧）を上げることである．バソプレシンも，末梢血管収縮を目的とする．抗不整脈薬であるアミオダロンはVFもしくはpulseless VTのときのみの適用であるが，血管収縮薬使用の後で使用する薬であり，決して優先順位は高くない．

　実際の臨床では，難治性VFに対して，副作用が少ないためリドカインが広く使用されているが，エビデンスはない．また，心臓へ確実に薬剤を届けるために，点滴路内に輸液を流し後押しをしなければならない．

　心静止や徐脈性PEAでのアトロピン投与は，有益性が認められないためアルゴリズムから削除されたが，特に迷走神経反射などのときには有効である可能性もあり，実際の臨床では使用することはよくある．

5 ─ 高度な気道確保器具

　高度な気道確保は，適切な換気と酸素化を行うことと，誤嚥（心肺停止の患者は気道反射がないため胃内容物誤嚥の危険性が高い）を防ぐために必要であり，医療従事者はできるだけ早い段階で行うべきである．

- 声門上気道確保器具または気管内挿管．声門

上気道確保器具とはラリンジアルマスク等をさす.
- 気管チューブの位置を確認しモニタリングするためのカプノグラフィは必要.食道挿管では,心臓マッサージにより二酸化炭素の検出ができない.
- 胸骨圧迫を続行しながら1分あたり8〜10回の人工呼吸.高度な気道確保後は,胸骨圧迫と人工呼吸は(誤嚥のおそれがないため)非同期でよい.

注:CPRは心臓を動かすだけが目的ではなく,最終的にはどの臓器にも障害を残さず社会復帰してもらうことが重要であり,特に脳障害に対する対応が必要になる.実際に心臓は動き出したが意識が戻らないとか,脳高次機能が障害を受けた,ということを経験することがある.心肺停止後ケアとして,痙攣診断のために脳波を早めにとること,昏睡患者では低体温療法の導入なども推奨されている.

◆ 文献 ◆

1) アメリカ心臓協会.心肺蘇生と救急心血管治療のためのガイドライン2010.(2010 American Heart Association. Guidelines for CPR and ECC)のハイライト.p.14
2) Field JM, et al. 2010 American Heart Association Guidelines for Cardiopulmonary Resuscitation and Emergency Cardiovascular Care. Part 1:Executive Summary. Circulation 2010:122:S640-56.

8章

ペインクリニック
― 術後痛管理と遷延性術後痛を中心に

8.1 術後痛とそのメカニズム

1. 術後痛とは

手術に関連する痛みの主体は，手術侵襲による物理的刺激（切開や剥離，血紮，圧迫，挫滅など）によってもたらされるが，これに組織損傷や虚血による化学的刺激，炎症，免疫応答などによって引き起こされるものが加わって複雑化する．

また，創部近くに留置したドレーン，ティッシュエクスパンダー挿入などの外科的処置による痛みを含めたものが狭義の術後痛である．

直接的な手術侵襲以外にも，気管挿管に起因する咽頭痛，尿道カテーテル留置による尿道痛，術中体位の影響による頸部～肩関節～上肢痛，腰下肢痛，術後の感染に起因する痛みなどが発生することもあり，これらを含めたものが広義の術後痛として包括される．

手術侵襲は，皮膚から筋肉，胸膜や腹膜，血管や神経，内臓，場合によっては骨など多くの組織に及ぶ．したがって，術後痛とは創部のみに限局する痛みではなく，広範囲の組織損傷に起因する複合的な痛みである．

全身麻酔中には患者の意識がないことから，痛みを自覚していないと考えられているが，組織損傷は痛みを伝える侵害受容性神経の興奮をもたらして，関連する脊髄後角ニューロンの発火を引き起こす．これらの痛み情報が脳に伝達されることから，術中から術後鎮痛を念頭においた処置を施しておく必要がある[1,2]．

術後痛による患者の苦痛はもちろんのこと，痛みはさまざまな術後合併症を引き起こし，早期離床を制限することにもなりかねない．

また，さまざまな術中，術後鎮痛法を駆使した場合であっても，手術後，長期間を経て痛みが持続，ないしは新たな痛みの発生をみることがある．ペインクリニックでは，これらの遷延性術後痛を抱え，日常生活に制限をきたしている患者を当該各科から紹介されることも少なくはない．複合性局所痛症候群（complex regional pain syndrome：CRPS），開胸術後痛，乳房切除後痛などである．

麻酔科医の使命は，さまざまな鎮痛処置によって術中のみならず急性痛としての術後痛をでき得る限り軽減し，さらには遷延性術後痛の発生を予防することにある．ここでは，術後痛発生のメカニズム，術後鎮痛法の実際，手術後に遷延する可能性がある痛みとその予防法，ペインクリニックで行っている治療法について解説する．

2. 術後痛発生のメカニズム

術後痛発生のメカニズムは，自発痛，一次性痛覚過敏，二次性痛覚過敏に分けて考える必要がある[3,4]．

1 ― 自発痛

術後の自発痛は，組織損傷によって痛みの受け皿である侵害受容器が興奮し，活動電位を発生することで生じる．損傷後，つまり手術終了後に痛みが持続するのは，刺激がなくなったあとに，通常では活動しない侵害受容（Aδ線維，C線維）が増加し，自発的に興奮することによる．

皮膚だけではなく筋肉や神経に損傷が及ぶと痛みは長時間持続する．さらには組織損傷に

よって炎症が生じると，多核白血球や肥満細胞などの炎症細胞，神経終末で炎症性メディエーターが産生される．

炎症性メディエーターには損傷部位からのK$^+$，炎症細胞からのプロスタグランジン，ブラジキニン，ロイコトリエン，セロトニン，ヒスタミン，神経終末からのサブスタンスPなどの神経ペプチド，神経成長因子などがあり，これらが痛みを増幅する．

2 ― 一次性痛覚過敏

手術により損傷を受けた部位およびその周辺に，一次性痛覚過敏を生じる．この一次性痛覚過敏は2〜3日持続するが，これは炎症性メディエーターの産生により侵害受容器の閾値が低下し，感受性が亢進（末梢性感作：peripheral sensitization）することによる．また，transient receptor potential vanilloid 1（TRPV1）チャネルの反応性亢進による温痛覚過敏も関係している可能性がある．

3 ― 二次性痛覚過敏

さらには損傷部位からかけ離れた部位に二次性痛覚過敏（機械的痛覚過敏のみ）を生じる．これは中枢神経，特に脊髄後角ニューロンの興奮性が増強すること，つまりは中枢性感作（central sensitization）による．

3. 先行鎮痛

先行鎮痛（preemptive analgesia）とは，痛みは感作され記憶されるという概念に基づき，痛み刺激の入る前に鎮痛を行えば，痛みの増強が軽減されるという理論である．

動物実験では確認されているが，ヒトではメタ解析で有効性が否定されるにいたり，現在で

ミニ知識　唐辛子の受容体？

TRPV1（transient receptor potential vanilloid 1）チャネル（図1）とは，唐辛子の主成分カプサイシンにより，チャネルが開き（活性化），Na$^+$やCa^{2+}が流入するチャネルである．カプサイシンのほかに，酸（H$^+$）や熱（>43℃）でも活性化される．

痛みを伝えるC繊維やAδ線維などの一次知覚神経の終末に多く存在し，炎症のある部位ではさらに低い温度でも活性化される．辛い物を食べると口の中がヒリヒリしたり，熱い物に触れると痛いのは，このチャネルが活性化されたことが原因である．

カプサイシンは発痛物質であるが，長時間作用させると逆に痛みが取れる．これは，このチャネルの作用が減弱する（不活性化）ためである．

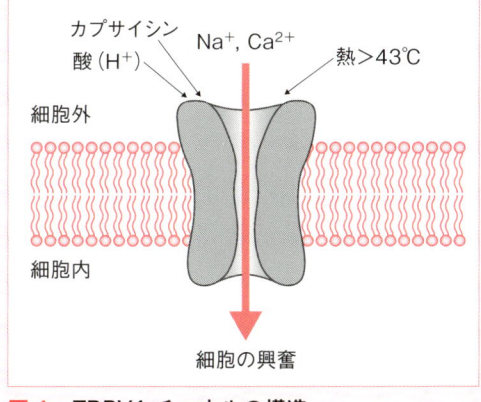

図1　TRPV1チャネルの構造

は，周術期全体に行う予防的な鎮痛としての preventive analgesia（予防鎮痛）が提唱されている[5]．

◆ 文献 ◆

1) Sommer M, de Rijke JM, van Kleef M, et al. The prevalence of postoperative pain in a sample of 1490 surgical inpatients. Eur J Anaesthesiol 2008；25：267-74.
2) Apfelbaum JL, Chen C, Mehta SS, et al. Postoperative pain experience：results from a national survey suggest postoperative pain continues to be undermanaged. Anesth Analg 2003；97：534-40.
3) Kawamata M, Takahashi T, Kozuka Y, et al. Experimental incision-induced pain in human skin：effects of systemic lidocaine on flare formation and hyperalgesia. Pain 2002；100：77-89.
4) Kawamata M, Watanabe H, Nishikawa K, et al. Different mechanisms of development and maintenance of experimental incision-induced hyperalgesia in human skin. Anesthesiology 2002；97：550-9.
5) Katz J, Clarke H, Seltzer Z, et al. Preventive analgesia：quo vadimus？ Anesth Analg 2011；113：1242-53.

8.2 主な術後鎮痛法

術中の痛みのコントロールならびに術後痛の予防法として，従来からの硬膜外腔への薬液の持続注入，自己調節鎮痛法（patient controlled analgesia：PCA）に加えて，最近では超音波ガイド下の末梢神経ブロックなどが行われている．これらの方法により，術後の急性痛は軽減され，一定の効果をあげていることは事実である．表1[1]に良好な術後鎮痛が行われた場合のメリットをあげる．

しかし，一方で，術後長期間を経ても痛みが持続する遷延性術後痛に対する予防法は十分には確立されていないのが現状である．

術後急性痛の多くは侵害受容性痛（nociceptive pain）であり，非ステロイド性抗炎症薬（nonsteroidal anti-inflammatory drugs：NSAIDs）やオピオイドなどの鎮痛薬の適応となる．ただし，一部の患者では早期から神経障害性痛（neuropathic pain）としての様相を呈していることがあり，これらの患者は各種鎮痛薬に抵抗性を示し，その痛みは慢性化する．したがって，痛みの機序に応じた鎮痛法の選択が重要となる[2]．

また，術後痛の成立には複合的な要因が複雑に関与していることから，1種類の薬物，1種類の投与法に固執せず，複合的投与法（multimodal analgesia）の選択が推奨される．

例えば，Aδ線維を介する体動時痛や体性痛には局所麻酔薬を中心として，他の相加，相乗効果が期待できる鎮痛法を加える．C線維を介する安静時痛や内臓痛が主な痛みであればオピオイド鎮痛薬を中心に，炎症による痛みにはNSAIDsを中心に，といった具合である．

1. 硬膜外鎮痛法

硬膜外鎮痛法は，特に術後の体動時痛に有効である．分節性の鎮痛が可能であり，交感神経系の遮断により血流を増加させる意義も大きい．創部の血流増加によって創傷治癒が促進する．また，侵襲によって生じる免疫抑制，凝固異常を改善するとの報告もある[3,4]．

局所麻酔薬は，① 長時間作用性であること，② 分離神経遮断効果を有すること，③ ブピバカイン（マーカイン®）と比較して中枢神経や心臓への毒性が低いこと，などの理由からアミド型

表1　良好な術後鎮痛によるメリット

1. 痛みの緩和
2. 心理的，精神的ストレスの緩和
3. 早期離床
4. 創傷治癒の促進
5. 血圧，心拍数の安定化
6. 肺胞換気量の維持
7. 容易な喀痰排出（術後肺炎の予防）
8. 腸管蠕動運動の改善
9. 尿量の維持
10. 血液粘度，血小板凝集能の亢進抑制（深部静脈血栓の予防）

（辛島裕士ほか．術後疼痛コントロール．臨床と研究 2012；89：208-212[1]より引用）

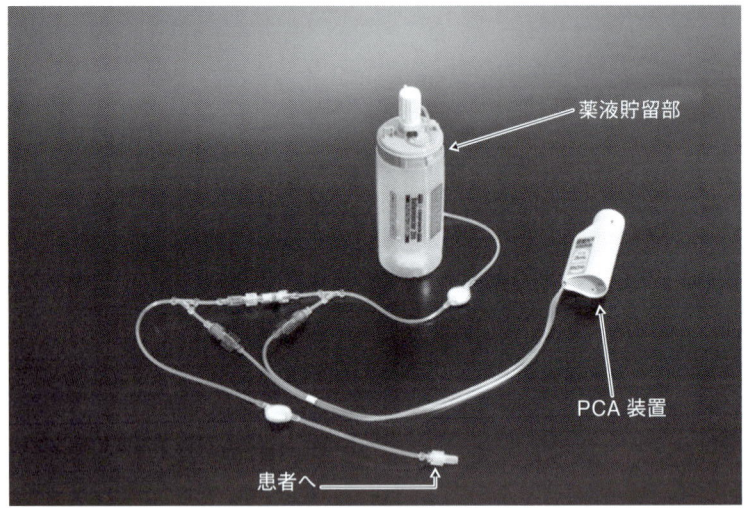

図2 簡易型ディスポーザブルポンプを用いた持続硬膜外注入PCA

のロピバカイン（アナペイン®）0.1%～0.2%，レボブピバカイン（ポプスカイン®）0.1%～0.25%を選択すべきである．

オピオイド鎮痛薬を混合する場合には，調節性に優れているフェンタニルを用いることが多い．フェンタニルは脂溶性が高いために，モルヒネと比較して発現が速く，作用時間が短く，遅発性の呼吸抑制の発生頻度が低い[1]．

投与方法としては，硬膜外腔へのボーラス投与，さまざまなタイプの簡易型ディスポーザブルポンプを用いた持続注入，硬膜外PCA（patient controlled epidural analgesia：PCEA，図2）があるが，術後鎮痛ではPCEAのメリットが大きい．

PCEAでは持続投与量，1回注入（PCA）での投与量，ロックアウトタイム（PCAのボタンを押すことのできない時間，過量注入を防ぐ）の3つの設定を行う．

一例として，容量が200 mLのディスポーザブルポンプに0.2%ロピバカイン180 mL，フェンタニル0.4 mg，ドロペリドール（ドロレプタン®）5 mgを充填し，4 mL/h，1回注入5 mLでロックアウトタイムを1時間に設定したうえで硬膜外カテーテルに接続し，術中より持続注入を開始している．

2. オピオイド鎮痛薬と自己調節鎮痛法（PCA）

硬膜外鎮痛法が適用ではない場合などに，術後疼痛対策として麻薬の持続静脈内投与を行うことがある．

一例として，容量が60 mLのディスポーザブルポンプにフェンタニル1.5 mgを生理食塩水30 mLで希釈した薬液を充填し，体重が50 kgの場合には1 mL/h（0.5μg/kg/h），1回注入1 mL，ロックアウトタイム30分での持続静脈内投与を行っている．

現在，術後鎮痛に使用できるオピオイド鎮痛薬には，医療用麻薬である強オピオイドのモルヒネ，オキシコドン，フェンタニル，弱オピオイドの10%コデインなどがあり，その他では，向精神薬第2種として扱われるペンタゾシン，ブプレノルフィン（ノルスパン®，レペタン®など），規制を受けないエプタゾシン（セダペイン®），トラマドール（トラマール®）がある．ペンタゾシン，ブプレノルフィン，エプタゾシン

は拮抗性鎮痛薬として捉えられていることから後述する．これらのなかではモルヒネ，フェンタニルの使用頻度が高い．

なお，トラマドールはオピオイド受容体を介する作用以外に，セロトニン，ノルアドレナリンの再吸収阻害作用によりモノアミン性内因性鎮痛機序を増強する作用が考えられている[5]．

3. 非ステロイド性抗炎症薬，アセトアミノフェン，拮抗性鎮痛薬，ケタミン

1―非ステロイド性抗炎症薬

NSAIDsは，シクロオキシゲナーゼの活性化を阻害し，炎症細胞からのプロスタグランジンの合成を抑制する[6]．したがって，NSAIDsを術後に使用する場合には，炎症による痛みを抑制することが主目的となる．

フルルビプロフェンアキセチル（ロピオン®）50 mgの静脈内投与，ジクロフェナク坐剤（ボルタレン®サポ®など）25～50 mgの挿肛，ロキソプロフェン（ロキソニン®など）60 mgの経口投与が広く行われている．

オピオイド鎮痛薬でみられる呼吸抑制，腸管運動の抑制がないことがメリットではあるが，NSAIDsによる鎮痛効果はオピオイドよりも弱いために，侵襲が大きい手術では，他の鎮痛法の併用を考慮すべきである．

2―アセトアミノフェン

アセトアミノフェンには抗炎症作用がほとんどないが，NSAIDsでみられる胃腸障害や腎機能障害が少ないことがメリットである[7]．ただし，過剰投与では肝機能障害をきたす危険性があり注意を要する．これまで経口薬や坐薬しかなかったが，2013年に静注薬が使用可能になり，術後痛やがん性疼痛にも使用されている．

使用法は，成人で1回300～1,000 mgを15分かけて静脈内投与し，投与間隔は4～6時間以上とする．年齢，症状により適宜増減するが4,000 mg/dayまでの投与が可能である．なお，NSAIDsとの併用による相加，相乗作用も期待できる．

3―拮抗性鎮痛薬

拮抗性鎮痛薬には，ペンタゾシン（ソセゴン®，ペンタジン®，ペルタゾン®など），ブプレノルフィン（ノルスパン®，レペタン®など），エプタゾシン（セダペイン®）の3種類がある[1]．

ペンタゾシン30 mg，ブプレノルフィン0.3 mg，エプタゾシン15～30 mgがモルヒネ10 mgと等力価である．

ペンタゾシンは，オピオイド受容体のうちμ受容体への弱い拮抗ないしは部分作動性，κ受容体への作動性を有するが，効果が3時間程度しか持続しないことから，繰り返して使用することで依存形成がみられること，天井効果があることなどが問題となる．

ブプレノルフィンは，μ受容体との親和性があり，かつ解離が緩徐で，他のオピオイドのμ受容体への結合を弱めることから部分作動薬と考えられている．

エプタゾシンは，1975年に国内で初めて合成された拮抗性鎮痛薬である．μ受容体への拮抗，κ受容体への弱い作動性を有するが，ペンタゾシンと比較して依存形成や副作用の発現は少ない．通常15 mgを皮下または筋肉内に投与する[8]．

4―ケタミン

ケタミン（ケタラール®）は，グルタミン酸受容体サブタイプの一つ N-methyl-D-aspartate（NMDA）受容体を抑制し，鎮痛効果を得ることが可能である[9]．NMDA受容体は中枢性感作の形成に関与するといわれており，ケタミンの投与で遷延性術後痛の予防も期待できる[10]．

4. 末梢神経ブロック

易感染性や出血傾向のある患者，周術期の抗血栓療法を行っている患者で硬膜外鎮痛が制限される場合などに，超音波ガイド下の末梢神経ブロックが広く用いられている（⇨4.3 超音波ガイド下末梢神経ブロックを参照）．

5. 鍼治療

1996年，世界保険機構（WHO）は鍼灸治療の適応となる37疾患をリストアップした[11]が，そのなかに術後痛が含まれている．鍼の鎮痛メカニズムとして，内因性オピオイドの増加が考えられている[12]．

◆ 文献 ◆

1) 辛島裕士，外 須美夫．術後疼痛コントロール．臨床と研究 2012；89：208-12.
2) 川真田樹人．手術痛と手術後痛．川真田樹人編．痛みのScience & Practice 1：手術後鎮痛のすべて．東京：文光堂；2013. p.2-9.
3) Liu S, Carpenter RL, Neal JM, et al. Epidural anesthesia and analgesia. Their role in postoperative outcome. Anesthesiology 1995；82：1474-506.
4) Kehlet H, Holte K. Effect of postoperative analgesia on surgical outcome. Br J Anaesth 2001；87：67-72.
5) 岡田まゆみ．トラマドール．ペインクリニック 2012；33（suppl）：s428-32.
6) Vane JR. Inhibition of prostaglandin synthesis as a mechanism of action for aspirin-like drugs. Nature New Biol 1971；2361：232-5.
7) 鈴木孝浩．アセトアミノフェンの基礎と臨床．ペインクリニック 2012；33：218-26.
8) 森本昌宏．拮抗性鎮痛薬4：エプタゾシン．山本達郎編．痛みのScience & Practice 2：痛みの薬物療法．東京：文光堂；2013. p.159-60.
9) Himmelseher S, Durieux ME. Ketamine for perioperative pain management. Anesthesiology 2005；102：211-20.
10) 有田英子．ケタミン．山本達郎編．痛みのScience & Practice 2：痛みの薬物療法．東京：文光堂；2013. p.185-9.
11) 楳田高士．痛みの治療法5：鍼灸治療．森本昌宏編．ペインクリニックと東洋医学．東京：真興交易 2004. p.245-59
12) 石丸圭荘，今井賢治，岩 昌宏ほか．腹部外科術後疼痛に対する鍼鎮痛の効果—末梢血β-endorphin, ACTH濃度を指標として．日本ペインクリニック学会誌 1999；6：10-5.

8.3 主な遷延性術後痛の特徴

術中の侵害受容性痛（nociceptive pain）が，どのような機序をもって neuropathic pain を主体とした遷延性術後痛に移行するのかについては不明な点が多い．同様な手術手技によっても痛みの性質や強度が異なることからも，その解明には多くの困難があるが，術中の神経損傷が大きく関与していることに疑いの余地はない．

神経損傷の存在に加えて，術後痛の有無やその程度，患者の心理的脆弱性などの多元的な要因があいまって痛みを複雑化している．神経腫（neuroma）の関与も大きい．手術侵襲によって末梢神経が切断されると，神経の遠位側とそのミエリン鞘が変性（Waller 変性）し，近位では再生のために多くの側芽が生じるが，このことも術後痛の要因の一つかもしれない[1]．

なお，「日本ペインクリニック学会神経障害疼痛薬物療法ガイドライン[2]」では手術と関連する neuropathic pain として，CRPS や医原性神経障害（開胸術後痛，乳房切除後痛），幻肢痛を取り上げている．

1. 複合性局所痛症候群

CRPS は，骨折などの外傷や神経損傷後に痛みが遷延する症候群として捉えられてきた．したがって，遷延性術後痛を抱える患者では，本症候群としての特徴を有した痛みを訴えていることも少なくない．

1994 年，国際疼痛学会は，従来から反射性交感神経性萎縮症（reflex sympathetic dystropy：RSD），causalgia とよばれていた本症候群を CRPS との呼称で統一することを提唱し，神経損傷の有無によって type1（従来の RSD），type2（従来の causalgia）に分類した．

また，判定に関しては，浮腫，皮膚温異常，発汗異常のいずれかが，経過中のいずれかの時期にみられることとし，皮膚，体毛，骨の萎縮性変化，関節の可動域制限，運動機能低下，交感神経依存性の痛みは関連項目として挙げてはいるものの，判定には使用していない[3]．

2. 開胸術後痛

開胸術後痛（post-thoracotomy pain syndrome：PTPS）は，術直後からの痛みが持続，ないしは術後 2 か月を経て創部を中心に新たな痛みを生じる求心路遮断痛である．この PTPS は，開創器やドレーンによって主として肋間神経が損傷されることで生じるが，術直後の痛みの強さがその頻度に大きく影響すると考えられている．したがって，術直後ないしは術中からの十分な鎮痛処置を必要とする[4]．

3. 乳房切除後痛

乳房手術の低侵襲化に伴い，術直後の痛みは軽減されている一方で，半数以上の患者が遷延性術後痛である乳房切除後痛（post-mastectomy pain syndrome：PMPS）を抱えているとする報告がある[5]．これらの多くは，術中の肋間上腕神経損傷に起因すると考えられ，術後約 1 か月を経て，前胸部〜腋窩，上腕部に異常知覚を伴ったピリピリとした刺すような痛みを生じる．

4. 幻肢痛

　四肢や眼球，歯牙，乳房，陰茎などの切断後に，失った部位が存在するように錯覚することが幻肢覚であり，その部位に痛みを感じることが幻肢痛（phantom limb pain）であり，求心路遮断痛の一種と考えられる[6]．

　成因については不明な点が多いが，断端部のneuromaからの後根神経節への入力が変化し，脊髄後角から中枢へ投射されるニュローンに変化が生じるとされており，脳機能画像では大脳皮質，皮質下の最構築が大きくかかわっていることが判明している[7]．

◆ 文献 ◆

1) 竹中元康，土肥修司．手術後の慢性痛―特徴と対策．医学のあゆみ 2004；211：444-52.
2) 日本ペインクリニック学会神経障害性疼痛薬物療法ガイドライン作成ワーキンググループ．神経障害性疼痛薬物療法ガイドライン．東京：真興交易；2011.
3) Merskey H, Bogduk N. Classification of chronic pain. 2nd edition. descriptions of chronic pain syndromes and definitions of pain terms. Seattle：IASP press；1994. p. 1-213.
4) Katz J, Jackson M, Kavanagh BP, et al. Acute pain after thoracic surgery predicts long-term post-thoracotomy pain. Clin J Pain 1996；12：50-5.
5) Smith WJ, Bourne DI, Squair J, et al. A retrospective cohort study of post mastectomy pain syndrome. Pain 1999；83：91-5.
6) Nikolajsen L. Postamputation pain：Studies on mechanisms. Dan Med J 2012；59：1-21.
7) Kaas JH, Florence SL, Jain N. Subcortical contributions to massive cortical reorganizations. Neuron 1999；22：657-60.

8.4 ペインクリニックでの遷延性術後痛の治療

ここまで述べてきたように，遷延性術後痛は neuropathic pain としての機序をもって発症することが多く，発症早期になんらかの治療を施さないと難治性となる．

以下，一般的な neuropathic pain に対する治療法を紹介する．

1. 薬物治療

前述の「日本ペインクリニック学会神経障害性疼痛薬物療法ガイドライン」では神経障害痛の薬物療法アルゴリズムを示している[1]．

その第一選択薬は三環系抗うつ薬と $\alpha 2\delta$ サブユニットブロッカーのプレガバリン（リリカ®）とガバペンチン（ガバペン®），第二選択はデュロキセチン（サインバルタ®），メキシレチン（メキシチール® など）であり，これらは鎮痛補助薬として包括される．

第三選択はオピオイド鎮痛薬であり，NSAIDs を使用する意義は小さい．

1 ― 鎮痛補助薬

a. 三環系抗うつ薬

三環系抗うつ薬のアミトリプチリン（トリプタノール®，ノーマルン®），イミプラミン（トフラニール®，イミドール®），クロミプラミン（アナフラニール®），アモキサピン（アモキサン®）は，中枢神経において下行性抑制系でのセロトニン，ノルアドレナリンの再取り込みを阻害し，シナプスでのモノアミンを増加させて抑制系を賦活，NMDA 受容体を遮断することで鎮痛効果を発揮する．また，セロトニンは内因性オピオイドの賦活化に関係し，ノルアドレナリン作動性ニューロンは下行性抑制系に直接的な効果をもつ．

b. SSRI

新しい抗うつ薬である選択的セロトニン再取り込み阻害薬（selective serotonin reuptake inhibitor：SSRI）のフルボキサミン（デプロメール®，ルボックス® など）やパロキセチン（パキシル® など）は，脳内のセロトニン神経終末に存在するセロトニン取り込み部位に結合し，放出されたセロトニンの神経終末への再取り込みを選択的かつ強力に阻害することで，シナプス間隙のセロトニン濃度を上昇させる[2]．

c. SNRI

セロトニン・ノルアドレナリンの再取り込み阻害薬（serotonin-noradrenaline reuptake inhibitor：SNRI）であるミルナシプラン（トレドミン® など），デュロキセチン（サインバルタ®）はセロトニン，ノルアドレナリン双方をバランスよく増加させること，NMDA 受容体への親和性によってその拮抗作用を有することで鎮痛効果を発揮する[3]．

d. NaSSA

ノルアドレナリン作動性・特異的セロトニン作動性抗うつ薬（noradrenergic and specific serotonergic antidepressant：NaSSA）に属するミルタザピン（リフレックス®，レメロン®）は，ノルアドレナリン神経終末のシナプス前部で α_2 自己受容体に結合して，シナプス前部よりのノルアドレナリンの放出を促進し，セロトニン神経終末のシナプス前部 α_2 ヘテロ受容体に結合してセロトニンの放出を促進するが，SSRI や SNRI で問題となる胃腸症状や性機能障害は少ない[4]．

e. チャネル遮断薬

　抗てんかん薬では，従来から，Na$^+$チャネルを遮断して過興奮状態にあるAδ線維，C線維の発火を抑制するカルバマゼピン（テグレトール®など），バルプロ酸（デパス®，セレニカ®など）がneuropathic pain全般に対して広く用いられてきた．また，最近では，電位依存性Ca^{2+}チャネルを調節してグルタミン酸やサブスタンスPなどの興奮性神経伝達物質の放出を抑制し，高頻度の脱分極，活動電位を選択的に抑制するα2δサブユニットブロッカーであるプレガバリンとガバペンチンが第一選択となっている[5]．

　Na$^+$チャネルの開口を遮断する抗不整脈薬では，リドカイン（キシロカイン®など）やフレカイニド（タンボコール®）の静脈内投与，メキシレチンの経口投与が行われている．手術により神経が損傷されると，末梢神経や損傷部位にNa$^+$チャネルが増加し，刺激がなくても異所性発火を繰り返すようになり，結果としてcentral sensitizationを生じるが，抗不整脈薬はこの異所性発火を抑制する[6]．

2 ― オピオイド鎮痛薬

　近年，新しい剤形のオピオイド鎮痛薬の開発，上市が相次ぎ，これらによるneuropathic painへの適応も検討されるようになってきた．フェンタニル（デュロテップ®MTパッチなど）やブプレノルフィン（ノルスパン®テープ）の経皮吸収型製剤，トラマドールないしはトラマドール・アセトアミノフェン配合錠（トラムセット®）などである．

2. 神経ブロック療法

　神経ブロック療法は，大別して知覚神経，運動神経，交感神経系を遮断するものに分けられる．ただし，硬膜外ブロックでは，局所麻酔薬の濃度によっては，これらすべてを遮断することが可能である．

　これらのうちで，neuropathic painに対して知覚神経の伝達遮断を行う意義は，直接的に末梢の侵害受容器の感受性亢進を抑制することでperipheral sensitizationの成立を予防すること，末梢からの有害な信号入力を遮断して，中枢での感受性亢進を抑制しcentral sensitizationを予防することにある[7]．

　例えば，椎間板ヘルニアに対して行う神経根ブロックのように，neuropathic painでも末梢からの入力を途絶することで痛みの緩和が可能となる．

　運動神経の遮断では種々の刺激によってもたらされる筋緊張を緩和し，交感神経系の遮断では血流改善などによって痛みの悪循環を遮断する．特に交感神経依存性痛（sympathetically maintained pain）で，交感神経遮断を行う意義は大きい．

　いずれにせよ，neuropathic painの発症早期に適切な神経ブロック療法を選択することによって，十分な鎮痛効果が期待できる[8]．

　痛みが存在する領域に関連した種々の知覚神経ブロック，交感神経ブロックとしての星状神経節ブロック，胸部・腰部交感神経節ブロック，局所静脈内交感神経遮断，場合によってはトリガーポイント注射などが行われている[9]．

3. 脊髄刺激療法

　脊髄刺激療法（spinal cord stimulation：SCS）もneuropathic painの治療の一方法である．特にCRPSや腰椎手術後に残存する痛み（failed back surgery syndrome）での有効性が高い[10]．

　このSCSの奏効機序としては，脊髄後角で痛みの入力を途絶するとするgate control theory，下行性抑制系の賦活以外にも脊髄後角に分布するγ-amino butyric acid（GABA）やその他

の抑制性神経伝達物質の関与が考えられている[11].

◆ 文献 ◆

1) 日本ペインクリニック学会神経障害性疼痛薬物療法ガイドライン作成ワーキンググループ. 神経障害性疼痛薬物療法ガイドライン. 東京：真興交易；2011..
2) 森本昌宏. 慢性痛での抗うつ薬の適応—SSRI と SNRI を中心に. 医学のあゆみ 2004；211：535-8.
3) Porreca F, Ossipov MH, Gebhart GF. Chronic pain and medullary descending facilitation. Trends Neurosci 2002；25；319-25.
4) Fawcett J, Barkin RJ. Review of the results from clinical studies on the efficacy, safety and tolerability of mirtazapine for the treatment of patients with major depression. J Affect Disord 1998；51；267-85.
5) Field MJ, Cox PJ, Scott E, et al. Identification of the $a1-\delta-1$ subunit of voltage-dependent calcium channels as a molecular target for pain mediating the analgesic actions of pregabalin. Proc Natl Acad Sci 2006；103：17537-42.
6) 米本紀子, 森本昌宏. 神経障害性疼痛の治療 1：薬物療法 E：抗不整脈薬. 眞下 節編. 神経障害性疼痛. 東京：克誠堂；2011. p. 257-64.
7) 信太賢治, 増田 豊. 神経障害性疼痛の治療 2：神経ブロック療法. 眞下 節編. 神経障害性疼痛. 東京：克誠堂；2011. p. 305-14.
8) Xie W, Strog JA, Meij JT, et al. Neuropathic pain：Early spontaneous afferent activity is the trigger. Pain 2005；116：243-56.
9) 森本昌宏. トリガーポイント注射 1：トリガーポイント注射の奏効機序. 森本昌宏編. トリガーポイント—その基礎と臨床応用. 東京：真興交易；2006. p. 63-9.
10) 森本昌宏. 経験からの適応基準 1：近畿大学医学部麻酔科学教室での経験からの適応基準. 森本昌宏編. 脊髄電気刺激療法. 東京：克誠堂；2008. p. 163-6.
11) 森本昌宏. 脊髄電気刺激療法. 臨床と研究 2012；89：213-7.

9章

各種麻酔関連薬剤の実際の使用法

9.1 循環作動薬
―術中・集中治療室での使用を中心に

循環作動薬については,「2.4 心血管作動薬」も参照いただきたい.

1. 昇圧薬・強心薬

1―アドレナリン(ボスミン®など)

作用機序
- α_1, α_2 および β_1, β_2 アドレナリン受容体に作用.心筋収縮増強・心伝導系活性化(β_1),末梢血管・気管支平滑筋を弛緩(β_2),血管を収縮(α_1).

用法・用量
a. 喘息発作(気管支痙攣)
- 0.1～0.3 mg 皮下注(20～30 分間隔で反復可).虚血性心疾患や狭隅角緑内障,甲状腺機能亢進症は禁忌.

b. アナフィラキシー
- 1 回 0.3～0.5 mg 筋注(15～20 分ごとに投与).静注は 0.1 mg を 5 分かけてゆっくり投与(反復投与可).

c. 急性期低血圧またはショック時の補助療法
- 0.02～0.3 µg/kg/min.

d. 心停止
- 1 mg を 3～5 分ごとに静脈内・骨髄内投与.

禁忌
- ジギタリス製剤使用,急性心筋梗塞,向精神薬(ブチロフェノン系薬物,フェノチアジン系薬物,イミノベンジル系薬物,ゾテピン〈ロドピン®〉,チオチキセン〈ナーベン:販売中止〉,リスペリドン〈リスパダール®など〉).
- 狭隅角緑内障,ハロタン(フローセン®).
- しかし,アナフィラキシーショックや心停止に対しては,禁忌はない!!!

2―ノルアドレナリン(ノルアドレナリン)

作用機序
- $\alpha > \beta$ 刺激薬・強力な α_1 作用と β_2 作用がないことにより,血管収縮作用が非常に強く血圧(収縮期・拡張期・平均)が上昇する.心拍出量や心拍数はほとんど増えない.

適応
- 頻脈にせず血圧を上げたいとき,敗血症性ショック,アナフィラキシーショックや心原性ショック.脳や心臓といった重要臓器の灌流圧を保つことができる.

用法・用量
- 急性低血圧 0.05～0.3 µg/kg/min,急ぐときは(10 倍に薄めて)0.05～0.1 mg ずつ単回静注する.

3―ドパミン(イノバン®,カタボン®,プレドパ®,カコージン®など)

適応
- 急性循環不全(心原性ショック,出血性ショック),血圧上昇と心拍出量増加を目的とする.心拍数も増加する.

用法・用量
- ドパミン受容体刺激作用(腎血流増加,腸間膜血流増加)1～3 µg/kg/min.
- β 作用(心収縮力増加,末梢血管拡張)3～10 µg/kg/min.
- α 作用(末梢血管収縮)10 µg/kg/min 以上.
- 投与開始量 3～5 µg/kg/min,最大 20 µg/kg/min.

禁忌
- 褐色細胞腫.

4 ― ドブタミン
（ドブトレックス®，ドブポン® など）

適応
- β≫α刺激薬．心収縮力増強を目的とし，単独では血圧上昇や心拍数増加は少ない．肺血管拡張作用もある．

用法・用量
- 1～15 μg/kg/min．

禁忌
- 肥大型閉塞性心筋症．

5 ― フェニレフリン（ネオシネジン®）

作用機序
- α刺激薬，血管抵抗増大．

適応
- 一般的な急性低血圧や発作性上室性頻拍など，脈を増やさず血圧を上げたいときに適応となる．静注可能であり，作用もマイルドで短いため，麻酔中のすべての血圧低下にエフェドリンとともに第一選択薬である．血圧上昇による迷走神経反射で，発作性上室性頻拍が止まることがある．

用法・用量
- 1筒 1 mg を 10 倍希釈のあと，0.05～0.1 mg 単回静注．10～20 μg/kg/min で持続静注も可能．

6 ― エフェドリン（エフェドリン）

作用機序
- α・β両方の受容体に対して作用をもつとともに，交感神経末端からノルアドレナリンを分泌させる間接作用も有する．

適応
- 一般的な血圧低下に対して使用．作用がマイルドで短く，静注可能であるため，急激な血圧低下に対して（麻酔中はフェニレフリンとともに）第一選択薬である．特に，心拍数を増やすため，徐脈で血圧低下の場合に良い適応である．

用法・用量
- 1筒 40 mg を 10 倍希釈して，4～8 mg を単回静注．

7 ― イソプレナリン，イソプロテレノール（プロタノール®）

作用機序
- β刺激薬（α作用はない）．

適応
- アトロピンが無効な高度の徐脈や第Ⅲ度房室ブロックの症例に対し，ペーシング開始までの対処薬．
- ブルガダ症候群の発作予防や VT/VF 頻発時．

用法・用量
- 0.5 μg/kg/min で使用．

禁忌
- 肥大型閉塞性心筋症の患者．
- ジギタリス中毒の患者（重篤な不整脈が起こる可能性がある）．

8 ― ホスホジエステラーゼⅢ阻害薬
（PDE Ⅲ 阻害薬）

作用機序
- 心筋や血管平滑筋の cAMP の分解を阻害して，心拍出量増加と末梢血管抵抗減少（血管拡張）を引き起こす．心拍出量は増えるが心拍数の増加は少ない．単独使用の場合は，血管拡張のため血圧が下がることが多い．

適応
- 急性心不全で他の薬剤を使用しても効果不十分な場合と記載されているが，他の循環作動薬と併用して早目に使うことが多い．例えば，ノルアドレナリンの血管収縮と PDE Ⅲ 阻害薬のもつ心筋収縮力増強作用は，心拍数を上げずに心収縮力を保ち血圧を上げたい症例に

は良い適応である．血管も拡張するため肺高血圧症にも使用される．

禁 忌
- 肥大型閉塞性心筋症．

A. ミルリノン（ミルリーラ® など）

用法・用量
- 50 µg/kg を 10 分かけて静注したあと（血圧低下に注意．麻酔中や ICU では省略し，多めの持続静注から始めることが多い），以後 0.5 µg/kg/min で持続静注（0.25〜0.75 µg/kg/min の範囲で増減可）．

B. オルプリノン（コアテック®）

用法・用量
- 10 µg/kg を 5 分かけて静注したあと（血圧低下に注意．麻酔中や ICU では省略し，多めの持続静注から始めることが多い），以後 0.1〜0.3 µg/kg/min で持続静注．

9 ― コルホルシンダロパート（アデール®）

作用機序
- アデニル酸シクラーゼを直接活性化し，細胞内 cAMP を増やす．心収縮力増大と血管抵抗減少（血管拡張作用）．

適 応
- 急性心不全で他の薬剤を使用しても効果不十分な場合，他の循環作動薬と併用することが多い．

用法・用量
- 0.2 µg/kg/min で持続静注開始（最高 0.75 µg/kg/min）．しかし，過剰な頻脈となるため，実際は 0.05〜0.1 µg/kg/min で使用しても有効である．

注 意
- 頻脈．

禁 忌
- 肥大型閉塞性心筋症，高度の大動脈弁狭窄または僧帽弁狭窄症など．

10 ― バソプレシン（ピトレシン®）

作用機序
- バソプレシン V_1 受容体を介し（抗利尿は V_2 受容体を介する），強力な血管作収縮を引き起こす．

適 応
- 敗血症などで昇圧剤（カテコラミン）不応例に，0.02〜0.05 単位/min でカテコラミンとともに使用する．心停止に際しては，初回または 2 回目のアドレナリン投与の代わりに 40 単位静脈投与してもよい．

2. 降圧薬・血管拡張薬

1 ― ニカルジピン（ペルジピン® など）

作用機序
- Ca 拮抗薬．血管拡張を起こし降圧効果を示す．

適 応
- 作用時間が短く調節性に優れ，手術中異常高血圧症の第一選択薬として用いられる．

用法・用量
- 0.5〜1 mg 単回投与．持続投与は 2〜10 µg/kg/min で使用．

禁 忌
- 頭蓋内出血で止血が完成していない患者，脳卒中急性期で頭蓋内圧亢進のある患者．実際の臨床では，頭蓋内出血や脳卒中で高血圧がある場合，広く使われていて問題となることは少ないが，このような項目があるため急性期には使用を避ける医師もいる．

2 ― ジルチアゼム（ヘルベッサー® など）

作用機序
- Ca 拮抗薬．降圧作用は弱く，刺激伝導系抑制（徐脈）や冠動脈攣縮抑制作用がある．

適応
- 頻脈発作や冠動脈攣縮性狭心症の発作予防に使用する．血圧低下目的で使うことはまずない．

用法・用量
- 頻脈性不整脈（上室性）：1回 10 mg を約 3 分間で緩徐に静注する．
- 冠攣縮の予防：0.5〜5 μg/kg/min．

禁忌
- 高度な房室ブロック，洞停止，洞房ブロック，重篤なうっ血性心不全，妊婦．

3 ― ニトログリセリン（ミリスロール®など）

作用機序
- 一酸化窒素（NO）を放出し，血管拡張を引き起こす．冠血管拡張薬．

適応
- 狭心症，心筋梗塞．

用法・用量
- 手術時の異常高血圧の救急処置：0.5〜5 μg/kg/min で投与を開始．
- 急性心不全（慢性心不全の急性増悪期を含む）：0.05〜0.1 μg/kg/min で開始し，0.1〜0.2 μg/kg/min ずつ増量する．
- （不安定）狭心症：0.1〜0.2 μg/kg/min の投与量で投与を開始し，0.1〜0.2 μg/kg/min ずつ増量．

禁忌
- 硝酸系薬過敏症，閉塞隅角緑内障，高度貧血，頭部外傷，脳出血，PDE-5 阻害作用を有する薬剤（シルデナフィル〈バイアグラ®〉）を投与中の患者（理由は「2.4 心血管作動薬」を参照）．

4 ― イソソルビド（ニトロール®など）

作用機序
- ニトログリセリンと同じ．

適応
- 狭心症，心筋梗塞，急性心不全，冠動脈攣縮．

用法・用量
- 狭心症・心不全：2〜5 mg/h で持続投与．
- 冠動脈攣縮発作：1〜2 mg 単回静脈内投与．ST 変化が戻るまで，血圧をモニターしながら反復投与する．「今日の治療薬」には，「5 mg をバルサルバ洞内に 1 分以内に注入」と記載されているが，冠動脈カテーテル検査中以外は無理である．ニトログリセリンより血圧が下がりにくいため使いやすい．

禁忌
- ニトログリセリンと同じ．

5 ― プロスタグランジン E₁ 製剤

アルプロスタジルアルファデクス（プロスタンディン®など）

作用機序
- 血管平滑筋のプロスタノイド EP 受容体に結合して血管拡張作用を示す．血管抵抗低下，腎血流増加による尿量増加を認める．

用法・用量
- 異常高血圧：0.1〜0.2 μg/kg/min．
- 低血圧維持：0.05〜0.2 μg/kg/min．
- 臓器血流維持・肝細胞保護（保険適応外）：0.01〜0.02 μg/kg/min．
- 肺高血圧：0.02〜0.1 μg/kg/min．

禁忌
- 重症動脈硬化症，心・脳循環障害のある患者，重症の肝・腎疾患，妊婦．

6 ― カルペリチド（ハンプ®）

作用機序
- 細胞膜グアニル酸シクラーゼを活性化し，細胞内 cGMP を増やす．末梢血管拡張作用．

適応
- 急性心不全．実際は尿量増加と腎保護を目的として使用することが多い．

用法・用量
- 0.1 μg/kg/min で持続静注開始(最高 0.2 μg/kg/min). しかし, この量では血圧低下をきたすことがあり, さらに低い用量で使用することが多い.

禁忌
- 重篤な低血圧, 心原性ショックのある患者, 右室梗塞患者, 脱水症患者.

7―ニコランジル(シグマート®など)

作用機序
- 一酸化窒素(NO)放出と ATP 感受性 K⁺ チャネル開口の 2 つの作用で, 血管(特に冠動脈)を拡張させる.

適応
- 虚血性心疾患患者また冠動脈攣縮抑制.

用法・用量
- 2〜6 mg/h で持続静注.

禁忌
- PDE-5 阻害薬投与中患者(ニトログリセリンと同様の理由).

3. その他

1―β遮断薬(ブロッカー)
(Vaughan Williams の抗不整脈薬分類 II 群)

A. ランジオロール(オノアクト®, コアベータ®)

作用機序
- 短時間作用性 β₁ 選択性遮断薬.

適応
- 頻脈性不整脈(心房細動, 心房粗動, 洞性頻脈など).

用法・用量
- 術時:0.125 mg/kg/min で 1 分間静脈内持続投与したあと, 0.04 mg/kg/min で静脈内持続投与する.
- 術後:0.06 mg/kg/min で 1 分間静脈内持続投与したあと, 0.02 mg/kg/min で静脈内持続投与を開始する. 5〜10 分を目安に目標とする徐拍作用が得られない場合は, 1 分間 0.125 mg/kg/min の速度で静脈内持続投与したあと, 0.04 mg/kg/min の速度で静脈内持続投与する(投与中は心拍数, 血圧を連続測定).

禁忌
- 糖尿病性ケトアシドーシス, 代謝性アシドーシスのある患者, 房室ブロック(II 度以上), 洞不全症候群などの徐脈性不整脈患者, 肺高血圧症による右心不全のある患者, うっ血性心不全のある患者, ブルガダ症候群患者. 禁忌ではないが, 喘息患者にも避けたほうがよい.

B. エスモロール(ブレビブロック®)

作用機序
- 短時間作用性 β₁ 選択制遮断薬.

適応
- 手術時の頻脈性不整脈(心房細動, 心房粗動, 洞性頻脈)に対する緊急処置.

用法・用量
- 1 回 0.1 mL/kg(1 mg/kg)を 30 秒間で心電図監視下に静注. 実際は, 血圧低下と過度の脈拍低下の可能性があり, その 1/3〜1/2 程度を使用し, 再度追加したほうがよい.

禁忌
- オノアクトに同じ.

2―リドカイン(キシロカイン®など)

作用機序
- Na⁺ チャネル遮断薬(Vaughan Williams の抗不整脈薬分類 Ib 群 ⇒ 2.4 心血管作動薬を参照).

適応
- 心室性期外収縮, 発作性頻拍, 急性心筋梗塞および手術に伴う心室性不整脈の予防, 上室

性不整脈には効果はない．

用法・用量
- 1回 1〜2 mg/kg を静注．反復投与可．

禁忌
- 局所麻酔薬アレルギー患者（⇨ 2.5 局所麻酔薬を参照）．

3―アミオダロン（アンカロン®など）

作用機序
- Vaughan Williams の抗不整脈薬分類 III 群．しかし K$^+$ チャネル遮断だけではなく，Na$^+$ チャネル遮断，β ブロッカー作用や Ca^{2+} チャネル遮断作用も有する．

適応
- 心室細動，血行動態不安定な心室頻拍症．

用法・用量

a. はじめの 48 時間まで
- 初期急速投与：125 mg を 5％ブドウ糖液 100 mL 入れ，600 mL/h で 10 分間投与．
- 負荷投与：750 mg を 5％ブドウ糖液 500 mL に加え，33 mL/h の速度で 6 時間投与．
- 維持投与：17 mL/h の速度で合計 42 時間投与．

① 6 時間の負荷投与後，残液を 33 mL/h から 17 mL/h に投与速度を変更 18 時間投与．
② 750 mg を 5％ブドウ糖液 500 mL に加え，17 mL/h の速度で 24 時間投与．

b. 血行動態不安定な心室頻拍あるいは心室細動が再発する場合
- 1 回の追加投与は 125 mg を 5％ブドウ糖液 100 mL に加え，600 mL/h の速度で 10 分間投与．

c. 継続投与（3 日以降）
- 48 時間の投与終了後，本剤の継続投与が必要と判断された場合，750 mg を 5％ブドウ糖液 500 mL に加え，17 mL/h の速度で投与．

d. 心肺蘇生（心室細動もしくは無脈性心室頻拍）
- 初回投与量：300 mg 単回投与．
- 2 回目投与量：150 mg．

禁忌
- 洞不全，高度の房室ブロック，ヨウ素過敏症．

4―アトロピン（アトロピンなど）

作用機序
- 副交感神経遮断薬．

適応
- 徐脈，房室伝導障害，消化管の運動抑制分泌抑制．

用法・容量
- 0.5 mg 静注．（皮下注，筋注）．総投与量 3 mg まで．

注意
- 中途半端な量ではかえって徐脈となるため，成人では徐脈性不整脈に対して 0.5 mg 未満の投与はしない．心肺蘇生において，心静止や無脈性電気活動においてルーチン使用は推奨されない．

禁忌
- 緑内障，前立腺肥大による排尿障害，麻痺性イレウス．

9.2 鎮痛薬

1. 非ステロイド系鎮痛薬

1ーフルルビプロフェンアキセチル（ロピオン®）

作用機序
- カルボキシエステラーゼにより加水分解されて生じたフルルビプロフェンが，シクロオキシゲナーゼ（COX）を阻害し，プロスタグランジン合成を抑制することにより鎮痛効果を示す．

適応
- 術後鎮痛，がん性疼痛．

副作用
- ショック，急性腎不全，消化管出血，急性脳症．

用法・用量
- 50 mg をゆっくり静注．

注意
- 腹膜牽引症候群の血圧低下に効果がある．

禁忌
- アスピリン喘息，消化管潰瘍，重篤な肝腎心機能障害，妊婦，授乳婦．

2ージクロフェナク（ボルタレン® サポ®）

作用機序
- シクロオキシゲナーゼを阻害し，プロスタグランジン合成を抑制することにより鎮痛効果を示す．

適応
- 術後鎮痛，がん性疼痛，外傷などの痛み．

副作用
- ショック，急性腎不全，消化管出血，急性脳症．

用法・用量
- 成人：25～50 mg を 1 日 1～2 回直腸内に挿入．
- 小児：0.5～1 mg/kg を 1 日 1～2 回直腸に内挿入．
- 投与間隔は 4～6 時間以上空ける．

注意
- 小児・高齢者の場合は，過度の低体温を起こす可能性があるため少量より開始．

禁忌
- アスピリン喘息，消化管潰瘍，重篤な肝腎心機能障害，妊婦，授乳婦．

3ーアセトアミノフェン（アンヒバ®，アセリオ® など）

作用機序
- まだ，不明な部分が多い．

適応
- 小児領域の解熱・鎮痛．静注薬は術後痛やがん性疼痛．

副作用
- ショック，アナフィラキシー様症状，劇症肝炎，肝機能障害，黄疸．

禁忌
- アスピリン喘息，重篤な肝腎心機能障害．

用法・用量
- 体重 1 kg あたり 1 回 10～15 mg を直腸内に挿入．投与間隔は 4～6 時間以上，1 日総量として 60 mg/kg を限度とする．

備考
- これまで経口薬や坐薬しかなかったが，2013 年に静注薬が使用可能になり（アセリオ®），

術後痛やがん性疼痛にも使用されている．使用法は，成人で1回300〜1,000 mgを15分かけて静脈内投与し，投与間隔は4〜6時間以上とする．年齢，症状により適宜増減するが4,000 mg/日までの投与が可能である．

2. オピオイド/オピオイド系鎮痛薬

1 ― モルヒネ（アンペック®など）

作用機序
- μ-オピオイド受容体に対する選択性が比較的高いが，δやκ-オピオイド受容体に対しても作用がある．鎮痛作用のほとんどは，μ-オピオイド受容体への作用である．また，代謝産物であるM-6-Gも生理活性を有しているため注意が必要である．

適応
- 激しい疼痛（術後疼痛，がん性疼痛など）に対する鎮痛．

副作用
- 依存性，呼吸抑制，錯乱，せん妄，無気肺，気管支痙攣，喉頭浮腫，麻痺性イレウス，中毒性巨大結腸，血圧降下，ショック，アナフィラキシー，不整脈，悪心・嘔吐，便秘，搔痒，尿閉．

用法・用量

a. 皮下および静脈内投与の場合
- 1回0.1〜0.4 mg/kgを皮下または静脈内に注射．

b. 硬膜外投与の場合
- 1回2〜6 mgを硬膜外腔に注入する．
- 持続注入する場合は，1日量として2〜10 mgを投与する．

c. くも膜下投与の場合
- 1回0.1〜0.5 mgをくも膜下腔に注入する（硬膜外量の1/10量）．
- なお，年齢，症状により適宜増減する．

禁忌
- 重篤な呼吸抑制・肝障害のある患者，気管支喘息発作中の患者，慢性肺疾患に続発する心不全の患者，痙攣状態にある患者，急性アルコール中毒の患者，本剤の成分およびアヘンアルカロイドに対し過敏症の患者，出血性大腸炎の患者．

2 ― フェンタニル（フェンタニルなど）

作用機序
- μ-オピオイド受容体に対する完全作動薬である．モルヒネの50〜100倍の鎮痛作用を有する．

適応
- 全身麻酔，全身麻酔における鎮痛．
- 局所麻酔における鎮痛の補助．
- 激しい疼痛（術後疼痛，がん性疼痛など）に対する鎮痛．

副作用
- 依存性，呼吸抑制，無呼吸，換気困難（筋強直による換気困難がみられることがある），血圧降下，ショック，アナフィラキシー，不整脈，悪心・嘔吐，便秘，搔痒，尿閉．

用法・用量
- 全身麻酔，全身麻酔における鎮痛．
- 通常，成人には下記用量を用いる．なお，患者の年齢・全身状態に応じて適宜増減する．

a. バランス麻酔に用いる場合
- 麻酔導入時：1.5〜2 μg/kg静注．
- 麻酔維持時：
  ① 間欠投与：フェンタニルとして25〜50 μgずつ静注する．
  ② 持続投与：フェンタニルとして0.5〜5 μg/kg/hの速さで点滴静注する．

b. 硬膜外投与の場合
- 単回投与法：フェンタニルとして1回25〜100 μgを硬膜外腔に注入する．
- 持続注入法：フェンタニルとして25〜100 μg/

h の速さで硬膜外腔に持続注入する.

c. くも膜下投与の場合
- 単回投与法：フェンタニルとして1回5～25 μg をくも膜下腔に注入する.

注意
- 呼吸抑制があるため補助・人口呼吸のできる環境で使用する.

3 — レミフェンタニル(アルチバ®)

作用機序
- μ-オピオイド受容体に対する完全作動薬である. 血中のコリンエステラーゼによって加水分解される超短時間作用型である.

適応
- 全身麻酔の導入および維持における鎮痛.

副作用
- 筋硬直, 換気困難, 呼吸停止, 呼吸抑制, 血圧低下, 徐脈, 不全収縮, 心停止, ショック, アナフィラキシー様症状, 全身痙攣.

用法・用量

a. 麻酔導入
- 0.5 μg/kg/min の速さで持続静脈内投与.
- 気管挿管時に強い刺激が予想される場合には, 1.0 μg/kg/min とする.
- 必要に応じて, 持続静脈内投与開始前にレミフェンタニルとして 1.0 μg/kg を 30～60 秒かけて単回静脈内投与することができる.

b. 麻酔維持
- 0.25 μg/kg/min の速さで持続静脈内投与する.
- 患者の全身状態を観察しながら, 2～5分間隔で 25～100％の範囲で加速または 25～50％の範囲で減速できるが, 最大でも 2.0 μg/kg/min を超えないこと. 単回投与も可.

禁忌
- 製剤にグリシンが含まれるため, 硬膜外や脊髄くも膜下には投与してはいけない. 脊髄や脳幹のストリキニーネ感受性グリシン受容体に作用し, 運動麻痺を引き起こす.

4 — ペンタゾシン
(ソセゴン®, ペンタジン® など)

作用機序
- κ-オピオイド受容体に対して作動薬として作用し, μ-オピオイド受容体に対して拮抗薬もしくは部分作動薬として作用する. また, 鎮痛効果は天井効果(量を増やしても, ある一定の効果以上にはならない)を示す.

適応
- がん性疼痛やその他の疼痛, 術中術後鎮痛.

副作用
- 頻脈, 血圧上昇, 軽度呼吸抑制.

禁忌
- 頭部傷害がある患者または頭蓋内圧が上昇している患者, 重篤な呼吸抑制状態にある患者および全身状態が著しく悪化している患者.

用法・用量

a. 鎮痛の目的に用いる場合
- 成人では1回15 mg を筋肉内または皮下に注射し, その後必要に応じて3～4時間ごとに反復注射する.

b. 麻酔補助に用いる場合
- 30～60 mg を筋肉内, 皮下または静脈内に注射する. 小児では筋肉内・皮下では 1.0 mg/kg, また静脈内では1回 0.5 mg/kg を注射する.
- 2時間未満の手術では 0.7 mg/kg を, 2～4時間の手術では 0.9 mg/kg を指摘投与量とする.

5 — ブプレノルフィン(レペタン® など)

作用機序
- μ-オピオイド受容体に作動薬として作用し, κ-オピオイド受容体に対して拮抗薬として作用する. また, モルヒネの 25～50 倍の効果を示すが鎮痛効果は天井効果を示す.

適応
- がん性疼痛やその他の疼痛，術中術後鎮痛．

副作用
- 悪心・嘔吐，ふらつき，呼吸抑制，鎮静．

禁忌
- 重篤な呼吸抑制状態および肺機能障害のある患者．
- 重篤な肝機能障害のある患者．
- 頭部傷害，脳に病変のある場合で，意識混濁が危惧される患者．
- 頭蓋内圧上昇の患者妊婦または妊娠している可能性のある婦人．

用法・用量
鎮痛を目的とする場合

a. 術後，各種がん
- 通常成人には，1回 0.2〜0.3 mg（体重当り 4〜6 μg/kg）を筋肉内に注射する．なお，初回量は 0.2 mg とすることが望ましい．その後必要に応じて約 6〜8 時間ごとに反復注射する．症状に応じて適宜増減する．

b. 心筋梗塞症
- 通常成人には，1回 0.2 mg を徐々に静脈内に注射する．症状に応じて適宜増減する．

c. 硬膜外投与（適用外使用）
- 0.1〜0.15 mg（体重当たり 2〜3 μg/kg）を術中に単回投与．持続投与としては，0.017 mg/h（0.4 mg/day）で使用．

6 ― ナロキソン（オピオイド受容体拮抗薬）

作用機序
- オピオイド受容体（μ受容体に選択性が高いが δ や κ 受容体にも作用する）に作動薬と競合的に結合し，オピオイド作用に対して拮抗作用を示す．

適応
- オピオイドによる呼吸抑制，覚醒遅延．

副作用
- 肺水腫，異常高血圧，不整脈，肝機能障害．

禁忌
- バルビツール系薬剤等の非麻薬性中枢神経抑制剤または病的原因による呼吸抑制のある患者（無効のため）．

用法・用量
- 成人：1回 0.1〜0.2 mg を静脈内注射する．
- 効果不十分の場合，さらに 2〜3 分間隔で 0.2 mg を 1〜2 回追加投与する．
- 小児：1回 1〜10 μg/kg（0.4 mg を超えない）．

注意
- オピオイドによる抑制がとれたことにより痛みが出現し，その結果頻脈・胸部苦悶症状が生じることがあるので注意が必要．

9.3 麻酔薬

1. 吸入麻酔薬

作用機序

- 吸入麻酔薬の作用機序は完全には解明されていないが，GABA_A 受容体活性化（揮発性麻酔薬）やグルタミン酸 NMDA 受容体抑制（亜酸化窒素）作用などが報告されている．いずれにせよ，単一の受容体やチャネルではなく，さまざまな部位に作用し共通の作用である全身麻酔作用（意識や記憶の消失）を引き起こしていると考えられている．

1 ― 亜酸化窒素（笑気，N_2O）

特徴

- 強力な鎮痛作用をもつが，鎮静・催眠（麻酔）作用は弱い（MAC = 105～110%）．
- 血液/ガス分配係数 0.47 と覚醒導入が速い．
- 急速に肺胞から血液中に移行するため，他の吸入麻酔薬の肺胞分圧の上昇を速める（二次ガス効果）．
- 無味無臭．

適応

- 全身麻酔の導入・維持．

用法・用量

- 他の全身麻酔薬と併用し，50～70% の濃度で麻酔を維持する．

注意点

- MAC＞100% と高いため，単独での全身麻酔は不可能．麻酔終了時に低酸素になる（拡散性低酸素症）ので，5分以上純酸素を吸入させる．
- 体内に窒素の存在する閉鎖腔のある患者（イレウス，気胸など）では，容積が拡大するので使用しない．

禁忌

- 耳管閉塞，気胸，イレウス，気脳症，鼓室形成，眼内ガス使用時．

2 ― セボフルラン（セボフレン® など）

特徴

- 成人の MAC は 1.71% だが，年齢により変化する．
- 血液/ガス分配係数は 0.63 と，覚醒導入は速い．気道刺激性は小さい．緩徐導入に適している．

適応

- 全身麻酔の導入・維持．
- 喘息の急性増悪．

用法・用量

- 酸素＋亜酸化窒素または空気＋酸素のもとに患者の状態に合わせて使用する（0.5～5%）．

注意点

- 悪性高熱症を引き起こすことがある．
- 体内代謝産物の無機フッ素と二酸化炭素吸着剤との反応で生じる compound A による腎機能への影響が指摘されている．
- 臨床使用濃度では問題にならないが，米 FDA（food drug administration）の勧告で総流量 2 L/min 以下では使用しないほうがよい．

禁忌

- 悪性高熱症の疑われる患者．

3 ― イソフルラン（フォーレン®，エスカイン®）

特徴

- 成人の MAC は 1.15% だが，年齢により変化

9.3 麻酔薬

する．血液/ガス分配係数が高く（1.43），また気道刺激が強く緩徐導入には使えない．

適応
- 全身麻酔の導入・維持．

用法・用量
- 酸素＋亜酸化窒素または空気＋酸素のもとに患者の状態に合わせて使用する（0.5〜3％）．

注意点
- 悪性高熱症を引き起こすことがある．
- 冠血管狭窄患者で，正常冠動脈血流は増加するが狭窄部の血流が減少する coronary steal 現象を引き起こす可能性が動物実験では指摘されたが，ヒトでは問題なし．

禁忌
- 悪性高熱症の疑われる患者．

4―デスフルラン（スープレン®）

特徴
- 成人の MAC は 6％ だが，年齢により変化する．
- 血液/ガス分配係数が非常に低く（0.45），覚醒導入が速い．しかし刺激臭があり，緩徐導入には使えない．
- 交感神経を活性化するため，急激な濃度上昇で血圧上昇・心拍数増加を引き起こすことがある（オピオイド，特にレミフェンタニルはこの作用を抑制）．

適応
- 全身麻酔の導入・維持．

用法・用量
- 酸素＋亜酸化窒素または空気＋酸素のもとに患者の状態に合わせて使用する．
- 通常 3％ の濃度で開始して，徐々に濃度を上げる．

注意点
- 悪性高熱を引き起こすことがある．

禁忌
- 悪性高熱症の疑われる患者．

2. 静脈麻酔薬

1―プロポフォール
（プロポフォール®, ディプリバン®）

作用機序
- $GABA_A$ 受容体を活性化することが主であるが，NMDA 受容体も抑制することが報告されている．
- 肝臓で速やかに代謝されるため，麻酔導入・維持にも使用できる．
- 現在，麻酔維持にも使用できる唯一の静脈麻酔薬．
- 呼吸抑制作用が強いため，鎮静薬として使用する場合にも，人工呼吸の準備が必要である．

適応
- 全身麻酔の導入・維持．

用法・用量
- 全身麻酔の導入：1〜2.5 mg/kg を投与．注入時の血管痛があり，導入に際しては静注用リドカインの併用が望ましい．
- 全身麻酔の維持：TCI ポンプを使用して，目標血中濃度を 3 μg/mL で投与を開始し，BIS モニターを見ながら投与速度を調節する．
- 人工呼吸中の鎮静：0.5〜3 mg/kg/h を投与．

注意点
- 注入時に血管痛がある．大豆・卵黄等（プロポフォールの溶媒）に対しアレルギーのある患者には使わないほうがよい．

禁忌
- 本剤成分（大豆油，卵黄レシチンなど）に対し過敏症の既往歴がある患者．
- 妊産婦（胎児への移行を考え），小児（集中治療における人工呼吸中の鎮静）．

203

> **ミニ知識** プロポフォール注入症候群
>
> プロポフォールは非常に安全で調節性の良い静脈麻酔薬であり，麻酔導入や維持のみならず，集中治療室（ICU）などの人工呼吸器装着患者の鎮静（成人）にも世界で広く使用されている．しかし，高用量のプロポフォールを長期に使用することにより，致死的な病態が引き起こされることが報告され，これをプロポフォール注入症候群（propofol infusion syndrome：PRIS）とよんでいる．
>
> 非常にまれではあるが一旦起こると致死的な病態であり，重度の代謝性アシドーシス，横紋筋融解，心不全，致死的不整脈，腎不全や高K^+血症などの症状を呈する．最初は小児で報告されたが，その後成人でも報告されるようになった．
>
> 原因は，脂肪酸の酸化障害やミトコンドリアの酸化的リン酸化障害などの説があるが，よくわかっていない．
>
> 危険因子としては，長時間使用（48時間以上），高用量（5 mg/kg/h以上），カテコラミンやステロイドの併用，頭部外傷患者や急性感染症患者などがある．
>
> 前述のようにICUでの成人の鎮静には広く使用されているが，（薬剤添付文書では）集中治療における人工呼吸中の小児の使用は禁忌となっている．
>
> 手術麻酔での使用は問題ないが，鎮静目的で使用する場合も，できる限り低用量で長期には使用しないことが重要である．

2―超短時間作用性バルビツレート

チオペンタール（ラボナール®），チアミラール（イソゾール®，チトゾール®）

作用機序

- $GABA_A$受容体を活性化することが主な作用．
- 麻酔導入には使用できるが，麻酔維持には使用できない．その理由は，単回投与では30秒で眠り5分で覚醒してくるが，これは脳の濃度が急速に下がる（再分布）ためであり，実は肝臓での代謝は非常に遅く，長期投与では血中濃度が上がり長時間覚醒しなくなるためである．復温を非常にゆっくり行う（すなわち鎮静からもゆっくり覚醒させる）．脳低体温療法の麻酔薬として使用することがある．

適応

- 全身麻酔の導入，痙攣重積発作の治療，電気痙攣療法の麻酔，脳保護．

用法・用量

- 麻酔導入薬として3〜5 mg/kgを静注する．

注意点

- アルカリ性が強い（pH 10.5）ため，血管外や動脈に注入されると組織壊死を起こすことがある．また，酸性の薬剤と併用すると，析出し血管ルートが詰まることがある

禁忌

- 急性間歇性ポルフェリン症，気管支喘息，アジソン病．

3―ミダゾラム（ドルミカム®など）

作用機序

- $GABA_A$受容体に結合し作用を増強することで作用を示す．
- ベンゾジアゼピン誘導体．麻酔導入や鎮静目的に使用する．抗痙攣作用も強い．作用時間が短く，前向性健忘作用を有する．呼吸抑制は比較的弱い．

適応

- 全身麻酔の導入・維持，集中治療室の鎮静，局所麻酔の鎮静．

用法・用量

- 全身麻酔の前投薬：0.08〜0.1 mg/kgを手術前30〜60分に筋注．
- 全身麻酔の導入：0.15〜0.3 mg/kgを静注．
- 人工呼吸中の鎮静：0.03〜0.06 mg/kgを静注し，0.03〜0.18 mg/kg/hの範囲で持続投与を行い適宜増減する．

注意点

- 筋弛緩作用があるため，肥満患者の鎮静では

注意が必要．

禁忌
- 急性狭偶角緑内障，重症筋無力症，HIV プロテアーゼ阻害薬・HIV 逆転写酵素阻害薬を投与中の患者．

4 ─ ジアゼパム (セルシン®, ホリゾン®など)

作用機序
- GABA$_A$ 受容体に結合し作用を増強することで作用を示す．
- ベンゾジアゼピン誘導体．鎮静・抗痙攣作用を有する．催眠作用は弱いが，呼吸抑制は少ない．

適応
- 不安・興奮・抑鬱の軽減，痙攣の抑制．
- 集中治療時の鎮静．

用法・用量
- 麻酔導入：0.2～0.3 mk/kg を静注．
- 抗痙攣：0.05～0.2 mg/kg を静注．10 分間隔で最大 30 mg まで．

注意点
- 他の注射薬と混ざると白濁する．
- 持続時間が長いので，時間の短い手術の導入に使用すると覚醒しにくい．
- 血管痛が強い．

禁忌
- 急性狭偶角緑内障，重症筋無力症，HIV プロテアーゼ阻害薬・HIV 逆転写酵素阻害薬を投与中の患者．

5 ─ フルマゼニル (アネキセート®など)

作用機序
- ベンゾジアゼピン系薬物 (ジアゼパムやミダゾラム) の拮抗作用薬．

適応
- ベンゾジアゼピン系薬物による呼吸抑制の改善．

用法・用量
- ベンゾジアゼピン系薬物によって覚醒遅延・呼吸抑制が認められた場合に，初回 0.2 mg を緩徐に静注する．4 分後に覚醒状態が得られない場合は 1 分ごとに 0.1 mg を追加投与する．

注意点
- フルマゼニルを静注したときの血中濃度の半減期は約 50 分であり，ベンゾジアゼピン系の薬剤よりも短い．そのため再鎮静が起こることがある．

6 ─ デクスメデトミジン (プレセデックス®)

作用機序
- $α_{2A}$ アドレナリン受容体のアゴニストであり，鎮静・鎮痛作用を発揮する．
- 呼吸抑制が少なく，気道確保されていない症例でも比較的安全に使用できる．
- 単独での催眠効果は弱い．ICU での鎮静 (鎮痛に) に単独もしくは他の薬剤 (オピオイドやプロポフォール) と併用で用いる．

適応
- 人工呼吸中および非挿管患者の鎮静，鎮痛．
- 局所・区域麻酔時の鎮痛，鎮静．

用法・用量
- 6 μg/kg/h (時であり分ではない) で初期負荷投与を行い (血圧低下のため，初期投与は行わないことも多い)，その後は 0.2～0.7 μg/kg/h で投与する．

注意点
- 通常は徐脈・低血圧になるが，高濃度のときに末梢の $α_{2B}$ 受容体が刺激され一過性に血圧が上昇することがある．
- 循環血漿量・心機能が低下している患者に投与すると低血圧が起きる．

7 — ドロペリドール（ドロレプタン®）

作用機序
- ブチロフェノン系の神経遮断薬．強力なドパミン2（D2）受容体拮抗薬．
- 全身麻酔薬（ニューロレプト麻酔：最近ではほとんど施行しない）や制吐薬として使用される．

適応
- 制吐作用，ニューロレプト麻酔．

用法・用量
- 制吐作用を期待して，0.625〜2.5 mg 静注もしくは筋注．

注意点
- K^+チャネル（IKr）を抑制し QT 時間を延長させるため，QT 延長患者には禁忌．

禁忌
- QT 延長症候群，痙攣発作の既往のある患者．

3. 筋弛緩薬と関連薬剤

1 — スキサメトニウム（スキサメトニウム）

作用機序
- 神経筋接合部のニコチン性アセチルコリン受容体に結合し，終板の持続的脱分極を起こし，筋弛緩作用を発揮する．脱分極時に筋攣縮がみられる．気管挿管時のみに使用．最近臨床では，ほとんど使用されない．

適応
- 気管挿管時の筋弛緩．

用法・用量
- 1 mg/kg を静注すると約1分後に筋弛緩が得られ，気管挿管が可能となる（筋攣縮が終わるときに最大の筋弛緩が得られる）．

注意点
- 筋攣縮が起こると，眼圧の上昇，術後の筋肉痛が起こるので，投与前に少量の非脱分極性筋弛緩薬を投与して予防するとよい．脊髄損傷，III度熱傷，上位運動神経損傷，多発外傷患者などで，スキサメトニウム投与後に心停止をきたす高K^+血症が生じることがある．

禁忌
- 重症熱傷，広範囲の挫滅性外傷，尿毒症，四肢麻痺，ジギタリス中毒．
- 緑内障，悪性高熱症が疑われる患者．

2 — ベクロニウム（マスキュラックス®など）

作用機序
- 神経筋接合部位ニコチン性アセチルコリン受容体を競合的に阻害して筋弛緩作用を得る．
- ロクロニウムと比べて血管痛が少ない．

適応
- 麻酔時の筋弛緩，気管挿管時の筋弛緩．

用法・用量
- 気管挿管時に，0.08〜0.1 mg/kg を静注し，約2分30秒で気管挿管が可能となる．
- 挿管量投与後，約30分で追加投与（0.025 mg/kg）を行い，約30分ごとに反復投与する．

注意点
- 肝機能・腎機能低下の患者に使用する場合，効果が遷延することがある．

3 — ロクロニウム（エスラックス®）

特徴
- 神経筋接合部位ニコチン性アセチルコリン受容体を競合的に阻害して筋弛緩作用を得る．
- 注入時の血管痛が非常に強い．

適応
- 麻酔時の筋弛緩，気管挿管時の筋弛緩．

用法・用量
- 挿管用量として 0.6〜0.9 mg/kg（実際はもう少し多い量を使うこともある）を静注し，術中必要に応じて 0.1〜0.2 mg/kg を追加投与する．

- 持続投与も可能であり，7 μg/kg/h で投与を開始し，筋弛緩モニターを使用しながら適宜増減する．

4 ─ スガマデクス(ブリディオン®)

作用機序
- ロクロニウムと 1：1 の複合体を形成し，ロクロニウムがアセチルコリン受容体に結合できなくするとともに，血液中の非結合ロクロニウム濃度を急速に減少させロクロニウムをアセチルコリン受容体から解離し，筋弛緩効果から迅速に回復させる．

適応
- ロクロニウムまたは，ベクロニウムによる筋弛緩状態からの回復．

用法・用量
- 筋弛緩モニターによる TOF 刺激により T2 が確認できる浅い筋弛緩状態では 2 mg/kg を静注する．
- TOF に反応がなく，PTC で 2 回程度の単収縮が確認されるほどの深い筋弛緩状態では 4 mg/kg を静注する．
- ロクロニウムの気管挿管用量投与直後の緊急時には 16 mg/kg を投与．

注意点
- アナフィラキシーショックの報告がある．
- 薬価が高い．

索 引

和文

あ

悪性高熱症　36, 154
　　——の臨床診断基準　154
　　——発症後の対応　155
アゴニスト　40
アゴニスト・アンタゴニスト　40
亜酸化窒素　1, 35, 202
アシデミア　90
アシドーシス　90
アスピリン　65
アセチルコリン　44, 45
アセチルコリンエステラーゼ　44
アセトアミノフェン　183, 198
圧規定換気　170
アデール®　194
アトラクリウム　47
アドレナリン　51, 52, 156, 192
　　——静注　175
アドレナリンα₂受容体刺激薬　39
アトロピン　49, 197
アナフィラキシー（ショック）　156, 192
アナペイン®　126
アニオンギャップ　91
アネキセート®　205
アヘン　40
アヘンアルカロイド　40
アミオダロン　175, 197
アミド型局所麻酔薬　58
アミノ酸　97
アルカレミア　90
アルカロイド　41
アルカローシス　90
アルチバ®　126, 200
アルブミン製剤　96
アルブミンとHESの比較　96
アルプロスタジルアルファデクス　195
アレルギー反応　59
アレルゲン　156
アンカロン®　197
アンジオテンシンⅡ受容体拮抗薬　64
アンジオテンシン変換酵素（ACE）阻害薬　64
アンタゴニスト　40
アンヒバ®　198
アンペック®　199

い

異型血漿コリンエステラーゼ　50
移行期鎮痛　104
維持輸液　95
異常自動能　55
イソゾール®　204
イソソルビド　195
イソフルラン　202
イソプレナリン　52, 193
イソプロテレノール　51, 52, 193
痛み
　　——に対する感作　103
　　——の伝達経路　103, 104
　　——の伝達にかかわる神経線維　59
一次救命処置　173
一次侵害受容ニューロン　40
一次性痛覚過敏　179
一側肺換気　129
一般ICU　164
遺伝子組み換え組織プラスミノゲンアクチベーター　159
イノバン®　53, 192

う

ヴィーン®F　95
上中啓三　52
右室圧　83
うっ血性低酸素症　19
右房圧　83
運動誘発電位　88

え

エアウェイスコープ®　73
エスカイン®　202
エステル型局所麻酔薬　58
エスモロール　196
エスラックス®　206
エドロホニウム　49
エピネフリン　52
エフェドリン　53, 193
エプタゾシン　183
鉛管現象　42
塩基過剰　90
炎症性メディエーター　179

お

オノアクト®　196
オパルモン®　65
オピオイド　37, 40, 104, 199
オピオイド鎮痛薬　105, 182, 188
　　——のcontext-sensitive half-time（CSHT）　43
　　内因性——　40
オピオイド系鎮痛薬　199
オピオイド持続静脈投与　105
オピオイド受容体　40
オピオイド受容体拮抗薬　201
オルプリノン　54, 194

か

開胸術後痛　185
外呼吸　13
開始液　95
回収式自己血輸血　102
開心術の麻酔　147
開頭・動脈瘤クリッピング　140
解離定数　59
下顎挙上　73
拡散障害　18
嗅ぐ姿勢　76
核心温　89
覚醒　32
下行性疼痛抑制系　40, 41
カコージン®　53, 192
ガス供給源のピンシステム　69
ガス供給部　68
かぜスコア　133
下大静脈　82
カタボン®　53, 192
活性化凝固時間　147
活性酸素除去機能　19
カテコラミン　51, 147
カプサイシン　179
カプノグラム　86, 87
カプノメータ　86
カリウム製剤　57
軽い鎮静　170
カルシウム製剤　56
カルペリチド　55, 195
冠灌流圧　10
換気　171
換気血流比　17
肝機能　26
肝機能障害　26
換気・血流比　18
換気/血流不均衡　32
冠血管抵抗の調節因子　10
観血的動脈圧波形　81
冠血流　10
肝血流　25
緩衝塩基　90
緩徐導入　35, 134
肝腎疾患　67
肝臓
　　——の構造　25
　　——重量　25
　　——生理　25
冠動脈　6
　　——盗血現象　10
　　——の構造　7

索引

き

気化器　69, 70
気管支　13
　──の構造　14
気管支痙攣　192
気管支喘息　65
気管支平滑筋収縮　42
気管挿管　74
　──困難　76
　──の難易度　64
気管チューブの挿入の深さ　76
危機的出血への対応ガイドライン　101
偽コリンエステラーゼ　45
希釈式自己血輸血　101
キシロカイン®　196
気体の状態方程式　95
喫煙　65
拮抗性鎮痛薬　183
拮抗薬　40
気道確保　72
　──器具　176
　──困難　77
気道内圧　76
　──測定　85
機能的残気量　15, 32, 132
揮発性麻酔薬　70
逆流性疾患　150
逆行性投与回路　146
吸気　13
急性期DIC診断基準　166
急性期低血圧　192
急性呼吸窮迫症候群　167
急性痛　103
急性肺血栓塞栓症　159
急性肺損傷　167
急速導入　35
吸入麻酔ガス濃度　32
吸入麻酔薬　32, 161, 202
　──の生体機能への影響　36
　──の特性　33
　──の肺胞濃度の変化　34
供給ガスの接続　69
狭心症　157
強心薬　51, 192
胸部外科（一側肺換気）の麻酔　129
局所麻酔　2
　──効果に影響を及ぼす因子　59
　──中毒　60, 117
　──の毒性　59
　──の方法　58
局所麻酔薬　58, 105
　──の構造による分類　58
　──の最大投与量　131

　──の作用機序　59, 60
　──の心臓に対する作用　60
　──の中枢神経作用　60
虚血性心疾患　64, 150
筋緊張亢進　42
筋弛緩の拮抗　49
筋弛緩モニタリング　47, 88
筋弛緩薬　44, 206
　──による神経筋遮断のメカニズム　46
　──の作用と分類　44

く

グアニンヌクレオチド結合タンパク質　51
区域麻酔　2, 58, 112
クエン酸中毒抑制　57
駆出率　83
くも膜下投与　117
クラーレ　44
グリコピロレート　49
グルクロン酸抱合　25
クレアチニンクリアランス（Ccr）　28
クロージングキャパシティ　15
クロージングボリューム　15
クロード・ベルナール　44
クロピドグレル　65

け

経口エアウェイ　72, 73
経口抗凝固薬　65
経食道心エコー　12, 84, 85, 143
経尿道的前立腺切除術　29
経鼻エアウェイ　72, 73
経皮的心肺補助装置　149
撃発活動　55
ケタミン　39, 126, 183
ケタラール®　126, 183
血圧　9, 11, 36
　──の調整　9
血液疾患　67
血液製剤の種類　97
血液脳関門　23
血液/ガス分配係数　32, 33
血管拡張能　59
血管拡張薬　54, 194
血漿コリンエステラーゼ　45
血小板濃厚液　98
血栓溶解療法　159
幻肢痛　186
懸滴法　119

こ

コアテック®　54, 194
コアベータ®　196

高CO_2血症　14
降圧薬　54, 64, 194
効果部位濃度　43
高カリウム液　146
交感神経依存性痛　188
抗凝固薬　64, 65, 146
抗凝固療法　159
抗菌薬　166
高血圧　64
抗血小板薬　64, 65
高血糖　67
抗原　156
抗コリンエステラーゼ薬　49
　──静注　49
膠質液　95
　──によるfluid challenge　93
甲状腺　65
合成麻薬性鎮痛薬　41
抗てんかん薬　188
喉頭鏡　75
　　マッキントッシュ型──　75
喉頭展開　76
高濃度セボフルラン　134
高比重液　111
高比重ブピバカイン　138
後負荷　7
抗不整脈薬　55, 188
後方，上方，右方圧迫　76
硬膜外PCA　182
硬膜外オピオイド　105
硬膜外腔　111
　──の確認　119
硬膜外持続注入　130, 138
硬膜外穿刺　116
硬膜外鎮痛とオピオイド持続静脈投与の比較　105
硬膜外鎮痛法　105, 181
硬膜外膿瘍，血腫　117
硬膜外ブロック　58
硬膜外麻酔　112, 116
　──穿刺部位　116
　──の合併症　117
　──の禁忌　117
　──の使用薬剤　117
硬膜穿破　117
抗ムスカリン薬　49
呼気　13
呼気終末二酸化炭素分圧　87
呼気終末陽圧　85
呼吸　13
　──の調節　16
呼吸回路　68, 70
呼吸管理療法　169
呼吸器系合併症　65
呼吸筋　14

209

索引

呼吸性アシドーシス　91
呼吸性アルカローシス　91
呼吸生理　13
呼吸二酸化炭素濃度曲線　86, 87
呼吸モニタリング　20, 84
呼吸抑制　114
鼓膜温　89
コーマック分類　76
コルホルシンダロパート　194
混合静脈血酸素飽和度　9, 83
困難気道アルゴリズム　78

さ

最小肺胞濃度　32, 131
最大手術血液準備量　102
細胞外液　92, 95
細胞外液補充液　94, 95
細胞内液　92
酢酸リンゲル液　95
サクシニルコリン　45
作働薬　40
坐骨神経ブロック　122
左室圧　9
左室拡張終期圧　82
左室駆出率　9
左心ベント　146
左心房圧　82
左房圧　9
サリンヘス®　95, 96
酸塩基平衡　90
産科の麻酔　136
三環系抗うつ薬　187
残気量　15
酸素化　16, 171
酸素解離曲線　85, 86
酸素飽和曲線　85, 86
酸素ボンベ　69

し

ジアゼパム　205
ジギタリス製剤　54
糸球体濾過率（GFR）　27, 28
死腔　18
シグマート®　54, 196
ジクロフェナク　183, 198
刺激伝導系　10
　――と活動電位　11
自己血輸血　100
自己心拍　147
自己心拍再開　174
自己調節鎮痛法（PCA）　181, 182
自動体外式除細動器　173
自発痛　178
ジヒドロピリジン系カルシウム拮抗薬　54

ジブカイン　110
斜角筋間アプローチ　121
シャント　18
シャント疾患　150
周術期心血管系評価のガイドライン　65
周術期の心血管系危険因子　66
重症筋無力症患者　50
重症セプシス・セプティックショック　166
重炭酸系　90
重炭酸リンゲル液　94
集中治療　164
重要臓器の重量・血流量・酸素消費量　11
従量式換気モードにおける呼吸条件設定　171
手術患者の回復力強化　62, 63
手術血液準備量計算法　102
手術性糖尿病　97
手術申し込み　62
出血量に応じた輸液・輸血　98
術後回復強化　105
術後鎮痛　103-105, 135, 181
　――によるメリット　181
術後痛　178
　――の影響　106
　――発生のメカニズム　178
術前管理　62
術前絶飲食ガイドライン　92
術前絶飲食時間　92
術中鎮痛　103
術中輸液管理　92, 93
循環器系合併症　64
循環血液量　99
循環血漿量　99
循環作動薬　192
循環式半閉鎖麻酔回路　70
循環生理　6
循環モニタリング　80
循環抑制　114, 117
順行性投与回路　146
純酸素　155
昇圧薬　51, 192
笑気　1, 35, 202
上気道閉塞　72
晶質液　94
晶質液主体の自由輸液投与　93
上大静脈　82
小児
　――の維持輸液量　133
　――の術前絶飲・絶食時間の目安　133
　――の生理　131
　――の麻酔　131

小児年齢別循環血液量　133
上腹部手術の麻酔　126
静脈血のガス分析の正常値　90
静脈麻酔薬　37, 203
　――の作用機序　37
食道遠位部温　89
食道挿管　77
除細動　80
ショック　165, 192
　――の分類　165
ジルチアゼム　54, 194
シルデナフィル　55
シロスタゾール　65
侵害受容性痛　181, 185
腎機能障害　29
腎機能評価　28
心筋虚血　80, 157
心筋梗塞　157
心筋酸素供給　10
心筋酸素需要　10, 157
心筋への酸素供給改善　157
心筋保護液（心停止液）投与回路　146
神経筋遮断薬　44
神経筋接合部での神経伝達　44, 45
神経系の合併症　114
神経障害性痛　181
心係数　9, 82, 83
神経線維　58
神経損傷　117
神経毒性　60
神経ブロック療法　188
心血管作動薬　51
人工膠質液　95
人工呼吸　169
　――の換気様式　170
人工呼吸管理療法　169
人工呼吸器関連肺炎　171
人工呼吸器関連肺障害　172
人工呼吸器による呼吸管理　75
人工呼吸中に使用する鎮静・鎮痛薬　169
人工心肺　145, 146
人工心肺中の管理　147
人工心肺離脱時　147
心室細動　173
侵襲的血圧測定　81
腎循環　27
心静止　173
腎前性　29
新鮮凍結人血漿　98
心臓　6
　――の構造　6
心臓血管外科手術の麻酔　143
腎臓
　――と血管拡張物質　28

索引

――と血管収縮物質　28
　　――の解剖　27
　　――の生理　27
迅速導入　35, 126
心停止　192
心電図　11, 80
心電図異常　64
浸透圧　95
心毒性　60
心肺蘇生　86, 173
心肺停止　173
心拍出量　7, 9, 36, 82
心拍数　7, 36
深部静脈血栓塞栓症　62
腎不全　28

す

スガマデクス　49, 207
　　――とロクロニウムの複合体　49
スキサメトニウム　45, 206
　　――の副作用　46
スープレン®　35, 203
スワン・ガンツカテーテル　12, 82

せ

制限的晶質液投与　94
制限的輸液戦略　93
生体内緩衝系　90
声門上器具　77, 132
生理的食塩水　94, 95
脊髄くも膜下腔　111
脊髄くも膜下硬膜外併用法　138
脊髄くも膜下膿瘍，血腫　114
脊髄くも膜下麻酔　58, 110
　　――後頭痛　114
　　――と硬膜外麻酔の違い　112
　　――の合併症　114
　　――の禁忌　114
　　――の方法　110
脊髄刺激療法　188
脊髄の血管　22
脊髄の血流量　22
脊髄モニタリング　88
脊椎　110
　　――の解剖　110
セダペイン®　183
絶飲食　92
赤血球濃厚液　97
赤血球浮遊液　98
セデーションバケーション　170
セプシス　165
ゼプシス　165
セボフルラン　35, 202
セボフレン®　35, 202
セルシン®　205

セロトニン・ノルアドレナリン再取り込み阻害薬　187
線維束攣縮　45
遷延性術後痛　185
　　――の治療　187
先行鎮痛　179
全静脈麻酔　42
全身性炎症反応症候群　164, 165
全身麻酔　2
全身麻酔薬のメカニズム　34
喘息発作　161, 192
喘息予防・管理ガイドライン　161
選択的μ受容体アゴニスト　42
選択的セロトニン再取り込み阻害薬　187
前投薬　62
前負荷　7

そ

挿管チューブのサイズ　131
挿管チューブの深さ　132
臓器血流　11
送血管　146
側方 TAP ブロック　122
組織中毒性低酸素症　19
ソセゴン®　183, 200

た

体液　90
　　――の pH　90
体液区分　92
体温　133
体温調節性血管収縮閾値温度　97
体温モニタリング　88
体血管抵抗　9
第三間隙　92
代謝性アシドーシス　90
代謝性アルカローシス　91
代謝・内分泌系合併症　65
体性感覚誘発電位　88
大腿神経ブロック　122
大動脈内バルーンパンピング　148
大量出血時の対応　102
高峰譲吉　52
多臓器不全症候群　165
脱血管　146
脱分極性筋弛緩薬　44, 45
ダブルバースト刺激　48
ダブルルーメンチューブ　129
多様式バランス鎮痛　106
単一刺激　48
単相性　175
ダントリウム®　155
ダントロレン　155
タンパク結合能　59

ち

チアミラール　204
チオペンタール　204
チクロジピン　65
チトクローム P-450　25
チトゾール®　204
中央配管システム　68
中心静脈圧　9, 12
中心静脈圧測定　82
中心静脈血酸素飽和度　83
中心静脈ルート　143
中枢神経系の生理　21
中枢神経モニタリング　87
中枢性感作　179
超音波ガイド下腸骨鼠径神経ブロック　135
超音波ガイド下末梢神経ブロック　121
長期ステロイド内服症例　67
腸骨鼠径・腸骨下腹神経ブロック　123
長時間手術の輸液　96
チョウセンアサガオ　1
超短時間作用型（性）バルビツレート　37, 204
直腸温　89
貯血式自己血輸血　100
鎮静度評価　169
鎮静の中断　170
鎮痛補助薬　187
鎮痛薬　198

つ

痛覚伝導路　40, 41
通仙散　1

て

帝王切開　136
　　――の緊急度分類　136, 137
抵抗消失法　119
低酸素血症　17
低酸素血症性低酸素症　17
低酸素症　17, 19
　　――の治療　20
低酸素性肺血管収縮反応　129
低体温　89
ディプリバン®　203
デクスメデトミジン　39, 205
デスフルラン　35, 203
テタヌス刺激　48
テトラカイン　110
電解質製剤　56
電気的除細動　175

と

同意　106
糖液・低張電解質液　95
頭蓋内圧　23, 36, 139
透析患者の輸液　97
洞調律　11
導入　32
導入時負荷　93
導入用ルート　143
糖尿病　65
等比重　111
頭部後屈　73
動脈圧波形　81
動脈拡張期血圧　9
動脈血圧　81
動脈血酸素飽和度　84
動脈血のガス分析の正常値　90
動脈収縮期血圧　9
動脈ライン　143
動脈瘤疾患　150
ドパミン　51, 53, 147, 148, 192
ドブタミン　51, 53, 148, 193
ドブトレックス®　53, 193
ドブポン®　193
トランスデューサー　81
努力性肺活量　15
ドルミカム®　144, 204
ドロペリドール　206
ドロレプタン®　206

な

内因性オピオイド　40
内因性カテコラミン　51
内頸動脈剥離術　140
内呼吸　13
ナロキソン　201

に

ニカルジピン　54, 194
ニコランジル　54, 196
二酸化炭素検出装置　86
二酸化炭素ボンベ　69
二次ガス効果　32, 34
二次救命処置　173
二次侵害受容ニューロン　41
二次性痛覚過敏　179
二相性　175
ニトログリセリン　55, 195
ニトロール®　195
乳酸リンゲル液　95
乳房切除後痛　185
ニューロレプト鎮痛　42
尿細管機能　28
尿細管糸球体フィードバック　27

妊婦の生理　136

ね

ネオシネジン®　53, 193
ネオスチグミン　49
ネフロン　27
年齢別挿入管チューブサイズ目安　132

の

脳灌流圧　22, 139
脳外科手術の麻酔　139
脳血流　36, 139
脳酸素消費量　36
脳腫瘍　139
脳
　——の重さ　21
　——の血流　22
　——の酸素消費量　21
脳波　36
ノルアドレナリン　51, 52, 148, 192
ノルアドレナリン作動性・特異的セロトニン作動性抗うつ薬　187
ノルスパン®　183

は

バイアグラ®　55
バイアスピリン　65
肺活量　15
肺機能検査　15
肺気量　15
肺外科手術の麻酔　129
肺血管抵抗　9
敗血症　165
肺血栓塞栓症　159
肺動脈圧　9, 83
肺動脈圧測定　82
肺動脈温　89
肺動脈カテーテル　12, 82, 83, 143
肺動脈楔入圧　7, 9, 82, 83
ハイドロキシエチルデンプン　95
肺胞換気量　32
肺胞気-動脈血酸素分圧較差　17
播種性血管内凝固症候群　167
バソプレシン　53, 175, 194
華岡青洲　1
パナルジン　65
バランス麻酔　2
鍼治療　184
パルスオキシメータ　12, 84, 85
バルビツレート　37
　超短時間作用型——　37
パンクロニウム　47
反射性交感神経性萎縮症　185
ハンプ®　55, 195

ひ

日帰り手術の麻酔　151
日帰り麻酔の安全のための基準　151
ビジレオモニター®　8
非侵襲的な自動血圧測定　81
非侵襲的陽圧換気療法　169
非心臓手術の術式による周術期危険度分類　66
非ステロイド系鎮痛薬　198
非ステロイド性抗炎症薬　181, 183
非脱分極性筋弛緩薬　45-47
　——の特徴　47
ビデオ喉頭鏡　73, 77
人血小板濃厚液　98
人赤血球濃厚液　98
ピトレシン®　53, 194
皮膚分節　113
非溶血性輸血副作用　100
標的濃度調節持続静注　42
貧血性低酸素症　19

ふ

ファーマコキネティックス　42
ファーマコダイナミクス　42
フェイスマスク　72
フェニレフリン　53, 193
フェンタニル　41, 126, 129, 144, 199
　——持続静脈内投与　104
フォーレン®　202
腹横筋膜面ブロック　122
副交感神経遮断薬　49
複合性局所痛症候群　178, 185
複合的投与法　181
副腎機能不全　67
不整脈　36, 80
ブドウ糖　97
ブピバカイン　110, 111, 114, 117, 131
ブプレノルフィン　183, 200
部分作動薬　40
プラビックス®　65
ブリディオン®　49, 207
ブルガダ症候群　3
フルマゼニル　205
フルルビプロフェンアキセチル　183, 198
プレコンディショニング　54, 149
プレセデックス®　205
プレタール　65
プレドパ®　192
ブレビブロック®　196
プロサイリン　65
プロスタグランジン E_1 製剤　195
プロスタンディン®　55, 195
プロタノール®　52, 193

プロタミン　147
フロートラック® システム　8, 9
プロポフォール　38, 126, 130, 142, 144, 203
プロポフォール注入症候群　204
分配係数　32

へ

平均血圧　51
平均動脈圧　9
ペインクリニック　178
ベクロニウム　47, 206
ヘスパンダー®　95, 96
ペースメーカー　80, 148
ヘパリン　65, 146, 159
　――起因性血小板減少症の分類と病態　167
　――の拮抗薬　147
ベラプロスト　65
ペルジピン®　54, 194
ペルタゾン®　183
ヘルベッサー®　54, 194
ベンゾジアゼピン　39
ペンタジン®　183, 200
ペンタゾシン　183, 200

ほ

膀胱温　89
傍仙骨アプローチ　122
ポスト・テタニック・カウント刺激　48
ホスホジエステラーゼ　54
ホスホジエステラーゼ 5 阻害薬　55
ホスホジエステラーゼ III 阻害薬　193
ボスミン®　52, 192
ホリゾン®　205
ボリューム投与ルート　143
ボルタレン® サポ®　183, 198
ボルベン®　96

ま

マーカイン®　111, 138
麻酔科医の役割　3
麻酔回路　68
麻酔科術前診察　62, 63
麻酔関連偶発症例調査 2002　79
麻酔器　68, 69
麻酔記録　126, 130, 134, 137, 138, 141, 145
麻酔高　113
麻酔導入　32, 35
麻酔の種類　2
麻酔の歴史　1
麻酔薬　202

マスキュラックス®　206
マスクによる換気　74
マッキントッシュ型喉頭鏡　75
末梢神経ブロック　58, 184
末梢性感作　179
末梢ルート　143
麻薬　40
麻薬指定　39
マランパチ分類　75
慢性痛　103
慢性閉塞性換気障害　65
マンダラゲ　1

み

ミオコール®　55
水中毒　29
ミダゾラム　144, 204
ミトコンドリア　14
ミリスロール®　55, 195
ミルリノン　54, 194
ミルリーラ®　54, 194

む〜も

無脈性心室頻拍　173
無脈性電気活動　173
メピバカイン　117
目標指向型輸液管理　93
　――のプロトコール　94
モニタリング　80
モルヒネ　41, 199

や

薬物動態　42, 166
薬力学　42, 166
矢毒　44

ゆ

輸液　92, 133
輸液最適化　93
輸液製剤　95
輸液負荷　93
輸血　92, 97
　――に関係する計算式　99
　――に伴う副作用・合併症　99
輸血開始基準　98
輸血関連急性肺障害　100
輸血関連循環過負荷　100
輸血後移植片対宿主病　98, 100

よ

陽圧呼吸　85
溶血性輸血副作用　99
腰椎手術後に残存する痛み　188
予測上昇 Hb 値　99
予備吸気量　15

予備呼気量　15
予防接種　67
予防鎮痛　180
四連刺激　48

ら

ライトセデーション　170
ラクテック®　95
ラボナール®　204
ラリンジアルマスク　73, 132
　――のサイズ目安　132
ランジオロール　196

り

リエントリー　55
リドカイン　117, 131, 196
リマプロストアルファデクス　65
流量計　68, 69
量規定換気　170

れ

レペタン®　183, 200
レボブピバカイン　117, 131
レミフェンタニル　42, 104, 126, 130, 200
連続心拍出量　83

ろ

ロキソニン®　183
ロキソプロフェン　183
ロクロニウム　47, 49, 206
肋骨弓下 TAP ブロック　122
肋骨弓下斜角 TAP ブロック　123
ロピオン®　183, 198
ロピバカイン　117, 126, 131

わ

ワクチンの種類　66
ワーファリン　65
腕神経叢ブロック　121

記号・数字

％肺活量　15
1 回換気量　15
1 回拍出心係数　82
1 回拍出量　9, 82
1 回拍出量変動　94
1 回拍出量変動量　8
1 秒率　15
1 秒量　15
1 分間の酸素運搬能　17
3 極標準肢誘導　80
5 極誘導　80

索引

欧文

A

Aδ線維　40, 178, 181
A-aDO$_2$　17
ACh　44
ACLS アルゴリズム　174
activated coagulating time（ACT）　147
acute lung injury（ALI）　167
adult respiratory distress syndrome（ARDS）　167
advanced life support（ALS）　173
anemic hypoxia　19
Apgar スコア　138
ARDS 診断基準　167
arterial blood pressure（ABP）　81
asystole　173
automated external defibrillator（AED）　173

B

backward, upward, rightward pressure（BURP）　76
base excess（BE）　90
basic life support（BLS）　173
Berlin 基準　167
β遮断薬　196
βブロッカー　64, 196
biphasic positive airway pressure（BIPAP）　170
BIS（bispectral inedx）　87
blood brain barrier（BBB）　23
buffer base（BB）　90

C

C 線維　40, 178, 181
cannot ventilate, cannot intubate（CVCI）　79
cardiac index（CI）　9, 82
cardiac output（CO）　9, 82
cardioplumonary arrest　173
cardioplumonary resuscitation（CPR）　173
causalgia　185
CC　15
CCI　83
central sensitization　179
central venous pressure（CVP）　9
cerebral perfusion pressure（CPP）　22
Child-Pugh スコア　26
Classic　73, 77
cold sign　113

combined spinal epidural anesthesia（CSEA）　138
complex regional pain syndrome（CRPS）　178
context-sensitive half-time　43
continuous cardiac output（CCO）　83
COPD　65
Cormack-Lehan　76
coronary care unit（CCU）　164
coronary steal phenomenon　10
continuous positive airway pressure（CPAP）　170
CPR　86
CRPS　185
CV　15

D

d-ツボクラリン　44, 47
Davy　1
day surgery　151
DBS　48
δ受容体　40
dermatome　113
dicrotic notch　81
disseminated intravaseular coagulation（DIC）　167

E

EC 法　74
ejection fraction（EF）　83
electrical defibrillation　175
enhanced recovery after surgery（ERAS）　62, 63, 105
expiratory reserve volume　15

F

facial mask　72
failed back surgery syndrome　188
fasciculation　45
FEV1.0　15
FEV1.0%　15
first space　92
Forrester の分類　8
Frank-Starling 曲線　7
functional residual capacity　15

G

GABA$_A$受容体　37
γアミノ酪酸受容体　37
γ（ガンマ）計算　56
general ICU　164
glomerular filtration rate（GFR）　27
graft versus host diseas（GVHD）　98, 100
Gタンパク質　51

H

hanging drop　119
Henderson-Hasselbalch の式　90
heparin-induced-thrombocytopenia（HIT）　167
Hering-Breuer 反射　16
HES 製剤　95, 96
histotoxic hypoxia　19
Hugh-Jones 呼吸困難分類　64
hypoxemia　17
hypoxemic hypoxia　17
hypoxia　17
hypoxic pulmonary vasoconstriction（HPV）　129

I

i-gel®　73, 77
ICP　139
inspiratory reserve volume　15
intensive care medicine（ICM）　164
intensive care unit（ICU）　164
intermittent positive pressure ventilation（IPPV）　170

L

LAP　82
left ventricular end diastolic pressure（LVEDP）　82
liberal fluid strategy　93
loss of resistance　119

M

malignant hyperthermia（MH）　154
Mallampati 分類　75
mannitol adenine phosphate　98
MAP 液　98
maximum surgical blood order schedule（MSBOS）　102
minimum alveolar concentration（MAC）　32, 131
Morton　1
motor evoked potential（MEP）　88
multimodal analgesia　181
multimodal balanced analgesia　106
multiple organ dysfunction syndrome（MODS）　165

N

N$_2$O　202
N-メチル-D-アスパラギン酸受容体　38
neonatal ICU（NICU）　164

neuropathic pain　181
NICE(National Institute for Health and Clinical Excellence)　136
NMDA 受容体　38
nociceptive pain　181, 185
non-invasive positive pressure ventilation(NPPV)　169
nonsteroidal anti-inflammatory drugs(NSAIDs)　181, 183
noradrenergic and specific serotonergic antidepressant (NaSSA)　187

O

one lung ventilation　129
opium　40

P

$PaCO_2$　14
partition coefficient　32, 33
patient blood management(PBM)　100
patient controlled analgesia(PCA)　105, 181
patient controlled epidural analgesia (PCEA)　105, 182
PCWP　9, 82
PDE　54
PDE III 阻害薬　54, 193
PDE V 阻害薬　55
pediatric ICU(PICU)　164
percutaneous cardiopulmonary support(PCPS)　149
peripheral sensitization　179
$PETCO_2$　86
　——が変化する要因　87
PGE_1 製剤　55
phantom limb pain　186
pharmacodynamics(PD)　42, 166
pharmacokinetics(PK)　42, 166
pin prick test　113
pKa　59
positive end expiratory pressure (PEEP)　85
post dural puncture headache (PDPH)　114
post-mastectomy pain syndrome (PMPS)　185
post-thoracotomy pain syndrome (PTPS)　185
preemptive analgesia　179
preventive analgesia　180
propofol infusion syndrome(PRIS)　204
Proseal®　73, 77

PTC　48
pulmonary arterial pressure(PAP)　83
pulmonary capillary wedge pressure (PCWP)　7, 83
pulmonary thrombo embolism (PTE)　159
pulseless electrical activity(PEA)　173
pulseless ventricular tachycardia (pulseless VT)　173

R

rapid induction　35
rapid sequence induction　35, 126
rate pressure product(RPP)　10, 157
reflex sympathetic dystropy(RSD)　185
resh frozen plasma(FFP)　98
residual volume　15
respiratory care unit(RCU)　164
return of spontaneous circulation (ROSC)　174
Richmond agitation-sedation スコア (RASS)　169
right atrial pressure(RAP)　83
right ventricular pressur(RVP)　83

S

SaO_2　84
$S\overline{cv}O_2$　83
second gas effect　32, 34
second space　92
selective serotonin reuptake inhibitor(SSRI)　187
sensitization　103
sepsis　165
serotonin-noradrenaline reuptake inhibitor(SNRI)　187
synchronized intermittent mandatory ventilation(SIMV)　170
SIRS　165
　——の診断基準と関連病態　164
sleeping baby　136
slow induction　35
sniff position　76
somatosensory evoked potential (SSEP)　88
spinal cord stimulation(SCS)　188
SpO_2　84
ST-T の変化　80
stagnant hypoxia　19
stroke care unit(SCU)　164
stroke index(SI)　82
stroke volume variation(SVV)　9, 82, 94

stroke volume(SV)　82
surgical blood order equation (SBOE)　102
surgical diabetes　97
$S\overline{v}O_2$　9, 83, 84
sympathetically maintained pain　188
systemic inflammatory response syndrome(SIRS)　164

T

target concentration　43
target controlled iutusion(TCI)　43
TEE　143
TFO ウォッチ®　47
third space　92
tidal volume　15
TOF カウント　48
TOF 刺激　48
total intravenous anesthesia(TIVA)　42
transfusion associated circulatory overload(TACO)　100
transfusion related acute lung injury(TRALI)　100
transient receptor potential vanilloid 1 チャネル　179
transitional analgesia　104
trausversus adominis plane block (TAP block)　122
triggered activity　55
TRPV1 チャネル　179
TUR-P　29
type and screen(T&S)　102

V

$\dot{V}/\dot{Q}$ ratio　18
$\dot{V}_A/\dot{Q}$　17
Vaughan-Williams の抗不整脈薬分類　56, 196
ventilator associated lung injury (VALI)　172
ventilator associated pneumonia (VAP)　172
ventricular fibrillation(VF)　173
vital capacity　15

W

Warren　1
Wells　1

X

xenobiotics　25

中山書店の出版物に関する情報は,小社サポートページを
御覧ください.
http://www.nakayamashoten.co.jp/bookss/define/
support/support.html

わかりやすい麻酔科学
―基礎と実戦

2014年12月25日　初版第1刷発行 ©
〔検印省略〕

　　編　集　　中尾慎一
　　発行者　　平田　直
　　発行所　　株式会社 中山書店
　　　　　　　〒113-8666 東京都文京区白山 1-25-14
　　　　　　　TEL 03-3813-1100(代表)
　　　　　　　振替 00130-5-196565
　　　　　　　http://www.nakayamashoten.co.jp/

　　装　丁　　木村　凛
　　印刷・製本　株式会社 真興社

Published by Nakayama Shoten Co., Ltd.
ISBN 978-4-521-73997-7　　　　　　　　　　　　　　　Printed in Japan
落丁・乱丁の場合はお取り替え致します.

- 本書の複製権・上映権・譲渡権・公衆送信権(送信可能化権を含む)は株式会社中山書店が保有します.
- JCOPY〈(社)出版者著作権管理機構 委託出版物〉
本書の無断複写は著作権法上での例外を除き禁じられています.複写される場合は,そのつど事前に,(社)出版者著作権管理機構(電話 03-3513-6969,FAX 03-3513-6979,e-mail:info@jcopy.or.jp)の許諾を得てください.

本書をスキャン・デジタルデータ化するなどの複製を無許諾で行う行為は,著作権法上での限られた例外(「私的使用のための複製」など)を除き著作権法違反となります.なお,大学・病院・企業などにおいて,内部的に業務上使用する目的で上記の行為を行うことは,私的使用には該当せず違法です.また私的使用のためであっても,代行業者等の第三者に依頼して使用する本人以外の者が上記の行為を行うことは違法です.